宫 剑 Pediatric Neurosurgery

小儿神经外科
手术笔记 2　Notes No. 2

主编 宫 剑

中国科学技术出版社
·北 京·

图书在版编目（CIP）数据

宫剑小儿神经外科手术笔记 . 2 / 宫剑主编 . — 北京 : 中国科学技术出版社 , 2023.6
ISBN 978-7-5236-0165-5

Ⅰ . ①宫… Ⅱ . ①宫… Ⅲ . ①小儿疾病—神经外科手术 Ⅳ . ① R726.51

中国国家版本馆 CIP 数据核字 (2023) 第 053528 号

策划编辑	宗俊琳　郭仕薪
责任编辑	孙　超
文字编辑	弥子雯
装帧设计	佳木水轩
责任印制	徐　飞

出　　版	中国科学技术出版社
发　　行	中国科学技术出版社有限公司发行部
地　　址	北京市海淀区中关村南大街 16 号
邮　　编	100081
发行电话	010-62173865
传　　真	010-62179148
网　　址	http://www.cspbooks.com.cn

开　　本	889mm×1194mm　1/16
字　　数	288 千字
印　　张	11
版　　次	2023 年 6 月第 1 版
印　　次	2023 年 6 月第 1 次印刷
印　　刷	北京盛通印刷股份有限公司
书　　号	ISBN 978-7-5236-0165-5/R・3059
定　　价	118.00 元

（凡购买本社图书，如有缺页、倒页、脱页者，本社发行部负责调换）

编著者名单

主　编　宫　剑

编　者　陆　峥　欧云尉　孙　涛　陈　宁
　　　　　刘春晖　王振民　田凯兵　李　达
　　　　　钱增辉　王　科　杨　阳　薛　海
　　　　　王志亮　焦玉明　程　森　姜朋军
　　　　　李　响　朱婉春　何锦涛　余亚雄
　　　　　李祉岑　郑文键　樊开宇　闫子寒
　　　　　关学议　韩　旭　胡博涵　扈翠玲

内容提要

本书由北京天坛医院小儿神经外科主任宫剑教授主编，是继《宫剑小儿神经外科手术笔记1》之后，宫剑教授及其团队"十年十部手术笔记"出版计划中的第2部。宫剑教授专注于儿童颅内肿瘤及各类先天性疾病外科治疗近20年，带领团队每年完成手术千余例，数量及质量均达到国际先进水平。本书上篇为每年千余例临床病例中精心挑选的50例典型病例，详细介绍患儿的主诉、临床症状和体征、术前术后影像学特点、手术操作要点、术后病理及蛋白基因检测结果、术后转归等，结合国内外最新研究进展，总结出该病种的治疗经验与手术体会。下篇则汇总了宫剑教授及马振宇主任接受神外新媒体的最新访谈，就部分病例的天坛诊疗规范进行了详细解读，对小儿神外的历史进行了系统回顾。本书是第一手临床资料总结，实用性强，适合作为日常临床诊疗工作的参考资料，也适于广大患儿家长参考阅读。

主编简介

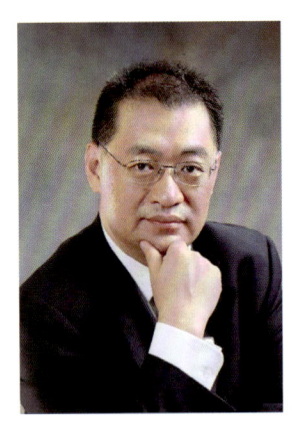

宫 剑

加拿大麦吉尔大学、美国弗吉尼亚大学双博士后，主任医师，教授，博士研究生导师，首都医科大学附属北京天坛医院小儿神经外科主任。中国医师协会神经外科学分会小儿专业委员会副主任委员。北京市科技新星，北京市委组织部优秀人才。专注于儿童神经系统疾病外科治疗近20年，带领团队每年完成儿童颅内肿瘤手术800余例，涵盖脑胶质瘤、颅咽管瘤、髓母细胞瘤、室管膜瘤、生殖细胞肿瘤、松果体区肿瘤、脑膜瘤、垂体瘤等；完成先天性疾病手术200余例，包括颅缝早闭、脑积水、蛛网膜囊肿、小脑扁桃体下疝、脊柱脊髓病变、顽固性癫痫等，治疗效果达到国际先进水平。主持多项国家级、省部级课题，发表中英文论著近50篇。

序

如果神经外科是外科学上的皇冠，那么小儿神经外科就是皇冠上那颗璀璨的明珠。儿童是国家的希望，是民族的未来。为今天占我国人口 20% 的儿童提供医疗保障，就是为祖国的未来架起生命的桥梁，意义重大。

作为领军团队，北京天坛医院小儿神经外科有责任将临床第一手资料加以总结并与同道分享，不断推动学科进步，造福广大患儿。本书的特点是精选天坛小儿神外近年的 50 个病例，深入分析总结，直接回答"什么病？怎么治？经验教训是什么？"，以点带面，为各病种的规范治疗提出指导性意见，实用性强，在浩如烟海的医学专著中独树一帜，令人耳目一新。

医学是实践性科学，医学专家必然是该领域的集大成者。病例是医生成长的基石，尤其是外科医生，必须在多年的临床实践中摸爬滚打、反复锻造，经验的积累、业务的精进十分艰难，甚至是以生命为代价。本书通过一个个鲜活的病例，为全国同行了解小儿神外不同病种的特点提供了一条捷径。有些病例，除了在天坛医院，其他医疗机构很难遇到。通过本书进行学习后，在临床工作中遇到类似病例时，基层医生若能做出正确判断、为后续治疗提供规范化指导意见，必将意义重大，这也正是本书出版的目的所在。

宫剑教授曾是我的硕士研究生，在北京天坛医院从事小儿神经外科工作多年。在工作中，他养成了撰写手术笔记的好习惯，参加的每一台手术，无论多晚多累，都要把心得体会记录下来，多年的积累才有了此书的出版。此种善于总结和持之以恒的精神令人敬佩。本书的出版令我欣慰、高兴以此为序，期望为全国同道提供小儿神经外科理论和实践的帮助！

宁夏医科大学名誉校长
宁夏医科大学总医院神经中心主任
中国医师协会神经外科分会副会长

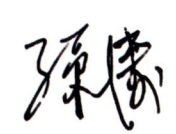

前 言

在导师王忠诚院士的教诲下，在多年的临床工作中，我养成了撰写手术笔记的习惯。他老人家的谆谆教导言犹在耳——"当好医生，治好病人"。因此，我参加的每一台手术，无论多晚多累，都会把心得体会记录下来，持之以恒，收获颇丰。

北京天坛医院小儿神经外科是新中国成立最早、规模最大的儿童颅脑外科诊疗中心，是名副其实的国家队，每年完成手术1000余例，死亡率低于1‰，疗效达到世界先进水平。笔者对这些手术病例进行了系统的回顾与总结，精心挑选出感触最深的误诊误判病例、罕见病例、复杂疑难病例、非常规治疗病例。每周一例，认真总结，通过科室公众号进行发布，坚持至今。即使目前已完全复工复产，也仍然挤出时间精心编写，每周日准时发布。一年时间，完成了50例病例总结，与一年来接受神外新媒体的专访结集成册，一并出版。

这50个病例是从千余病例挑选出来的，虽比不上曹雪芹写《红楼梦》的"字字看来皆是血，十年辛苦不寻常"，但每一个病例亦是心血结晶。出版之后，若小儿神经外科同道从中得到一点启发，挽救更多稚嫩的生命；广大家长得到一点启发，重燃希望之火，笔者都会倍感欣慰，这正是本书出版的意义所在。

这种第一手的临床资料总结，在小儿神经外科领域尚属首次。北京天坛医院作为享誉世界的儿童颅脑外科诊疗中心，我们认为的常见病可能在许多地区是罕见病。因此，我们有责任持续总结并与同道共享，从而造福广大患儿。据此，我们拟订了10年出版计划，即每周推1例，每年50例结集成册，连推10年、连出10部，以供同道借鉴。这既是对我们的鞭策与激励，也是天坛小儿神外应有的使命与担当。

感谢团队每一位成员对本书的贡献，感谢名医主刀栏目及中国科学技术出版社对本书出版的大力支持，感谢尊敬的导师孙涛教授为此书作序。让我们为发展中国小儿神经外科事业而共同努力！

北京天坛医院小儿神经外科主任
中国医师协会神经外科分会小儿专业委员会副主任委员

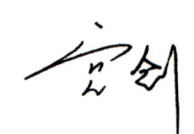

目　录

上篇　病例分享

第1章　临床误判病例 ········ 001
　　病例1　误判为DNT的高级别胶质瘤之经验总结 ········ 001

第2章　常见病例诊疗体会 ········ 005
一、儿童脑胶质瘤 ········ 005
　　病例2　新版WHO CNS肿瘤分类取消儿童脑胶质母细胞瘤的意义 ········ 005
　　病例3　儿童小脑半球高级别胶质瘤的诊疗体会 ········ 007
　　病例4　儿童低级别胶质瘤一旦手术全切，无须放化疗即可达到临床治愈 ········ 009

二、儿童髓母细胞瘤及其他胚胎性肿瘤 ········ 014
　　病例5　要灵活运用小脑延髓裂入路切除髓母细胞瘤 ········ 014
　　病例6　儿童颅内小细胞恶性肿瘤的手术治疗 ········ 016
　　病例7　儿童室间孔区AT/RT的治疗体会 ········ 019
　　病例8　儿童颅内节细胞神经母细胞瘤的诊疗 ········ 021
　　病例9　儿童鞍区节细胞神经母细胞瘤伴肿瘤卒中的治疗体会 ········ 024

三、儿童颅内室管膜瘤 ········ 027
　　病例10　儿童幕上室管膜瘤的影像学特征 ········ 027
　　病例11　儿童第三脑室室管膜瘤的诊疗体会兼论新版WHO室管膜瘤分类 ········ 029
　　病例12　向第四脑室侧隐窝侵袭性生长的室管膜瘤手术体会 ········ 032

四、儿童颅内生殖细胞肿瘤 ········ 034
　　病例13　如何鉴别青少年基底节区占位，胶质瘤还是生殖细胞瘤 ········ 034
　　病例14　不典型儿童基底节区生殖细胞瘤的诊疗体会 ········ 036
　　病例15　青少年双侧基底节区生殖细胞瘤的诊疗策略 ········ 039

五、儿童脑膜瘤 ········ 041
　　病例16　幼儿侧脑室三角区脑膜瘤的手术治疗 ········ 041

六、儿童鞍区肿瘤

- 病例 17　经胼胝体 - 穹窿间入路切除复杂型颅咽管瘤之手术体会⋯⋯⋯⋯⋯⋯⋯⋯⋯⋯⋯ 043
- 病例 18　侧方入路切除儿童颅咽管瘤的手术体会⋯⋯⋯⋯⋯⋯⋯⋯⋯⋯⋯⋯⋯⋯⋯⋯⋯ 045
- 病例 19　儿童视路胶质瘤合并梗阻性脑积水的诊疗策略⋯⋯⋯⋯⋯⋯⋯⋯⋯⋯⋯⋯⋯⋯ 048
- 病例 20　散在钙化的儿童视路胶质瘤，如何与颅咽管瘤鉴别⋯⋯⋯⋯⋯⋯⋯⋯⋯⋯⋯⋯ 051
- 病例 21　再谈儿童鞍区肿瘤的复杂性及鉴别要点⋯⋯⋯⋯⋯⋯⋯⋯⋯⋯⋯⋯⋯⋯⋯⋯⋯ 053
- 病例 22　罕见的视路胶质瘤侵犯基底节区引起一侧肢体运动障碍⋯⋯⋯⋯⋯⋯⋯⋯⋯⋯ 055

七、儿童松果体区肿瘤

- 病例 23　新版 WHO CNS 松果体区肿瘤分类该如何解读⋯⋯⋯⋯⋯⋯⋯⋯⋯⋯⋯⋯⋯⋯ 058

八、儿童颅后窝肿瘤

- 病例 24　儿童小脑蚓部节细胞胶质瘤的外科治疗⋯⋯⋯⋯⋯⋯⋯⋯⋯⋯⋯⋯⋯⋯⋯⋯⋯ 061
- 病例 25　如何确定小脑蚓部肿瘤术后缄默⋯⋯⋯⋯⋯⋯⋯⋯⋯⋯⋯⋯⋯⋯⋯⋯⋯⋯⋯⋯ 062
- 病例 26　儿童小脑发育不良性神经节细胞瘤（LDD）的外科治疗⋯⋯⋯⋯⋯⋯⋯⋯⋯⋯ 065
- 病例 27　儿童第四脑室脉络丛乳头状瘤的外科治疗⋯⋯⋯⋯⋯⋯⋯⋯⋯⋯⋯⋯⋯⋯⋯⋯ 068

九、儿童脑干肿瘤

- 病例 28　儿童延髓胶质瘤的手术要点及治疗体会⋯⋯⋯⋯⋯⋯⋯⋯⋯⋯⋯⋯⋯⋯⋯⋯⋯ 070
- 病例 29　儿童脑干海绵状血管瘤的手术治疗⋯⋯⋯⋯⋯⋯⋯⋯⋯⋯⋯⋯⋯⋯⋯⋯⋯⋯⋯ 073
- 病例 30　儿童脑干功能术后自修复能力出人预料⋯⋯⋯⋯⋯⋯⋯⋯⋯⋯⋯⋯⋯⋯⋯⋯⋯ 075

十、儿童脑血管疾病

- 病例 31　小脑蚓部血管性病变，手术全切是根本原则⋯⋯⋯⋯⋯⋯⋯⋯⋯⋯⋯⋯⋯⋯⋯ 078

十一、儿童症状性癫痫

- 病例 32　儿童颅内肿瘤引发症状性癫痫，手术扩大切除是首要原则⋯⋯⋯⋯⋯⋯⋯⋯⋯ 080

十二、儿童颅骨病变

- 病例 33　儿童神经母细胞瘤伴颅骨转移⋯⋯⋯⋯⋯⋯⋯⋯⋯⋯⋯⋯⋯⋯⋯⋯⋯⋯⋯⋯⋯ 082
- 病例 34　儿童颅骨尤因肉瘤的外科治疗⋯⋯⋯⋯⋯⋯⋯⋯⋯⋯⋯⋯⋯⋯⋯⋯⋯⋯⋯⋯⋯ 086

十三、儿童脑外伤相关治疗

- 病例 35　婴幼儿颅骨生长性骨折的治疗策略⋯⋯⋯⋯⋯⋯⋯⋯⋯⋯⋯⋯⋯⋯⋯⋯⋯⋯⋯ 089

十四、儿童颅内先天性疾病

- 病例 36　儿童鞍上池囊肿的手术治疗亟待规范⋯⋯⋯⋯⋯⋯⋯⋯⋯⋯⋯⋯⋯⋯⋯⋯⋯⋯ 091

第 3 章　罕见病例诊疗体会 ········ 095
病例 37　儿童血吸虫脑病的综合治疗 ········ 095
病例 38　儿童内胚层上皮囊肿 ········ 098
病例 39　儿童 X 连锁肢端肥大性巨人症（X-LAG） ········ 100
病例 40　幼儿多激素型垂体腺瘤的诊疗体会 ········ 102

第 4 章　非常规治疗病例 ········ 105
病例 41　儿童鞍区肿瘤在诊断不明时，要慎重选择手术治疗 ········ 105

第 5 章　特殊病例诊疗体会 ········ 107
病例 42　艰难的手术，铭记一生：松果体区畸胎瘤合并丘脑动静脉畸形 ········ 107
病例 43　惊险一幕：儿童颅内巨大肿瘤控制出血是手术的关键 ········ 109
病例 44　颅后窝硬脑膜窦异常发育，如何切除罕见的淋巴瘤 ········ 112

第 6 章　特殊病例的影像学特征 ········ 115
病例 45　影像学上如何判断肿瘤的质地：胶冻样变还是囊性变 ········ 115
病例 46　表皮样囊肿影像学非典型表现：DWI 序列未见明显弥散受限 ········ 117

第 7 章　临床实践中的感悟与体会 ········ 120
病例 47　纠正"儿童脑肿瘤术前诊断不重要，反正都要手术切除"的错误思想 ········ 120
病例 48　当地医生建议放弃治疗的患儿如何起死回生：再谈术前诊断的重要性 ········ 122
病例 49　儿童颅内肿瘤放化疗期间要有高水平的手术团队做保障 ········ 125
病例 50　突入第四脑室侧隐窝的儿童髓母细胞瘤与室管膜瘤手术异同之体会 ········ 127

下篇　神外新媒体访谈

第 8 章　儿童型弥漫性高级别胶质瘤的解读与天坛诊疗策略 ········ 131
第 9 章　宫剑谈儿童视路胶质瘤（OPG）的天坛诊疗规范 ········ 145
第 10 章　马振宇谈小儿神经外科的历史与展望 ········ 159

上篇 病例分享

第1章 临床误判病例

病例1 误判为DNT的高级别胶质瘤之经验总结

【病例概述】

2021年2月接诊1例来自山西的10岁男性患儿（身高：150cm，体重：39kg）。主诉：言语混乱伴呕吐，检查发现颅内占位14天。患儿14天前无明显诱因突发言语混乱、伴呕吐1次，持续约3h后神志恢复正常。此后，间断出现言语混乱，劳累时头晕伴恶心，于当地医院检查发现颅内占位，遂来我院就诊。门诊查体示：神清、言语略迟缓，自主体位，生长发育正常，余神经系统查体阴性。头颅CT显示：左侧颞顶枕叶占位，星形细胞瘤可能性大。头颅MRI显示：左侧颞顶枕片状异常信号，边界不清，呈长T_1长T_2信号，左侧脑室轻度受压变形，无显著强化，FLAIR像呈混杂信号，DWI像无明显弥散受限（图1-1）。磁共振波谱分析（magnetic resonance spectroscopy，MRS）显示：病灶感兴趣区Cho/Cr为2.088，NAA/Cr为0.7；正常对照区域Cho/Cr为0.805，NAA/Cr为2.0；Cho峰升高，NAA峰下降，提示低级别胶质瘤。24小时视频脑电显示为儿童正常脑电图。

患儿左侧顶枕叶占位明确，鉴于癫痫起病，影像显示占位征，瘤周水肿均不明显，无显著强化，首先考虑DNT等低级别神经上皮性肿瘤。手术指征明确，完善术前检查。于2021年2月19日在全麻导航辅助下行"左顶枕开颅肿瘤切除术"。术中应用导航及超声辅助，准确划定病变范围，电生理功能监测避开皮质运动区。见肿瘤位于中央后回后方，色灰、质韧、血供中等，大小约3.0cm×3.5cm×4.0cm，边界欠清晰。扩大切除范围，沿胶质增生带全切肿瘤，左侧脑室枕角未开放。术中超声再次探查未见肿瘤残留（图1-2）。手术顺利，术中出血约100ml，未输血。术毕安返ICU监护。

术后患儿状态好，当晚及术后1周复查头颅CT/MRI显示肿瘤切除满意（图1-3）。病理回报示：间变性星形细胞瘤（WHO Ⅲ级），肿瘤累及软膜下。

免疫组化显示：GFAP（+），Olig-2（+），P53（+），ATRX（偶见+），IDH1（+），Ki-67（10%～30%），MGMT（−）。基因检测显示：*IDH1*、*NF1*、*ATRX*、*PTEN*、*KRAS* 突变，无 1p/19q 双缺失。依据第 5 版 WHO CNS 肿瘤分类（2021），整合诊断为儿童型弥漫性高级别胶质瘤，NEC 型（CNS WHO 3 级）。术后患儿神清、言语同前，自主体位，未见新增神经系统阳性体征，KPS 评分 90 分。术后 2 周顺利出院，继续后续标准治疗。

【治疗体会】

如前所述，本例首先应考虑 DNT 或其他低级别胶质瘤。术后病理证实间变性星形细胞瘤（WHO Ⅲ级，Ki-67：10%～30%），确实出人意料。复习文献，间变性星形细胞瘤 MRI 典型表现为长 T_1 长 T_2 信号，结节样显著强化，瘤周血管源性脑水肿明显，而本例显然不符。但有报道，大约 1/3 的间变性星形细胞瘤无明显强化，且不伴瘤周水肿[1]。探讨原因发现，近 1/4 的间变性星型细胞瘤是颅内原发，3/4 则由低级别胶质瘤恶性转化而来[1]，本例应该属于后者。

间变性星形细胞瘤（anaplastic astrocytoma，AA）是弥漫浸润性星形细胞肿瘤[2, 3]，占颅内恶性肿瘤的 4%，脑胶质瘤的 10%[4]。患者中位生存期为 3 年，5 年生存率为 28%[5]。AA 常见于 30—50 岁成人，儿童少见。儿童 5 年生存率低于 20%，

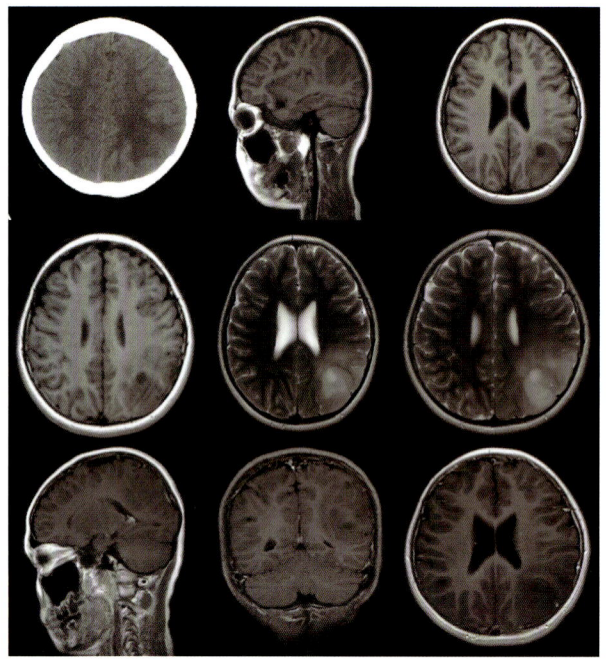

▲ 图 1-1 术前头颅 CT：左侧颞顶枕叶占位，星形细胞瘤可能性大；术前头颅 MRI：左侧颞顶枕片状异常信号，边界不清，呈长 T_1 长 T_2 信号。左侧脑室轻度受压变形，无显著强化，FLAIR 像呈混杂信号，DWI 像无明显弥散受限，星形细胞瘤（？）

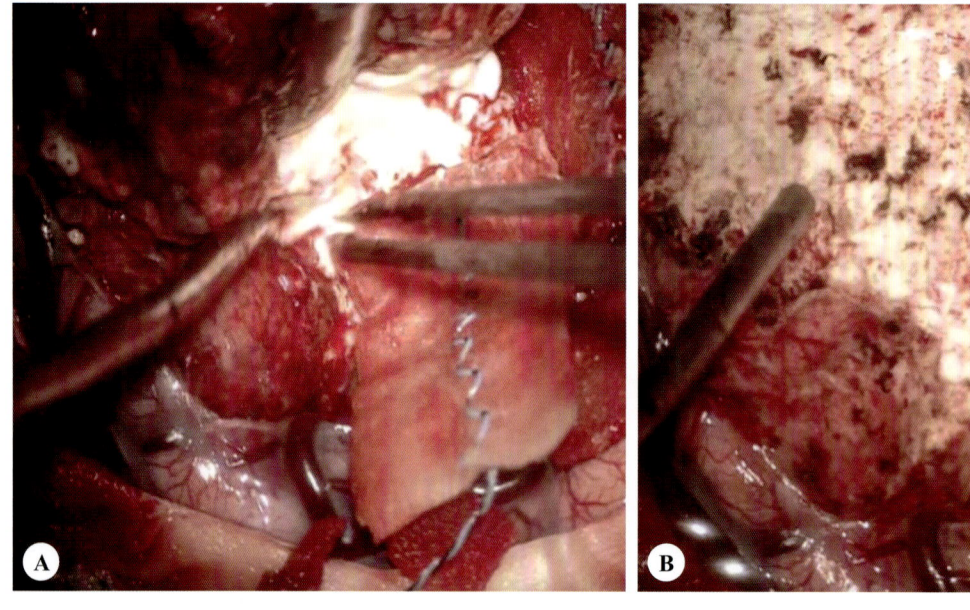

▲ 图 1-2 术中所见：A. 术中导航及超声定位，肿瘤位于中央后回后方，色灰、质韧、血供中等，边界欠清晰；B. 肿瘤扩大切除，超声探查，未见残留

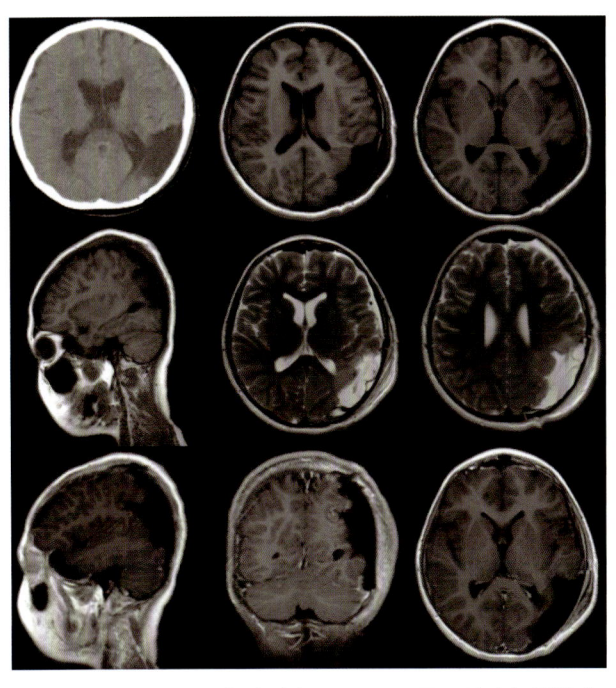

▲ 图 1-3 术后 1 周复查头颅 CT/MRI 显示肿瘤切除满意

与成人无显著差异。手术切除范围是影响预后的首要因素，当肿瘤无法进行手术干预时，存活率显著下降[6]。3 岁以上儿童在全切肿瘤后，尽早施行放/化疗可显著延长生存期[6, 7]。

基因检测已在临床中常规应用，在分子诊断中，虽然 TP53 和 ATRX 的突变最常见（>70%），但针对 AA 没有特异性[8]。异柠檬酸脱氢酶（IDH1/2）的突变在多数 AA 和继发性胶质母细胞瘤的发病机制中起着关键作用。有文献报道，间变性星形细胞瘤大致可以分为 4 个亚组：IDH 基因突变不伴 1p/19q 双缺失、IDH 基因突变合并 1p/19q 双缺失、野生型 IDH 不伴 1p/19q 双缺失、野生型 IDH 合并 1p/19q 双缺失。其中 IDH 基因突变合并 1p/19q 双缺失预后最好；IDH 基因突变不伴 1p/19q 双缺失预后中等；野生型 IDH 预后最差。AA 的很多分子特征与胶质母细胞瘤相似[3]。本例 IDH 突变、ATRX 突变，不伴 1p/19q 双缺失，预后中等。

有研究表明，PCV 化疗（丙卡嗪、洛莫司汀、长春新碱联合）或者替莫唑胺（Temozolomide，TMZ）单独应用与放疗的疗效未见明显差异[9]。肿瘤对治疗的敏感性与肿瘤的分子背景有关，与组织学分级无关[3]。欧洲神经肿瘤协会建议，对于 1p/19q 双缺失的 AA，尽量全切除肿瘤并辅以单独放疗或单独烷化剂化疗（TMZ 或 PCV）[10]。

本例肿瘤中检测出 NF1 基因突变，并不能诊断为神经纤维瘤病 I 型；只有神经纤维瘤、视路胶质瘤中检测出 NF1 基因突变，才应高度怀疑，之后结合临床特征及染色体检查方可确诊。神经纤维瘤病含 NF1 型、NF2 型和神经鞘瘤病[11]，NF1 型是以上 3 个分型中最常见的，全球每 3000 人中就有 1 人患病[12]。作为肿瘤易感综合征，患有 NF1 的儿童，易发生脑肿瘤，如视路胶质瘤（optic pathway glioma，OPG）、脑干胶质瘤（diffuse intrinsic pontine glioma，DIPG）[13]。NF1 患者合并高级别胶质瘤的概率是普通人群的 10～50 倍[14]。分子机制上，神经纤维蛋白通常会抑制 RAS 介导的细胞生长[15]，它在 NF1 肿瘤细胞中的丢失会导致 RAS 活性升高，细胞增殖和存活增加。自 20 世纪 90 年代发现 NF1 和 NF2 基因以来，相关研究不断深入。我们期待靶向药物的尽早开发，挽救更多的 NF1、NF2 患儿。

参考文献

[1] Mechtler L. Neuroimaging in neuro-oncology [J]. Neurologic clinics, 2009, 27(1): 171–201, ix.

[2] Louis DN, Ohgaki H, Wiestler OD, et al. The 2007 WHO classification of tumours of the central nervous system [J]. Acta neuropathologica, 2007, 114(2): 97–109.

[3] Grimm SA, Chamberlain MC. Anaplastic astrocytoma [J]. CNS oncology, 2016, 5(3): 145–157.

[4] Ostrom QT, Gittleman H, Liao P, et al. CBTRUS statistical report: primary brain and central nervous system tumors diagnosed in the United States in 2007–2011 [J]. Neuro-oncology, 2014, 16 Suppl 4(Suppl 4): iv1–63.

[5] Prados MD, Gutin PH, Phillips TL, et al. Highly anaplastic astrocytoma: a review of 357 patients treated between 1977 and 1989 [J]. International journal of radiation oncology, biology, physics, 1992, 23(1): 3–8.

[6] Braunstein S, Raleigh D, Bindra R, et al. Pediatric high-grade glioma: current molecular landscape and therapeutic approaches [J]. Journal of neuro-oncology, 2017, 134(3): 541–549.

[7] Cohen KJ, Pollack IF, Zhou T, et al. Temozolomide in the treatment of high-grade gliomas in children: a report from the Children's Oncology Group [J]. Neuro-oncology, 2011, 13(3): 317–323.

[8] Watanabe K, Sato K, Biernat W, et al. Incidence and timing of p53 mutations during astrocytoma progression in patients with multiple biopsies [J]. Clinical cancer research : an official journal of the American Association for Cancer Research, 1997, 3(4): 523–530.

[9] Wick W, Hartmann C, Engel C, et al. NOA-04 randomized phase III trial of sequential radiochemotherapy of anaplastic glioma with procarbazine, lomustine, and vincristine or temozolomide [J]. Journal of clinical oncology : official journal of the American Society of Clinical Oncology, 2009, 27(35): 5874-5880.

[10] Weller M, Van Den Bent M, Hopkins K, et al. EANO guideline for the diagnosis and treatment of anaplastic gliomas and glioblastoma [J]. The Lancet Oncology, 2014, 15(9): e395-e403.

[11] Kresak JL, Walsh M. Neurofibromatosis: A Review of NF1, NF2, and Schwannomatosis [J]. Journal of pediatric genetics, 2016, 5(2): 98-104.

[12] Anderson JL, Gutmann DH. Neurofibromatosis type 1 [J]. Handbook of clinical neurology, 2015, 132(75-86).

[13] Campian J, Gutmann DH. CNS Tumors in Neurofibromatosis [J]. Journal of clinical oncology : official journal of the American Society of Clinical Oncology, 2017, 35(21): 2378-2385.

[14] Gutmann DH, Rasmussen SA, Wolkenstein P, et al. Gliomas presenting after age 10 in individuals with neurofibromatosis type 1 (NF1) [J]. Neurology, 2002, 59(5): 759-761.

[15] Basu TN, Gutmann DH, Fletcher JA, et al. Aberrant regulation of ras proteins in malignant tumour cells from type 1 neurofibromatosis patients [J]. Nature, 1992, 356(6371): 713-715.

第 2 章 常见病例诊疗体会

一、儿童脑胶质瘤

病例 2 新版 WHO CNS 肿瘤分类取消儿童脑胶质母细胞瘤的意义

【病例概述】

2020年12月接诊1例来自重庆的12岁男性患儿（身高：151cm，体重：46.0kg）。主诉：头痛、呕吐20余天，加重2天。患儿于20天前无明显诱因出现头痛，额部为著、伴恶心呕吐，呕吐后头痛稍有缓解。于当地医院检查发现颅内占位，遂来我院就诊。门诊查体示：神清、精神弱，痛苦面容，神经系统查体阴性。门诊头颅CT显示：右额叶团块状低密度影。头颅MRI显示：右侧额叶团块状囊实性病灶，囊性为主，呈长T_1长T_2信号，大小约71mm×58mm×57mm，实性部分不均匀强化，高级别胶质瘤可能性大（图2-1）。鉴于患儿高颅压症状明显，急诊入院行囊腔穿刺，经囊液抽吸后，头痛明显缓解。

患儿右额囊实性占位，手术指征明确，于2020年12月31日行"冠切右额开颅肿瘤切除术"。术中见肿瘤囊实性，囊液呈深棕色、清亮。近中线颅底部位为肿瘤实体，灰红色、质软、烂鱼肉样，血供丰富，内含沙砾状钙化。血供来源于右侧大脑前动脉分支，电凝切断后，出血明显减弱。行肿瘤镜下全切，后方右侧脑室额角开放，下方显露鞍区，右侧视神经、颈内动脉保护完好，手术顺利，术中出血约200ml，未输血。术后患儿状态良好，手术当晚头颅CT及术后1周头颅MRI显示肿瘤切除满意（图2-2）。术后病理回报：胶质母细胞瘤（WHO Ⅳ级）；免疫组化：GFAP（+），Olig-2（局灶少量+），Ki-67（40%～80%），Syn（+），INI-1（+），BRG-1（+），CK（-），EMA（灶+），CgA（散在+），S100（灶+），CD99（散在+），Fli-1（-），Vimentin（+）。基因检测显示：*H3F3A*野生，*IDH1/2*野生，*TP53*突变，*PDGFRA*扩增，*MYCN*扩增，*EGFR*扩增。按照第5版WHO CNS肿瘤分类（2021），整合诊断为：儿童型弥漫性高级别胶质瘤，H3及IDH野生型（CNS WHO 4级）。患儿术后2周恢复好，未见新增神经系统阳性体

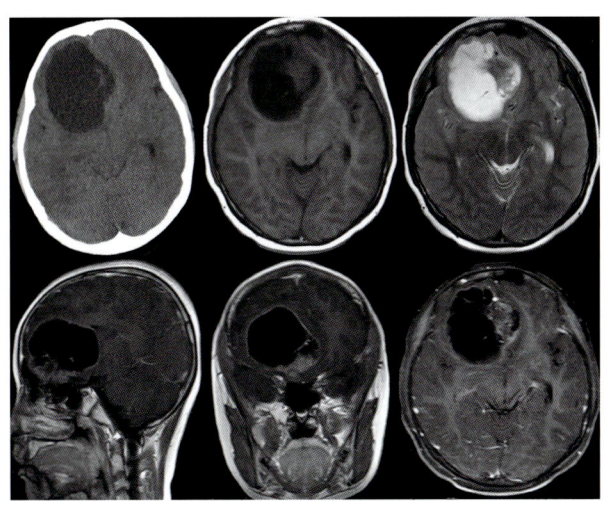

▲ 图 2-1 术前头颅 CT：右额叶团块状低密度影；术前头颅 MRI：右侧额叶团块状囊实性病灶、囊性为主，呈长 T_1 长 T_2 信号，大小约 71mm×58mm×57mm，实性部分不均匀强化，高级别胶质瘤可能性大

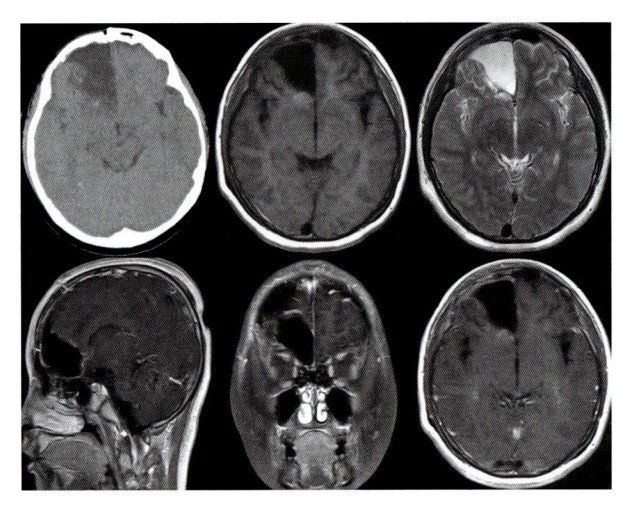

▲ 图 2-2 术后当晚头颅 CT 及术后 1 周头颅 MRI 显示肿瘤切除满意

征，顺利出院（KPS：80 分），回当地医院继续后续标准治疗。

【治疗体会】

2021 年 6 月 30 日，著名神经肿瘤学杂志 Neuro-Oncology 发布了第 5 版 WHO 中枢神经系统肿瘤分类，将 2016 年第 4 版分类中"胶质母细胞瘤"（glioblastoma，GBM）从儿童分类中删除，并首次提出儿童型弥漫性高级别胶质瘤（pediatric-type diffuse high-grade glioma，DHGG）这一概念[1]。根据新版分类，儿童型 DHGG 共分为 6 型，具体见表 2-1。除了弥漫性中线胶质瘤（diffuse midline glioma，DMG）伴 H3 K27 改变已在第 4 版中出现外，其他 5 种亚型均为首次提出。

GBM 这一概念不再在儿童患者中使用，仅在成人中保留。是因为儿童 GBM 与成人 GBM 无论在基因组学特性还是治疗效果上完全不同[2, 3]。由于儿童型 DHGG 为全新概念，到本书撰写之时只应用了 2 个月，因此本文的治疗体会将继续沿用儿童型 GBM 这一名称。儿童 GBM 与成人 GBM 在分子表达上的具体差异及临床意义见表 2-2。

另外，儿童型 DHGG 预后明显好于成人。近年来，国内外在标准治疗——手术切除 + 放疗 + 替莫唑胺（TMZ）治疗的基础上，应用诸多全新治疗方式，成人 GBM 预后仍然较差：1 年生存率约 41.4%，5 年生存率约 5.8%[13]，无进展生存期（progression-free survival，PFS）约 3.2 个月，总生存期（overall survival，OS）约 13.6 个月[14]。与此对照，北京天坛医院小儿神经外科近 10 年 16 岁以下经过标准治疗临床资料完备的 65 例 GBM 患儿，1 年生存率 61.5%，2 年生存率为 32.3%，5 年生存率为 12.3%，OS 达 24.3 个月，远好于成人，治疗效果与国际著名儿童神经医学中心基本一致，达到世界先进水平。

本例患儿整合诊断为：儿童型弥漫性高级别胶质瘤，H3 及 IDH 野生型（CNS WHO 4 级）；基因检测显示：H3 野生，IDH1/2 野生，TP53 突变，PDGFRA 扩增，MYCN 扩增，EGFR 扩增。虽然肿瘤切除彻底，但基因检测提示预后差，有待进一步随访证实。

参考文献

[1] Louis DN, Perry A, Wesseling P, et al. The 2021 WHO Classification of Tumors of the Central Nervous System: a summary [J]. Neuro Oncol, 2021, 23(8): 1231–1251.

表 2-1 2021 WHO CNS 分类中儿童型 DHGG 的具体分型及分子特征

肿瘤分型	基因 / 分子变异特征
儿童型弥漫性中线胶质瘤，伴 H3 K27 改变	H3 K27 改变, TP53 突变, ACVR1 突变, PDGFRA 扩增, EGFR 扩增, EZHIP 过表达
儿童型弥漫性半球胶质瘤，H3 G34 突变型	H3 G34 突变, TP53 突变, ATRX 突变
儿童型弥漫性高级别胶质瘤，H3 及 IDH 野生型	H3 野生, IDH 野生, PDGFRA 扩增, MYCN 扩增, EGFR 扩增
婴儿型半球胶质瘤	NTRK1/2/3 融合, ALK 融合, ROS 融合, MET 融合
儿童型弥漫性高级别胶质瘤，NOS	非特指（未行相关检测）
儿童型弥漫性高级别胶质瘤，NEC	未分类（检测后无法进行相应分类）

表 2-2 儿童 GBM 与成人 GBM 分子表达差异及临床意义

分子标记物	儿 童	成 人	临床意义
IDH 突变[4-6]	少见，尤其低龄	多见	预后良好，儿童 IDH 野生同样预后较差
BRAFV600E 突变[4,7]	多见，超过 50% 的上皮样 GBM 可见	少见	预后良好
CDKN2A/B 纯合缺失	多见	少见	预后不佳，可能存在高级别胶质瘤成分
TP53 突变/P53 过表达[8]	多见，尤其< 3 岁	少见	预后不佳
MYCN 扩增[8]	多见	多见	预后差
PTEN 缺失[8,9]	少见	多见	预后不佳
H3 突变[10]	H3 K27 变异，多见	少见	预后差
	H3 G34 突变，尤其年龄稍大患儿多见	少见	预后相对上者稍好
MGMT 启动子甲基化[11]	少见	多见	TMZ 对成人治疗效果较好，对儿童效果差
EGFR 扩增[8]	少见	多见	抗 EGFR 治疗（吉非替尼）成人应用多，儿童效果不佳
PDGFR 扩增[12]	多见	少见	抗 PDGFR 治疗（伊马替尼）儿童应用较多
VEGF 表达[12]	少见	多见	抗 VEGF 治疗（贝伐单抗）成人应用多，儿童效果差

[2] Nikitović M, Stanić D, Pekmezović T, et al. Pediatric glioblastoma: a single institution experience [J]. Childs Nerv Syst, 2016, 32(1): 97–103.

[3] Mahvash M, Hugo HH, Maslehaty H, et al. Glioblastoma multiforme in children: report of 13 cases and review of the literature [J]. Pediatr Neurol, 2011, 45(3): 178–180.

[4] Korshunov A, Ryzhova M, Hovestadt V, et al. Integrated analysis of pediatric glioblastoma reveals a subset of biologically favorable tumors with associated molecular prognostic markers [J]. Acta Neuropathol, 2015, 129(5): 669–678.

[5] Pollack IF, Hamilton RL, Sobol RW, et al. IDH1 mutations are common in malignant gliomas arising in adolescents: a report from the Children's Oncology Group [J]. Childs Nerv Syst, 2011, 27(1): 87–94.

[6] Buccoliero AM, Castiglione F, Degl'innocenti DR, et al. IDH1 mutation in pediatric gliomas: has it a diagnostic and prognostic value? [J]. Fetal Pediatr Pathol, 2012, 31(5): 278–282.

[7] Dahiya S, Emnett RJ, Haydon DH, et al. BRAF-V600E mutation in pediatric and adult glioblastoma [J]. Neuro Oncol, 2014, 16(2): 318–319.

[8] Suri V, Das P, Pathak P, et al. Pediatric glioblastomas: a histopathological and molecular genetic study [J]. Neuro Oncol, 2009, 11(3): 274–280.

[9] Pollack IF, Hamilton RL, Burger PC, et al. Akt activation is a common event in pediatric malignant gliomas and a potential adverse prognostic marker: a report from the Children's Oncology Group [J]. J Neurooncol, 2010, 99(2): 155–163.

[10] Wu G, Broniscer A, Mceachron TA, et al. Somatic histone H3 alterations in pediatric diffuse intrinsic pontine gliomas and non-brainstem glioblastomas [J]. Nat Genet, 2012, 44(3): 251–253.

[11] Lee JY, Park CK, Park SH, et al. MGMT promoter gene methylation in pediatric glioblastoma: analysis using MS-MLPA [J]. Childs Nerv Syst, 2011, 27(11): 1877–1883.

[12] Paugh BS, Zhu X, Qu C, et al. Novel oncogenic PDGFRA mutations in pediatric high-grade gliomas [J]. Cancer Res, 2013, 73(20): 6219–6229.

[13] Tan AC, Ashley DM, López GY, et al. Management of glioblastoma: State of the art and future directions [J]. CA Cancer J Clin, 2020, 70(4): 299–312.

[14] Roth P, Gramatzki D, Weller M. Management of Elderly Patients with Glioblastoma [J]. Curr Neurol Neurosci Rep, 2017, 17(4): 35.

病例 3　儿童小脑半球高级别胶质瘤的诊疗体会

【病例概述】

2021 年 2 月接诊 1 例来自吉林的 8 岁女性患儿（身高：122cm，体重：20.0kg）。主诉：行走不稳 20 天，头痛呕吐 10 天，进行性加重。患儿 20 天前无明显诱因走路不稳，10 天前出现头痛呕吐，逐渐加重并出现嗜睡。于当地医院检查显示：颅内占位伴梗阻性脑积水，遂来我院就诊。门诊查体示：神清、精神弱，双瞳等大等圆，左：右=

2.5mm∶2.5mm，光反应敏感，余查体欠配合。头颅CT/MRI示：左侧小脑半球占位，胶质瘤可能性大，伴梗阻性脑积水（图2-3）。

患儿左侧小脑半球占位伴梗阻性脑积水，手术指征明确，于2021年2月20日在全麻电生理监测导航辅助下行"后正中左拐开颅肿瘤切除术"。术前先行右侧额角脑室穿刺，患儿颅压高、脑脊液喷出，持续引流；颅后窝硬膜剪开，见左侧小脑半球明显肿胀，经皮质造瘘，见肿瘤色灰红、质软韧不均、血供中等，大小约3cm×5cm×6cm。肿瘤起源于小脑半球，与脑干边界尚清晰、易游离。与脑神经有蛛网膜分隔，锐性游离，保护完好。贴近小脑幕处与岩静脉粘连紧密，仔细游离、妥善保护，行肿瘤镜下全切（图2-4）。手术顺利，术中出血约200ml，输异体红细胞130ml，输血浆200ml，术后安返ICU监护。

术后患儿神志清醒，状态好，当晚复查头颅CT及术后1周头颅MRI显示肿瘤切除满意（图2-5）。术后病理回报示：胶质母细胞瘤（WHO Ⅳ级）；免疫组化显示：GFAP（散在少量+），Olig-2（+），Ki-67（约30%），IDH1（-），H3K27M（-），ATRX（+），P53（散在+），Syn（+），NSE（-），INI-1（+），BRG-1（部分+）；基因检测显示：*H3*野生、*IDH1/2*野生、*EGFR*阴性、*PDGFRA*扩增、*MGMT*启动子甲基化阳性。整合诊断为：儿童型弥漫性高级别胶质瘤，*H3*及*IDH*野生型（CNS WHO 4级）。患儿术后恢复好，未见新增神经系统阳性体征（KPS：80分）。术后2周顺利出院，继续后续标准治疗。

【治疗体会】

颅后窝肿瘤在3—11岁儿童中高发[1]，占儿童颅内肿瘤的45%~60%[2]。最常见的是髓母细胞瘤（30%~40%），其次是低级别胶质瘤（25%~

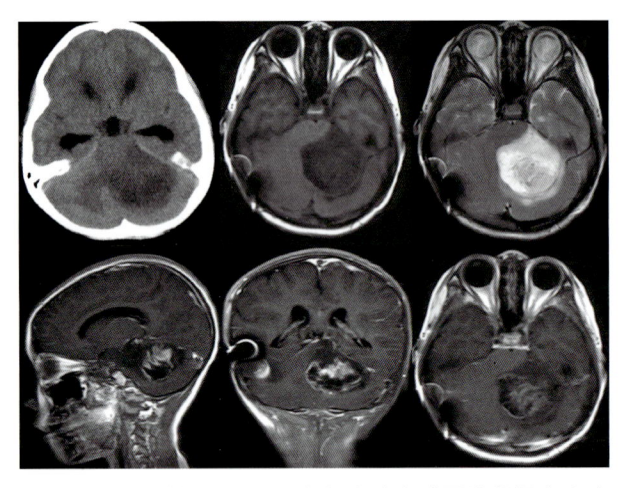

▲ 图2-3 术前头颅CT：左侧小脑半球团块状混杂密度影伴瘤周水肿，梗阻性脑积水；术前头颅MRI：左侧小脑半球、蚓部不规则团块影，呈长T_1长T_2信号，大小约63mm×36mm×52mm，不均匀强化，胶质瘤可能性大，梗阻性脑积水伴室旁水肿

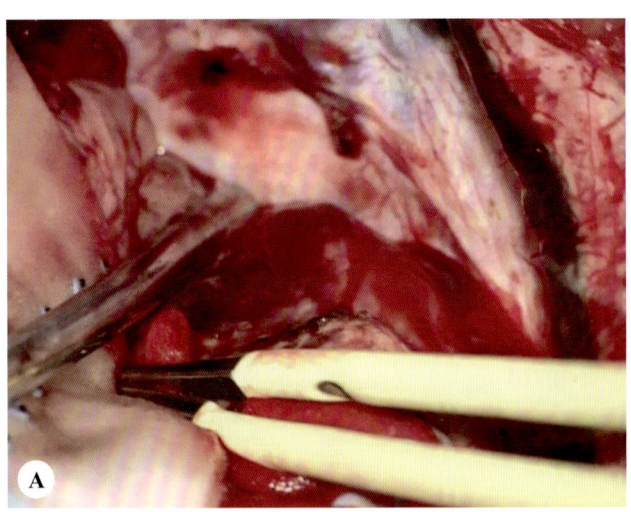

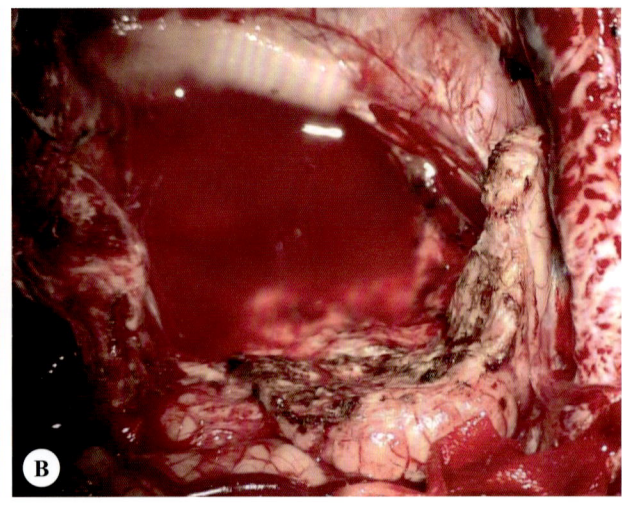

▲ 图2-4 术中所见：A.肿瘤色灰红、质软韧不均、血供中等，贴近小脑幕处与岩静脉粘连紧密，仔细游离、妥善保护；B.手术顺利，肿瘤镜下全切

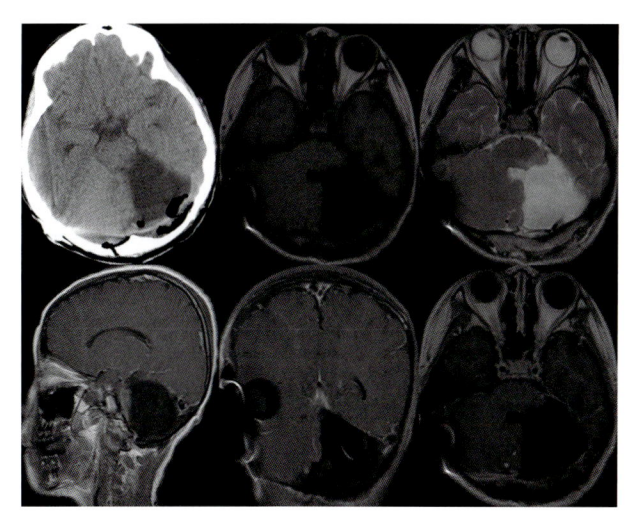

▲ 图 2-5 术后当晚头颅 CT、术后 1 周头颅 MRI 显示肿瘤切除满意

35%）、脑干胶质瘤（20%~25%）和室管膜瘤（10%~15%）[3]。

儿童小脑高级别胶质瘤极为罕见，仅见零星报道。我病房近 10 年手术治疗 200 余例儿童高级别胶质瘤，仅 2 例起源于小脑半球。美国得克萨斯儿童医院对国际多中心儿童小脑高级别胶质瘤 50 例进行 Meta 分析[4]，认为对肿瘤进行根治性切除是影响预后的首要因素。同时，儿童小脑高级别胶质瘤播散转移率较幕上高（17%~66%），因此建议术后仿照髓母细胞瘤进行改良性全脑脊髓放疗，但术后化疗效果并不明确。该组病例平均生存期（OS）约 52.7 个月，与我们之前报道的幕上型儿童高级别胶质瘤 24.3 个月的 OS 相比[5]，生存期明显延长，预后良好。

本例患儿肿瘤切除满意，未见播散转移，推荐术后行全脑全脊髓放疗；基因检测提示 MGMT 启动子甲基化阳性，推荐替莫唑胺（TMZ）同步化疗；术后 KPS：80 分，肿瘤 Ki-67 约 30%，预后相对良好，具体有待进一步随访。

参考文献

[1] Ostrom QT, Gittleman H, De Blank PM, et al. American Brain Tumor Association Adolescent and Young Adult Primary Brain and Central Nervous System Tumors Diagnosed in the United States in 2008–2012 [J]. Neuro Oncol, 2016, 18 Suppl 1(Suppl 1): i1–i50.

[2] Rickert CH, Paulus W. Epidemiology of central nervous system tumors in childhood and adolescence based on the new WHO classification [J]. Childs Nerv Syst, 2001, 17(9): 503–511.

[3] Brandão LA, Poussaint TY. Pediatric brain tumors [J]. Neuroimaging Clin N Am, 2013, 23(3): 499–525.

[4] Reddy GD, Sen A N, Patel A J, et al. Glioblastoma of the cerebellum in children: report of five cases and review of the literature [J]. Childs Nerv Syst, 2013, 29(5): 821–832.

[5] 宫剑. 天坛小儿神外宫剑教授访谈：儿童型弥漫性高级别胶质瘤的解读与天坛诊疗策略 [EB/OL].（2021-09-25）[2022-08-22]. https://mp.weixin.qq.com/s/oOAnwrDkF21-Nj6-jqpg2Q.

病例 4 儿童低级别胶质瘤一旦手术全切，无须放化疗即可达到临床治愈

【病例分享】

2021 年 6 月接诊 1 例来自河北的 14 岁男性患儿（身高：160cm，体重：42kg）。主诉：间断性头痛 2 个月余。患儿 2 个月前无明显诱因出现阵发性头痛，伴间歇性"愣神"，具体不详。于当地医院检查发现颅内占位，行活检提示低级别胶质瘤，遂来我院进一步治疗。门诊查体未见神经系统阳性体征。头颅 CT 示：左额叶片状混杂密度影。头颅 MRI 示左额呈长 T_1 长 T_2 信号影，大小约 4cm×3cm×3cm，FLAIR 高信号，边界欠清，DWI 未见明显弥散受限，增强扫描未见明显强化。影像学诊断为左额叶占位，低级别胶质瘤穿刺活检术后（图 2-6）。

鉴于外院活检提示低级别胶质瘤，手术指征明确，完善术前检查，于 2021 年 6 月 8 日在导航辅助下行"左额开颅肿瘤切除术"。左额皮质下 2cm 见肿瘤色淡黄、质地硬韧、边界不清，血供不丰富，与毗邻脑组织难以辨认，需借助导航，凭肿瘤质地加以切除。肿瘤切除满意，大小约 4.5cm×4.0cm×3.5cm，左侧脑室额角开放（图 2-7）。手术顺利，术中出血约 200ml，未输异体血。

术后患儿状态好，未见新增神经系统阳性体征，当晚复查头颅 CT 及术后 1 周复查头颅 MRI 显示肿瘤切除满意（图 2-8）。病理回报示：胶质

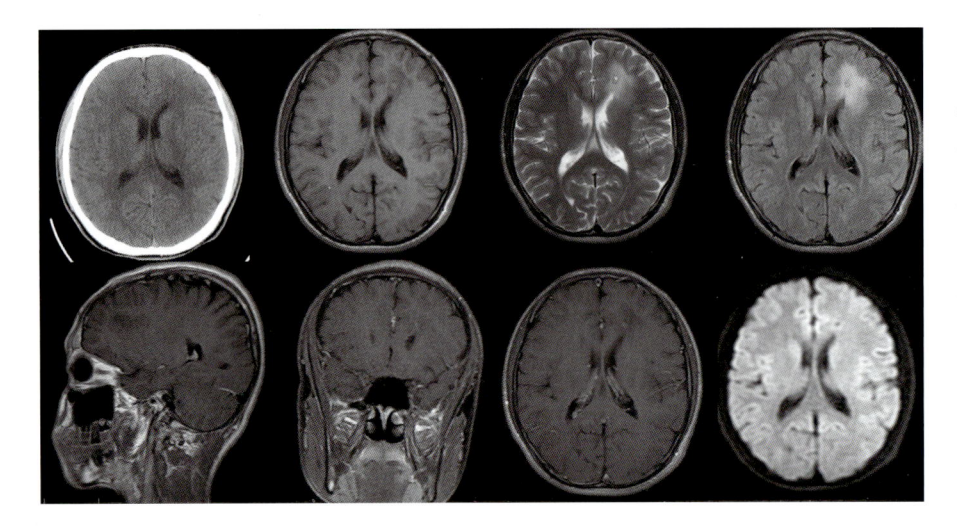

▲ 图 2-6　术前头颅 CT 示：左额叶片状混杂密度影；MRI 示左额呈长 T_1 长 T_2 信号影，大小约 4cm×3cm×3cm，FLAIR 高信号，边界欠清，DWI 未见明显弥散受限，增强扫描未见明显强化。影像学诊断为左额叶占位，低级别胶质瘤穿刺活检术后

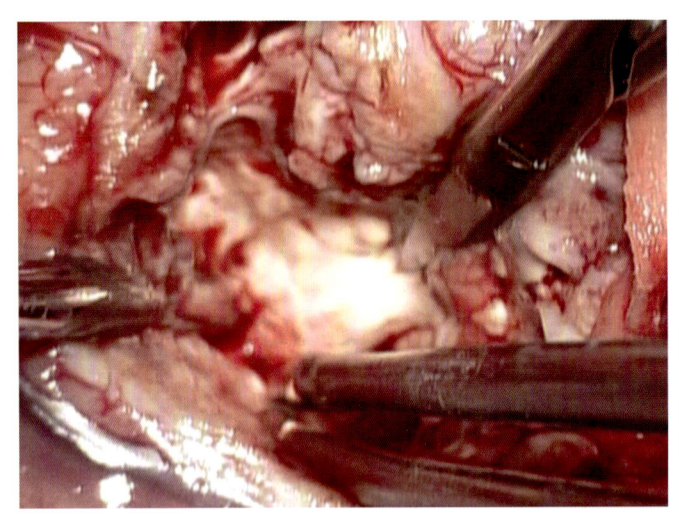

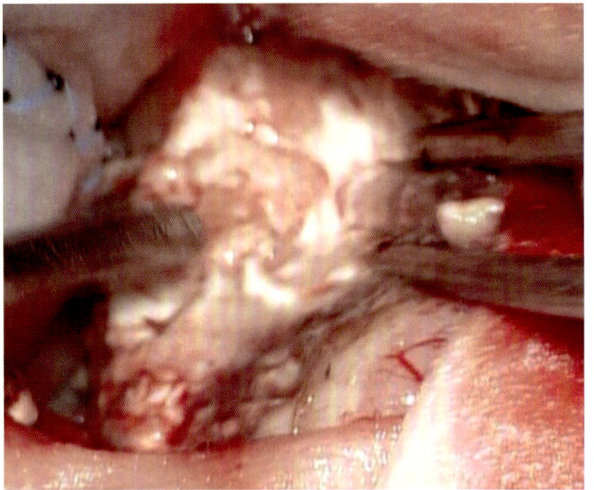

▲ 图 2-7　术中所见：左额皮质下 2cm 见肿瘤色淡黄、质地硬韧、边界不清，血供不丰富，与毗邻脑组织难以辨认，需借助导航，凭肿瘤质地加以切除。肿瘤切除满意，大小约 4.5cm×4cm×3.5cm，左侧脑室额角开放

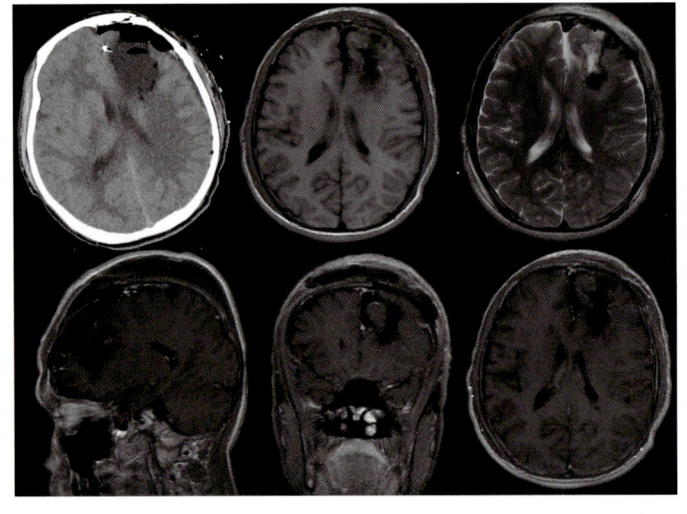

▲ 图 2-8　术后当晚头颅 CT 及术后 1 周头颅 MRI 显示肿瘤切除满意

细胞来源肿瘤，向周围脑组织弥散，白质胶质细胞高度增生，散在少量异形核，Ki-67 偶见阳性核；免疫组化显示：GFAP（+），Olig-2（+），Ki-67（偶见+），IDH1（-），ATRX（散在+），P53（散在少量+），H3.3G34R（-），H3.3G34V（-），Syn（+），NeuN（偶+），NF（+），MAP2（散在少量+）。基因检测未见 MYB 或 MAPK 通路相关变异。整合诊断：儿童型弥漫性低级别胶质瘤（NEC 型）。术后 10 天顺利出院（KPS：90 分），无须放化疗，随访中。

【诊疗体会】

2021年6月30日 Neuro-Oncology 发布了第5版中枢神经系统肿瘤分类（WHO CNS）[1]，胶质瘤包括其中的弥漫性胶质瘤、局限性星形细胞胶质瘤、胶质神经元与神经元肿瘤。新版分型首次将儿童与成人弥漫性胶质瘤分开，认为两者是完全不同的肿瘤。儿童低级别胶质瘤是最常见的儿童中枢神经系统肿瘤（约占30%）[2]，占儿童胶质瘤近70%[3]；而成人低级别胶质瘤少见（仅占成人胶质瘤的15%～25%）[4]。儿童低级别胶质瘤多位于幕下；反之，成人低级别胶质瘤多位于幕上[5]。儿童低级别胶质瘤一旦手术全切，10年总生存率（OS）高达90%[3]，10年无进展生存率（PFS）超过85%，基本达到治愈水平；而成人低级别胶质瘤中位生存期约为7年，10年生存率低于60%[6,7]，效果较儿童显著不佳。需要注意的是，成人低级别胶质瘤50%～90%向高级别胶质瘤恶性转化，而这种恶化倾向在儿童中很少出现（低于10%）[8,9]。

在新版局限型星形细胞胶质瘤中，所有毛细胞型星形细胞瘤、室管膜下巨细胞星形细胞瘤和脊索样胶质瘤（CNS WHO 1级），以及部分多形性黄色星形细胞瘤和星形母细胞瘤属于低级别胶质瘤。毛细胞型星形细胞瘤好发于儿童幕下，多形性黄色星形细胞瘤好发于青少年幕上，星形母细胞瘤好发于儿童及青少年大脑半球，室管膜下巨细胞星形细胞瘤好发于结节性硬化症儿童侧脑室，手术全切均是首选治疗方法。胶质神经元与神经元肿瘤多与MAPK通路变异有关，结合组织学特征，儿童多见的包括：节细胞胶质瘤、胚胎发育不良性神经上皮肿瘤、具有少突胶质细胞瘤样特征和核簇的弥漫性胶质神经元肿瘤、弥漫性软脑膜胶质神经元肿瘤、多结节和空泡状神经元肿瘤等，多属于低级别胶质瘤。

针对儿童与青少年低级别胶质瘤的治疗原则，欧洲儿科肿瘤学会（European Society for Paediatric Oncology，SIOPE）、德国儿童肿瘤与血液病协会（German Pediatric Oncologyand Hematology，GPOH）所颁布的指南均明确指出，应在保证安全的前提下尽可能全切肿瘤，以期获得满意的疗效[5, 11-13]。一旦肿瘤全切，几乎可以临床治愈，不建议术后早期放化疗[10, 14-16]。儿童放疗可导致发育障碍、认知障碍、甚至诱发肿瘤再生，对低级别胶质瘤应慎重选择。当然，若肿瘤明确残留，10年无进展生存率（PFS）将由85%骤降至50%[5]，此时，MEK抑制药（曲美替尼/司美替尼等）、BRAF突变抑制药（维莫非尼/达拉非尼等）等靶向药物可能起到延缓肿瘤生长的作用。

本例病变头颅CT显示不清。头颅MRI呈片状长T_1长T_2信号，边界弥散，强化不明显，占位征不明显，同侧额角无受压变形。影像学肿瘤不典型，需要与脱髓鞘改变、炎性疾病相鉴别。此时，需考虑磁共振波谱分析（MRS）检测病灶区与正常对照区代谢差异。典型的胶质瘤代谢特征为Cho峰显著升高，NAA峰显著降低，Cr峰中度下降，NAA/Cr比值下降，Cho/Cr比值升高。脱髓鞘改变MRS呈特征性Lipid峰升高，可与胶质瘤鉴别。另外，^{11}C-蛋氨酸PET-CT（^{11}C-MET PET-CT）胶质瘤病灶与正常脑组织对比度大，尤其对低级别胶质瘤的诊断更有优势，可以作为参考。当然，本例先行活检明确诊断，虽属有创，但最为直观可靠。

最后，附上与本例高度类似的典型病例一及长期生存的典型病例（典型病例二、三、四），说明儿童低级别胶质瘤手术全切的重要性（图2-9至图2-12）。

参考文献

[1] Louis DN, Perry A, Wesseling P, et al. The 2021 WHO Classification of Tumors of the Central Nervous System: a summary [J]. Neuro Oncol, 2021, 23(8): 1231–1251.

[2] Ostrom QT, De Blank PM, Kruchko C, et al. Alex's Lemonade Stand Foundation Infant and Childhood Primary Brain and Central Nervous System Tumors Diagnosed in the United States in 2007–2011 [J]. Neuro Oncol, 2015, 16 Suppl 10: x1–x36.

[3] Greuter L, Guzman R, Soleman J. Pediatric and Adult Low-Grade Gliomas: Where Do the Differences Lie? [J]. Children (Basel), 2021, 8(11).

[4] Rasmussen BK, Hansen S, Laursen RJ, et al. Epidemiology of glioma: clinical characteristics, symptoms, and predictors of

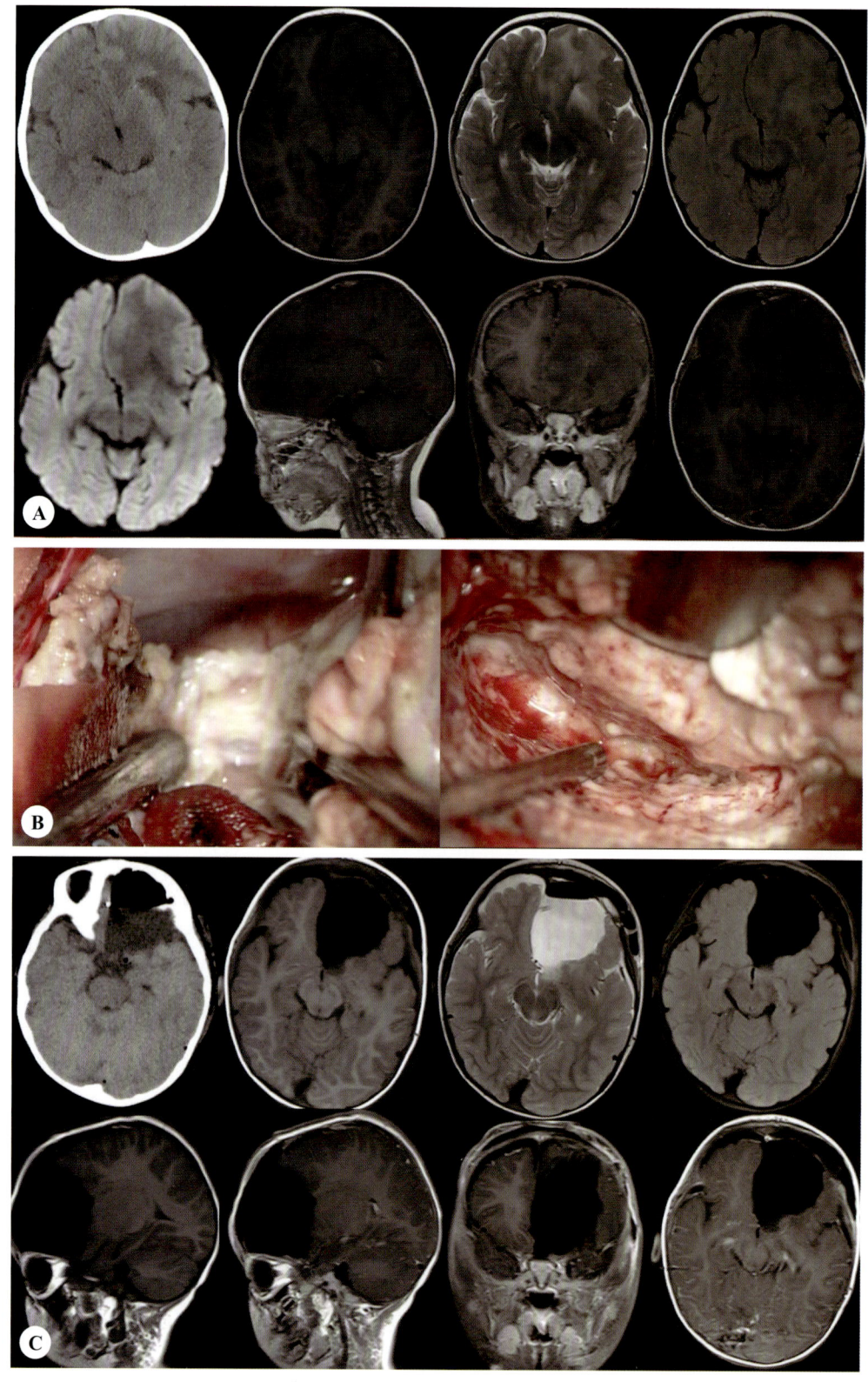

▲ 图 2-9 典型病例一：1 岁男性患儿因突发抽搐发现颅内占位。头颅 CT 示左额混杂稍低密度影。头颅 MRI 左额不规则团块状长 T_1 长 T_2 信号，FLAIR 呈高信号，DWI 未见明显弥散受限，增强扫面病变未见明显强化。影像学初步诊断：左额占位，胶质瘤可能性大（A）。于 2021 年 6 月 15 日在全麻下行左额开颅肿瘤切除术，术中见肿瘤色黄质韧、边界不清、血供不丰富，与前例高度相似。病理显示胶质细胞来源肿瘤，弥漫浸润脑组织。整合诊断：儿童弥漫性低级别胶质瘤，NOS 型（B. 术中实拍；C. 术后影像）。肿瘤切除满意，恢复良好（出院时 KPS：80 分），无须放化疗，随访中

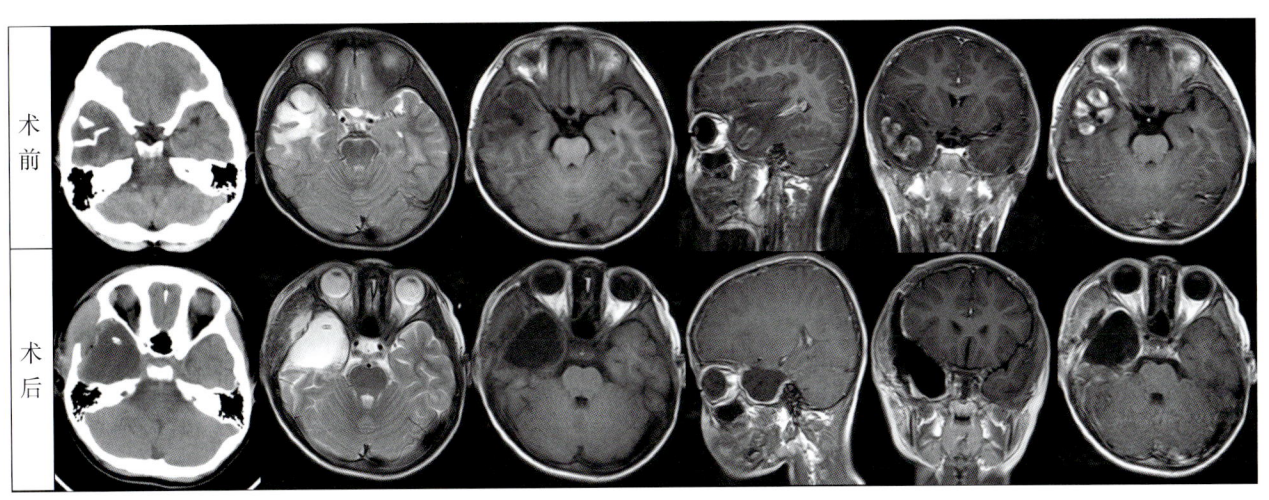

▲ 图 2-10 典型病例二：4 岁男性患儿，右颞占位。于 2012 年 6 月 25 日行肿瘤全切，病理显示星形细胞瘤（WHO Ⅱ级）。整合诊断：儿童弥漫性低级别胶质瘤，NOS 型，未行放化疗，术后 10 年，正常学习生活

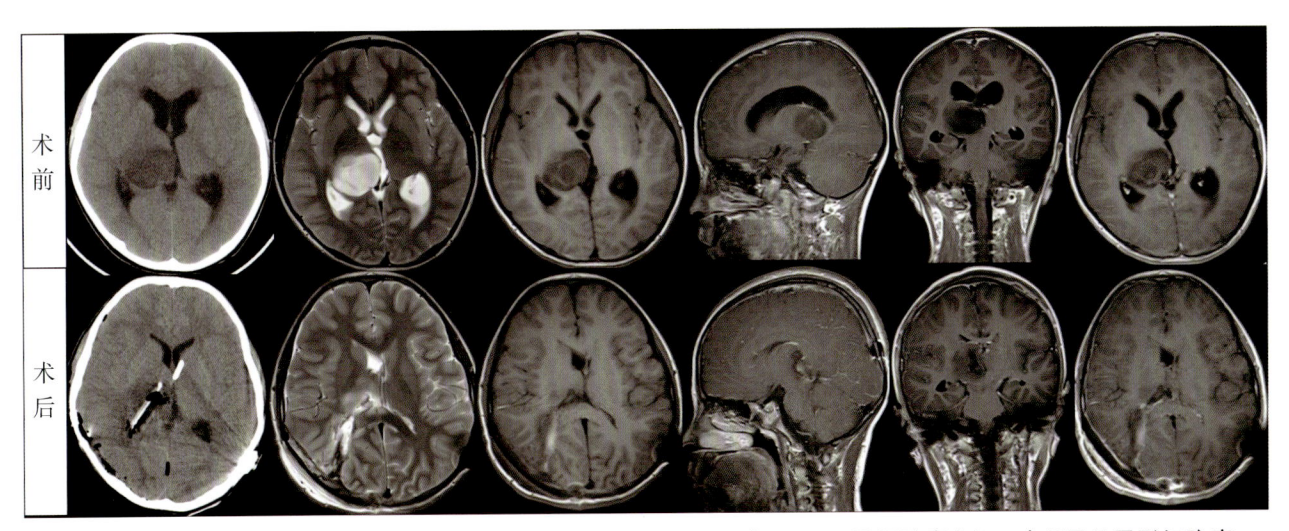

▲ 图 2-11 典型病例三：8 岁男性患儿，右侧丘脑占位。于 2013 年 5 月 29 日行肿瘤全切。病理显示星形细胞瘤（WHO Ⅱ级）。整合诊断：儿童弥漫性低级别胶质瘤，NOS 型。未行放化疗，术后 9 年，正常学习生活

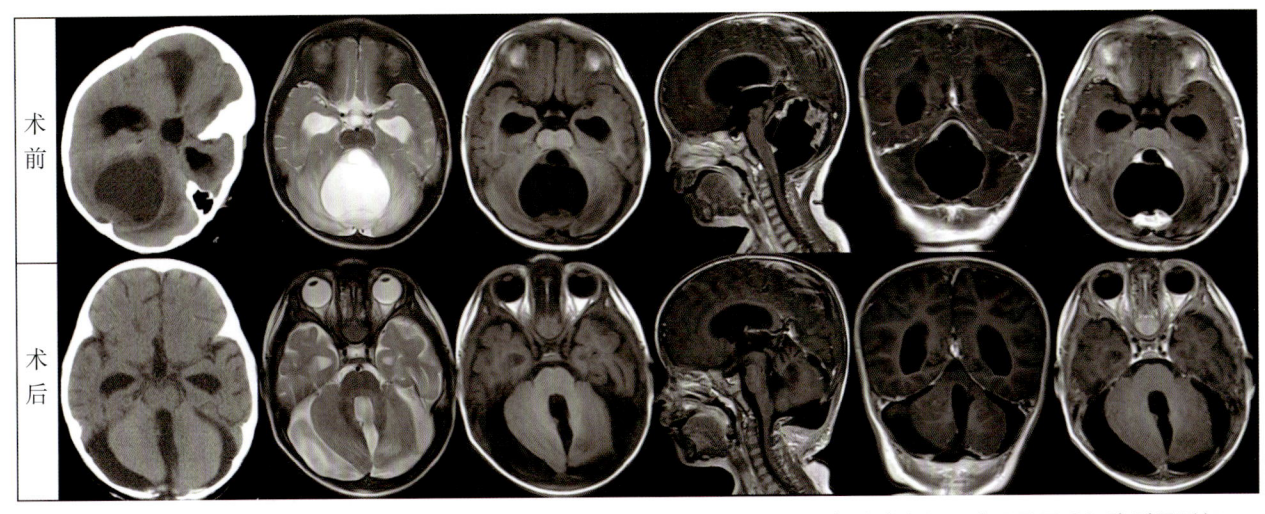

▲ 图 2-12 典型病例四：3 岁男性患儿，颅后窝占位。于 2012 年 5 月 18 日行肿瘤全切。病理显示毛细胞型星形细胞瘤（WHO Ⅰ级）。整合诊断：毛细胞型星形细胞瘤（CNS WHO 1 级），未行放化疗。术后 10 年，正常学习生活

[5] Wisoff JH, Sanford RA, Heier LA, et al. Primary neurosurgery for pediatric low-grade gliomas: a prospective multi-institutional study from the Children's Oncology Group [J]. Neurosurgery, 2011, 68(6): 1548–54; discussion 1554–1555.

[6] Wijnenga MMJ, Mattni T, French PJ, et al. Does early resection of presumed low-grade glioma improve survival? A clinical perspective [J]. J Neurooncol, 2017, 133(1): 137–146.

[7] Pignatti F, Van Den Bent M, Curran D, et al. Prognostic factors for survival in adult patients with cerebral low-grade glioma [J]. J Clin Oncol, 2002, 20(8): 2076–2084.

[8] Ramakrishna R, Hebb A, Barber J, et al. Outcomes in Reoperated Low-Grade Gliomas [J]. Neurosurgery, 2015, 77(2): 175–184; discussion 184.

[9] Soleman J, Roth J, Ram Z, et al. Malignant transformation of a conservatively managed incidental childhood cerebral mass lesion: controversy regarding management paradigm [J]. Childs Nerv Syst, 2017, 33(12): 2169–2175.

[10] Gnekow AK, Kandels D, Tilburg CV, et al. SIOP-E-BTG and GPOH Guidelines for Diagnosis and Treatment of Children and Adolescents with Low Grade Glioma [J]. Klin Padiatr, 2019, 231(3): 107–135.

[11] Cohen KJ, Pollack I F, Zhou T, et al. Temozolomide in the treatment of high-grade gliomas in children: a report from the Children's Oncology Group [J]. Neuro Oncol, 2011, 13(3): 317–323.

[12] Pollack IF, Claassen D, Al-Shboul Q, et al. Low-grade gliomas of the cerebral hemispheres in children: an analysis of 71 cases [J]. J Neurosurg, 1995, 82(4): 536–547.

[13] Hirsch JF, Sainte Rose C, Pierre-Kahn A, et al. Benign astrocytic and oligodendrocytic tumors of the cerebral hemispheres in children [J]. J Neurosurg, 1989, 70(4): 568–572.

[14] Collins KL, Pollack I F. Pediatric Low-Grade Gliomas [J]. Cancers (Basel), 2020, 12(5).

[15] Kortmann RD, Timmermann B, Taylor RE, et al. Current and future strategies in radiotherapy of childhood low-grade glioma of the brain. Part I: Treatment modalities of radiation therapy [J]. Strahlenther Onkol, 2003, 179(8): 509–520.

[16] Kortmann RD, Timmermann B, Taylor RE, et al. Current and future strategies in radiotherapy of childhood low-grade glioma of the brain. Part II: Treatment-related late toxicity [J]. Strahlenther Onkol, 2003, 179(9): 585–597.

二、儿童髓母细胞瘤及其他胚胎性肿瘤

病例 5　要灵活运用小脑延髓裂入路切除髓母细胞瘤

【病例概述】

2021 年 5 月接诊 1 例来自河北的 4 岁男性患儿（身高：110cm，体重：15.5kg）。主诉：间断头痛 10 余天，发现颅内占位 3 天。患儿 10 余天前无明显诱因出现间断性头痛，阵发性、可自行缓解，于当地医院检查发现颅内占位，遂来我院就诊。门诊查体：神清，言语可，痛苦面容，共济运动欠佳、Romberg 征（+），余神经系统查体（−）。头颅 CT 示：小脑蚓部、第四脑室内团块状高密度影，边界清，大小约 34mm×31mm×32mm。头颅 MRI 示：第四脑室占位性病变，等 T_1 等 T_2 信号影，大小约 36mm×34mm×34mm，显著均匀强化，髓母细胞瘤可能性大（图 2-13）。

患儿第四脑室占位，手术指征明确，完善术前检查，于 2021 年 5 月 12 日在全麻下行"枕下后正中入路肿瘤切除术"。牵开小脑扁桃体，沿小脑延髓裂探查第四脑室，见肿瘤色灰红色、质软、血供极其丰富，与小脑蚓部边界欠清，与第四脑室底轻微粘连。鉴于肿瘤体积大、位置高、血供丰富、小脑蚓部呈浸润性生长，于是切开小脑下蚓部，游离肿瘤边界、顺利全切，瘤体大小约 40mm×40mm×35mm，术中电生理监测显示脑干功能保护完好，出血约 400ml，输注异体红细胞 2 单位、血浆 200ml，术毕安返 ICU 监护。

术后患儿意识清醒，状态好。术后当晚头颅

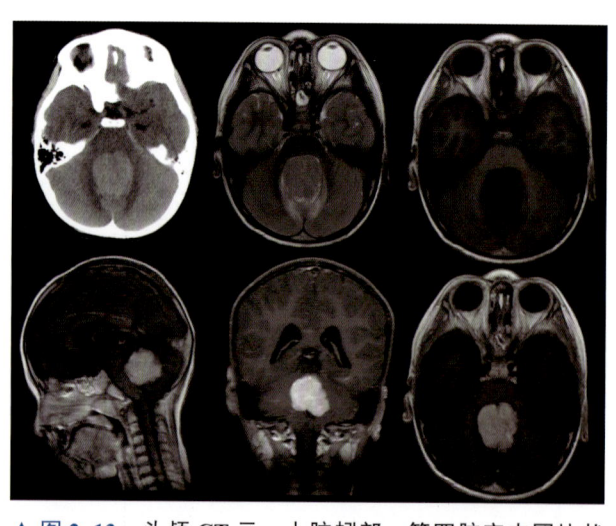

▲ 图 2-13　头颅 CT 示：小脑蚓部、第四脑室内团块状高密度影，边界清，大小约 **34mm×31mm×32mm**。头颅 MRI 示：第四脑室占位性病变，等 T_1 等 T_2 信号，大小约 **36mm×34mm×34mm**，均匀显著强化，髓母细胞瘤可能性大

CT 及术后 1 周头颅 MRI 显示肿瘤切除满意（图 2-14）。病理回报：大细胞/间变型髓母细胞瘤（WHO Ⅳ级）；免疫组化：GFAP（胶质纤维＋），Olig-2（偶见＋），Syn（＋），NeuN（－），β-catenin（局灶散在少量核＋），P53（＋），C-myc（＋），INI-1（＋），BRG-1（＋），Ki-67 约 70%；分子分型：非 WNT/SHH 型（旧版：Group 3 型）。术后 2 周顺利出院（KPS：70 分），继续进行后续治疗。

【治疗体会】

髓母细胞瘤（medulloblastoma，MB）是起源于小脑蚓部的常见儿童颅内恶性肿瘤，人群年发病率（1.5～2）/10 万，14 岁以下多见，男女比例为（1.5～2）：1。髓母细胞瘤占儿童颅内肿瘤 30%，我国每年新发病例为 6000～7000 例[1,2]，是严重威胁儿童生命健康的中枢神经系统疾病。

髓母细胞瘤的标准治疗模式是手术联合放疗和（或）化疗，最大安全范围的切除肿瘤是首选治疗。髓母细胞瘤起源于小脑蚓部，突入第四脑室，若能沿自然裂隙——小脑延髓裂完整切除肿瘤，损伤轻、效果好。但需要注意，采用小脑延髓裂入路应该灵活掌握，当肿瘤血供极为丰富（如本例）、瘤体巨大、与脑干粘连紧密、质地硬韧时，单纯沿狭窄的延髓裂往往显露不清。特别是离断瘤血供、游离瘤体与脑干界面，难度大，对术者要求高。由于延髓裂入路相对狭小，切除肿瘤时往往先行囊内减压。当肿瘤血供丰富时，往往瞬时出血凶猛，儿童对快速失血耐受差，甚至术中突发失血性休克，严重时危及生命，对此，我们是有深刻教训的。根据术中具体情况，适当切开下蚓部增加显露，将大大提高手术的安全性，术者应该灵活掌握。

此外，一些学者顾虑下蚓部的切开会增加术后缄默的发生。小脑缄默综合征（cerebellar mutism syndrome，CMS）通常表现为髓母细胞瘤术后短暂性语言障碍，同时伴有共济失调、易怒、情绪不稳定等[3-7]。对于 CMS 的成因，普遍认为是齿状核－丘脑－皮质通路（DTC pathway）受损[8]。北京天坛医院小儿神经外科每年完成儿童髓母细胞瘤手术近 200 例。作为国内最大的儿童髓母细胞瘤诊疗中心，我们认为髓母细胞瘤术后缄默影响因素，依次排序为：①肿瘤对脑干的侵犯；②来源于小脑后下动脉（PICA）供血动脉的损伤；③瘤体巨大、瘤周水肿明显，切除肿瘤时对齿状核的副损伤；④小脑上蚓部的损伤。需要指出，部分学者过分强调术中小脑蚓部的保护，既不利于肿瘤的全切，也说明该学者不了解儿童术后缄默产生的机制。特别是髓母细胞瘤起源于小脑蚓部，对瘤体及下蚓部进行根治性切除是必要的。CMS 患儿多数经过 1～3 个月的康复性训练，可自行恢复语言功能。术后即刻出现 CMS，可能是齿状核损伤所致；术后 2～3 天延迟出现 CMS，则可能是来源于 PICA 的供血动脉切断后，血流再分配，所致的齿状核局部缺血、水肿引起[9]。前者恢复慢，CMS 持续时间长；后者恢复快，CMS 持续时间短。

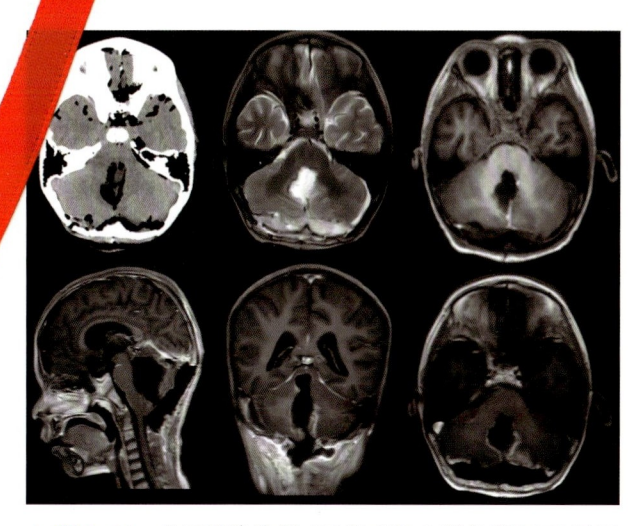

▲ 图 2-14 术后当晚头颅 CT 及术后 1 周头颅 MRI 显示肿瘤切除满意

参考文献

[1] Quinlan A, Rizzolo D. Understanding medulloblastoma [J]. Jaapa, 2017, 30(10): 30-36.
[2] Zhang ZY, Xu J, Ren Y, et al. Medulloblastoma in China: clinicopathologic analyses of SHH, WNT, and non-SHH/WNT molecular subgroups reveal different therapeutic responses to adjuvant chemotherapy [J]. PLoS One, 2014, 9(6): e99490.

[3] Robertson PL, Muraszko KM, Holmes EJ, et al. Incidence and severity of postoperative cerebellar mutism syndrome in children with medulloblastoma: a prospective study by the Children's Oncology Group [J]. J Neurosurg, 2006, 105(6 Suppl): 444–451.

[4] Wickenhauser ME, Khan R B, Raches D, et al. Characterizing Posterior Fossa Syndrome: A Survey of Experts [J]. Pediatr Neurol, 2020, 104: 19–22.

[5] Gudrunardottir T, Morgan AT, Lux AL, et al. Consensus paper on post-operative pediatric cerebellar mutism syndrome: the Iceland Delphi results [J]. Childs Nerv Syst, 2016, 32(7): 1195–1203.

[6] Tamburrini G, Frassanito P, Chieffo D, et al. Cerebellar mutism [J]. Childs Nerv Syst, 2015, 31(10): 1841–1851.

[7] Gudrunardottir T, Sehested A, Juhler M, et al. Cerebellar mutism: review of the literature [J]. Childs Nerv Syst, 2011, 27(3): 355–363.

[8] Van Baarsen KM, Grotenhuis JA. The anatomical substrate of cerebellar mutism [J]. Med Hypotheses, 2014, 82(6): 774–780.

[9] Parrish JB, Weinstock-Guttman B, Yeh EA. Cerebellar mutism in pediatric acute disseminated encephalomyelitis [J]. Pediatr Neurol, 2010, 42(4): 259–266.

病例 6 儿童颅内小细胞恶性肿瘤的手术治疗

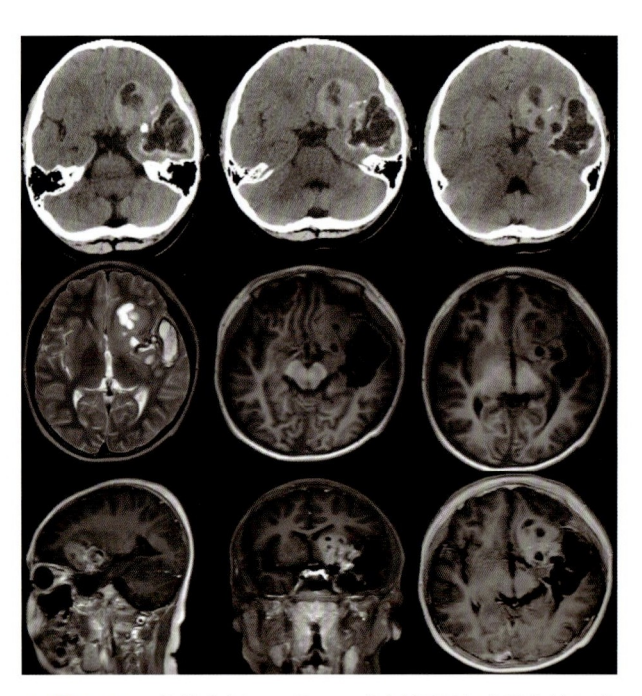

▲ 图 2-15 术前头颅 CT 显示：左侧额颞岛叶囊实性巨大占位，伴散在钙化。头颅 MRI 显示：左侧额、颞、岛叶巨大占位，大小约 58mm×52mm×48mm，等 T_1 等 T_2 加权像，显著强化，T_2 轴位像可见瘤内粗大血管流空影。初步诊断：①胚胎性肿瘤；②间变性室管膜瘤

【病例概述】

2021 年 1 月接诊 1 例来自新疆的 7 岁男性患儿（身高：145cm，体重 52kg）。主诉：右侧肢体抽搐伴呕吐，偶然发现颅内占位 13 天。患儿 13 天前无明显诱因出现频繁呕吐，伴右侧肢体抽搐，持续约 1.5h 后自行缓解。外院头颅 CT 显示颅内巨大占位，遂来我院就诊。门诊查体显示：神清语利，自主体位，生长发育正常，右下肢肌力略降低（Ⅴ⁻级），余神经系统查体阴性。头颅 CT 显示：左侧额颞岛叶囊实性巨大占位，伴散在钙化。头颅 MRI 显示：左侧额颞岛叶巨大占位，大小约 58mm×52mm×48mm，等 T_1 等 T_2 加权像，显著强化，T_2 轴位像可见瘤内粗大血管流空影。初步诊断：①胚胎性肿瘤；②间变性室管膜瘤（图 2-15）。

患儿颅内巨大占位，手术指征明确，完善入院检查，于 2021 年 1 月 29 日在全麻下行"左额颞开颅肿瘤切除术"。麻醉成功后，患儿取仰卧头侧位，头架固定，导航下辅助设计切口，常规消毒铺巾后，取左额颞大弧形切口，逐层切开，额骨角突钻孔一枚，铣切骨瓣约 8cm×9cm，颅骨与硬膜粘连紧密，硬膜张力高，四周悬吊后，放射状剪开硬膜翻开。脑搏动微弱，可见颞叶表面脑回宽大、水肿明显，侧裂静脉挤压变细，向额侧移位。肿瘤呈现明显的异质性，颞部肿瘤囊变明显，先行切除便于迅速减压。切开菲薄的颞叶皮质即见肿瘤，色灰黄、质韧，内含蜂窝状黄染结缔组织及黄色囊液。瘤体囊壁散在颗粒样钙化，深达颞角，脑脊液涌出，颅压降低明显，肿瘤与脑室内结构无关，颞叶肿瘤血供不丰富，顺利切除；额叶肿瘤实体状、色红质韧，血供极其丰富，边界欠清晰，岛叶部分受累，与大脑中动脉及其分支粘连紧密，特别是大脑中动脉（middle cerebral artery, MCA）异常增粗，同术前影像特征。MCA 一簇穿支动脉为肿瘤的主要供血动脉，仔细游离并一一电凝切断，MCA 保护完好。瘤体出血明显减弱，质地变软、颜色转紫，瘤体对基底节区的压迫也明显松弛。沿瘤周水肿带游离，镜下

全切除肿瘤。肿瘤全切后，同侧动眼神经、后交通动脉、大脑后动脉、大脑中动脉M2段、豆纹动脉清晰可辨，保护完好（图2-16）。左侧脑室额角、颞角开放，电灼脉络丛后，脑室冲洗清亮，术腔留置引流管，逐层关颅。手术顺利，术中出血约300ml，输异体红细胞150ml，新鲜血浆200ml。术后安返ICU监护病房。

患儿术后状态好，术后当晚头颅CT及术后1周头颅MRI显示肿瘤切除满意（图2-17）。术后病理显示：①（肿瘤）小细胞恶性肿瘤，结合免疫组化，符合胚胎性肿瘤（原始神经外胚层肿瘤PNET），部分区域伴纤维化、钙化（WHO Ⅳ级）；②（左侧颞叶）脑组织内见肿瘤细胞灶状浸润，伴囊腔形成，周围小血管及胶原纤维增生。脑组织皮质发育不良，散在钙化，血管壁钙化。免疫组化显示：GFAP（偶见+），Olig-2（-），Ki-67（约40%，局灶80%），Syn（+），CD99（+），Fli-1（血管+），H3.3G34R（-），H3.3G34V（-），BCOR（散在±），P53（+），CD56（-），S100（偶见+），SMA（血管+），STAT6（-），INI-1（+），BRG-1（+），CK（-），CD34（血管+），NeuN（-），Nestin（-）。基因检测显示：ROS1缺失。患儿术后恢复好，神清，言语略迟缓，右侧肢体肌力Ⅳ级，余神经系统查体阴性。术后3周顺利出院，继续后续治疗。

【治疗体会】

小细胞恶性肿瘤包括来源于上皮、血液淋巴、神经外胚层、胚胎和间充质的多种恶性肿瘤[1,2]。由于小细胞恶性肿瘤的组织来源多样，其鉴别诊断非常复杂，及时准确的诊断对于治疗及预后非常重要[1]。儿童颅内小细胞恶性肿瘤，主要包括尤因肉瘤、原始神经外胚层肿瘤（primitive neuroectodermal tumor，PNET）、组织细胞肿瘤、胚胎类肿瘤、生殖细胞肿瘤和血淋巴样肿瘤。本例患儿病理诊断为PNET，是在世界卫生组织分类（2007）中被定义为胚胎性肿瘤的一种新的肿瘤实体。将中枢神经系统（central nervous system，CNS）前缀到PNET，使幕上PNET与脑干、脊髓中形态相似的肿瘤组成CNS-PNET，并与pPNET区分开（pPNET来源于周围神经系统、骨骼和软组织，具有不同的遗传背景）。目前认为pPNET与尤因肉瘤是同一肿瘤，但分化程度不同，因此将这两种肿瘤归为尤因肿瘤（EWS/pPNET）[3]。CNS PNET在光镜下具有小细胞恶性肿瘤的特点，因此从组织形态学角度考虑，首先考虑为小细胞恶性肿瘤；但CNS PNET来源于胚胎性肿瘤，因此从组织来源角度考虑问题，其属于胚胎性肿瘤。PNET在儿童及青少年中发病率较高，占儿童颅内肿瘤的2.5%~6%，是成人发病率的5~10倍。PNET恶性程度高，易播散，预后极差，确诊需依靠病理及免疫组化[4]。

需要强调，近年来PNET多次重新分类：2007年WHO第3版中枢系统肿瘤分类中，描述PNET为中枢神经系统的原始神经外胚层肿瘤（包括"CNS神经母细胞瘤""CNS神经节细胞神经母细胞瘤""髓上皮瘤"和"室管膜母

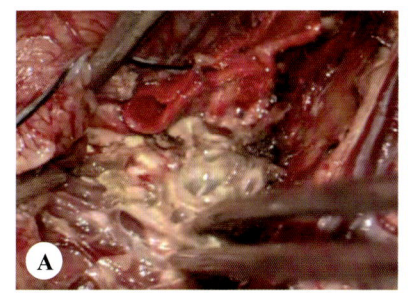

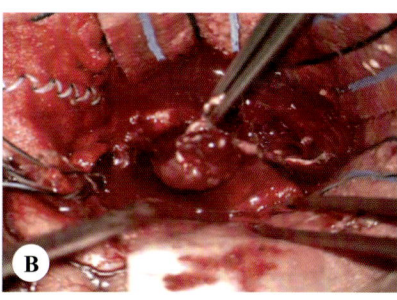

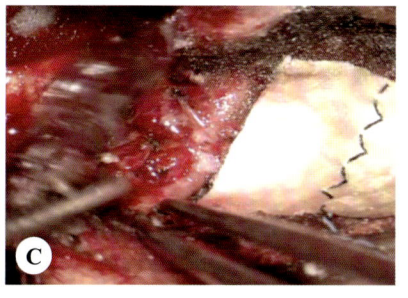

▲ 图2-16 术中显示，肿瘤呈显著的异质性。A. 颞部肿瘤囊变明显，色黄、质韧，内含蜂窝状黄染结缔组织及黄色囊液，瘤体囊壁散在颗粒样钙化，深达颞角。B. 额叶肿瘤实体状，色红质韧，血供极其丰富，边界欠清晰，岛叶部分受累，与大脑中动脉及其分支粘连紧密。C. 左侧大脑中动脉（MCA）异常增粗，同术前轴位 T_2 像血管流空影。MCA一簇穿支动脉为肿瘤的主要供血动脉，仔细游离并一一电凝切断，MCA保护完好

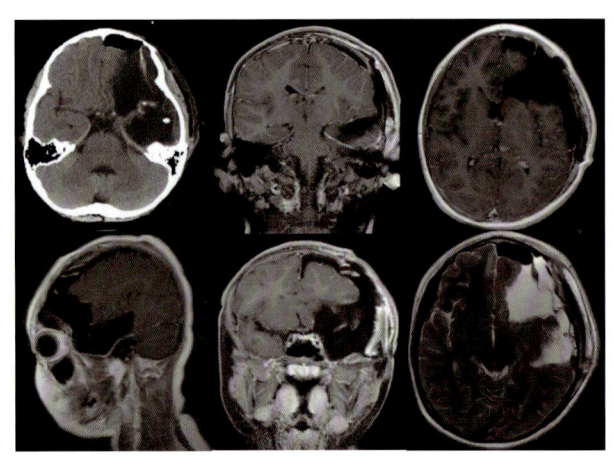

▲ 图 2-17 术后当晚头颅 CT 及术后 1 周头颅 MRI 显示肿瘤切除满意

细胞瘤"）。PNET 具有高度侵袭性和低分化的特点，主要发生在幼儿，但也影响青少年和成人。分类与髓母细胞瘤、AT/RT 等并列，同属于胚胎性肿瘤[5]；2016 年 WHO 第 4 版中枢系统肿瘤分类，PNET 这一名称不再被使用，改为特定遗传/分子特征重新分类；在 2007 年分类中"髓上皮瘤"（medulloepithelioma，ME）、"室管膜母细胞瘤"（ependymoblstom，EB）及"未被指定特殊名称的伴有大量神经纤维网及菊形团的胚胎性肿瘤"（embryonal tumors with abundant neuropil and true rosettes，ETANTR）这 3 类以前被称为 PNET 的肿瘤通过分子及临床病理学重新分型，统一命名为"胚胎性肿瘤伴多层菊形团，*C19MC* 变异"（ETMR-C19MC-altered）。还有一些 PNET 因未检出 *C19MC* 变异等，被命名为"胚胎性肿瘤伴多层菊形团，非特定型"。而一些未检出 *C19MC* 变异，又无 *INI1* 或 *BRG1* 突变，或者未伴有菊形团者，统称为"中枢神经系统胚胎性肿瘤，非特定型"。有一些以前被认为是 PNET 的肿瘤，根据临床病理特点与甲基化图谱分析，与高级别胶质瘤更类似，被归为高级别胶质瘤[6]。2021 年 WHO 最新（第 5 版）中枢系统肿瘤分类中，再次更新并重新命名，其中包括"筛状神经上皮肿瘤""伴多层菊形团的胚胎性肿瘤""中枢神经系统神经母细胞瘤，FOXR2 激活性""伴 BCOR 内部串联重复的中枢神经系统肿瘤"等。以前被称为 PNET 的肿瘤，因发现 *BCOR* 基因的重复等导致蛋白质表达的改变。这一改变可以与其他胚胎性肿瘤区别开来，因此单列为一类"伴 BCOR 内部串联重复的中枢神经系统肿瘤"。还有一些因目前技术限制未能确定分类的胚胎性肿瘤暂时命名为"中枢神经系统胚胎性肿瘤"[7]。

鉴于 WHO 分类过于复杂，且该类肿瘤组织形态学特征明显，目前临床仍在沿用 PNET 这一概念。该类肿瘤预后不良，强调多种模式综合治疗[8,9]，即尽可能全切除肿瘤的基础上，尽早施行放化疗[10-12]。肿瘤全切比部分切除可获得更好的预后[13]。由于软膜播散、脊髓转移的发生率高，约 32% 的幕上胚胎性肿瘤转移到脊髓[14]，因此，需要给予全脑及全脊髓放疗。化疗方案各不相同，常见组合包括长春新碱、顺铂、环磷酰胺、依托泊苷。贝伐单抗用于阻断血管内皮生长因子，甲氨蝶呤和拓扑替康可纳入鞘内治疗方案[5]。

ROS1 原癌基因，编码胰岛素受体家族的酪氨酸激酶，控制上皮细胞的分化与区域化，激活包括 PI3K-mTOR 在内的多种信号通路，控制细胞的分化、增殖、生长和存活。在脑胶质瘤中经常会发生 *ROS1* 基因重排。本例 *ROS1* 基因缺失，在小细胞恶性肿瘤中鲜有报道，意义不确切。因此，针对 PNET 等胚胎性肿瘤，进行基因检测以获取更多分子信息，指导后续多模式治疗意义重大，值得深入研究。

参考文献

[1] Furuno Y, Nishimura S, Kamiyama H, et al. Intracranial peripheral-type primitive neuroectodermal tumor [J]. Neurologia medico-chirurgica, 2008, 48(2): 72–76.

[2] Nandeesh BN, Rao S, Sadashiva N, et al. Clinicopathological Study of Extra-Axial Small Round Cell Tumors of the Cranium [J]. Neurology India, 2020, 68(5): 1175–1182.

[3] Fujisawa H, Kaneko T, Tohma Y, et al. Central nervous system primitive neuroectodermal tumor of spinal cord developing 20 years after curative treatment of pineal tumor [J]. Neurologia medico-chirurgica, 2011, 51(8): 596–599.

[4] D'cruze L, Dutta R, Rao S, et al. The role of immunohistochemistry in the analysis of the spectrum of small round cell tumours at a tertiary care centre [J]. Journal of clinical and diagnostic research :

JCDR, 2013, 7(7): 1377–1382.
[5] Rios CI, De Jesus O. Primitive Neuroectodermal Tumor [M]. StatPearls. Treasure Island (FL); StatPearls Publishing Copyright © 2021, StatPearls Publishing LLC. 2021.
[6] Sturm D, Orr BA, Toprak U H, et al. New Brain Tumor Entities Emerge from Molecular Classification of CNS-PNETs [J]. Cell, 2016, 164(5): 1060–1072.
[7] Louis DN, Perry A, Wesseling P, et al. The 2021 WHO Classification of Tumors of the Central Nervous System: a summary [J]. Neuro-oncology, 2021,
[8] Reddy AT, Janss AJ, Phillips PC, et al. Outcome for children with supratentorial primitive neuroectodermal tumors treated with surgery, radiation, and chemotherapy [J]. Cancer, 2000, 88(9): 2189–2193.
[9] Cohen BH, Zeltzer PM, Boyett JM, et al. Prognostic factors and treatment results for supratentorial primitive neuroectodermal tumors in children using radiation and chemotherapy: a Childrens Cancer Group randomized trial [J]. J Clin Oncol, 1995, 13(7): 1687–1696.
[10] Mcbride SM, Daganzo SM, Banerjee A, et al. Radiation is an important component of multimodality therapy for pediatric non-pineal supratentorial primitive neuroectodermal tumors [J]. International journal of radiation oncology, biology, physics, 2008, 72(5): 1319–1323.
[11] Timmermann B, Kortmann RD, Kühl J, et al. Role of radiotherapy in the treatment of supratentorial primitive neuroectodermal tumors in childhood: results of the prospective German brain tumor trials HIT 88/89 and 91 [J]. J Clin Oncol, 2002, 20(3): 842–849.
[12] Cojocaru E, Mihăilă D, Leon-Constantin MM, et al. Update in pediatric primary brain tumors – from histology to genetically defined tumors [J]. Romanian journal of morphology and embryology = Revue roumaine de morphologie et embryologie, 2019, 60(3): 761–767.
[13] De Lima L, Sürme M B, et al. Central nervous system high-grade neuroepithelial tumor with BCOR alteration (CNS HGNET-BCOR)–case-based reviews [J]. Child's nervous system : ChNS : official journal of the International Society for Pediatric Neurosurgery, 2020, 36(8): 1589–1599.
[14] Jaju A, Hwang EI, Kool M, et al. MRI Features of Histologically Diagnosed Supratentorial Primitive Neuroectodermal Tumors and Pineoblastomas in Correlation with Molecular Diagnoses and Outcomes: A Report from the Children's Oncology Group ACNS0332 Trial [J]. AJNR American journal of neuroradiology, 2019, 40(11): 1796–1803.

病例 7 儿童室间孔区 AT/RT 的治疗体会

【病例概述】

2021 年 8 月接诊 1 例来自北京的 10 岁男性患儿（身高：155cm，体重：35kg）。主诉：间断性呕吐 1 个月，突发意识丧失外院行脑室 - 腹腔分流术后 2 周。患儿 1 个月前晨起恶心、呕吐，持续不缓解；2 周前突发抽搐伴意识丧失，外院检查发现颅内占位合并梗阻性脑积水，急行左侧脑室 - 腹腔分流术后意识清醒、状态明显好转，遂来我院就诊。否认多饮多尿病史。门诊查体：神清语利，精神好，未见明显神经系统阳性体征。头颅 CT 示：室间孔区团块状混杂密度影，边界尚清，大小约 26mm×26mm×20mm，左侧脑室明显扩张，中线结构右移。头颅 MRI 示：室间孔区团块状混杂信号影，部分突入第三脑室，不均匀强化，边界尚清，大小约 25mm×30mm×26mm，室管膜瘤（？）。血清学激素水平及肿瘤标志物均正常（图 2–18）。

本例颅内占位明确，青少年男性、否认多饮多尿史、肿瘤标志物（－），基本可除外生殖细胞瘤，手术指征明确，完善术前检查，于 2021 年 9 月 3 日在导航辅助下行 "右额开颅经皮质入路肿瘤切除术"。术中肿瘤位于右侧室间孔区，色淡黄、质软、血供较丰富，基底位于右侧脑室壁、尾状核头处，粘连紧密、边界欠清晰、多簇穿支小动脉供血、电凝后离断，游离至室间孔区，脉络丛附着并参与供血，电凝切断，丘纹静脉保护完好。继而牵拉肿瘤后极，与第三脑室无粘连、

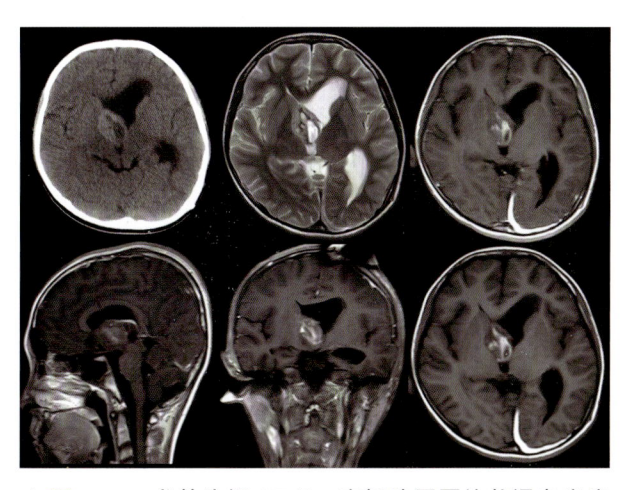

▲ 图 2–18 术前头颅 CT 示：室间孔区团块状混杂密度影，边界尚清，大小约 26mm×26mm×20mm，左侧脑室明显扩张，中线结构右移。头颅 MRI 示：室间孔区团块状混杂信号影，部分突入第三脑室，不均匀强化，边界尚清，大小约 25mm×30mm×26mm，室管膜瘤（？）

顺利牵出，导水管上口暴露好，第三脑室底部保护完好。最后行透明隔造瘘，肿瘤左侧顺利游离，瘤体大小 25mm×25mm×30mm，瘤体完整摘除（图 2-19）。手术顺利，术中出血约 150ml，未输血，术毕安返 ICU 监护。

术后患儿意识清醒，状态好。当晚及术后 1 周复查头颅 CT/MRI 显示肿瘤切除满意（图 2-20）。病理回报：非典型畸胎样/横纹肌样肿瘤（AT/RT，WHO Ⅳ级）。免疫组化：GFAP（部分+），Olig-2（部分+），Syn（局灶+），NeuN（－），CD56（+），CD99（－），Fli-1（弱+），INI-1（－），Ki-67：50%～60%，CK（少量+）。基因检测：22 体细胞变异，未见相关胚系突变或基因缺失。患儿恢复好，未见新增神经系统阳性体征。术后 2 周顺利出院（KPS：70 分），完善后续治疗。

【治疗体会】

非典型性畸胎样/横纹肌样肿瘤（atypical teratoid/rhabdoid tumor，AT/RT）属中枢神经系统罕见肿瘤，多发生在 3 岁以下的婴幼儿[1, 2]，占儿童颅内肿瘤 1.3%，占婴幼儿颅内肿瘤 20%[3, 4]，多位于幕下。欧洲裔、男性更多见[5, 6]。Lau 等[6] 基于 SEER 数据库（surveillance, epidemiology, and end results database），长达 38 年间（1973—2010）AT/RT 仅报道 174 例，140 例（80.5%）年龄<3 岁，28 例（16.1%）位于侧脑室内，本例 10 岁龄室间孔区 AT/RT 实属罕见。

AT/RT 属胚胎性肿瘤，新版 WHO CNS 肿瘤分类（2021），将胚胎性肿瘤分为髓母细胞瘤和其他 CNS 胚胎性肿瘤两大类，后者新增 CNS 神经母细胞瘤 - FOXR2 活化型、CNS 肿瘤 - BCOR 内部串联复制、筛状神经上皮肿瘤暂定型等；AT/RT 继续保留[7]。关于 AT/RT 分子分型，有研究认为，SMARCB1 缺失是关键遗传事件，导致表观遗传失调和谱系特异性增强子的缺失[8]。AT/RT DNA 甲基化阵列聚类分析揭示了 3 种不同分子亚型：AT/RT-MYC 型、AT/RT-SHH 型和 AT/RT-TYR 型[9]。

AT/RT 肿瘤侵袭性强，年龄越小，肿瘤播散转移倾向越大，预后越差，甚至向肺部、腹部转移[10, 11]。2 年生存率仅 17%[12]；年龄大于 3 岁，存活率相应提高[4]。TYR 亚型且年龄偏大的患儿预后最好（5 年总生存率 OS 可达 71.5%）[13]。

手术切除是首选治疗，根治性全切（gross total resection，GTR）较活检或部分切除的患者无事件生存期（EFS）显著延长（中位 EFS：14 个月/9.25 个月）。Torchia 等证实，根治性全切（GTR）可显著改善 AT/RT 无进展生存率（PFS）和总生存率（OS）[14]。

最新研究，EZH2 抑制药（UNC1999）对来自 AT/RT-SHH 亚型的细胞系具有选择性毒性[8]，一项使用 EZH2 抑制药治疗复发或难治性 SMARCB1 缺失的肿瘤 Ⅰ 期临床试验正在进行（NCT02601937）。鉴于不同分子亚型具有不同的病理进程及预后，具体分子机制及靶向治疗值得深入研究[14-16]。

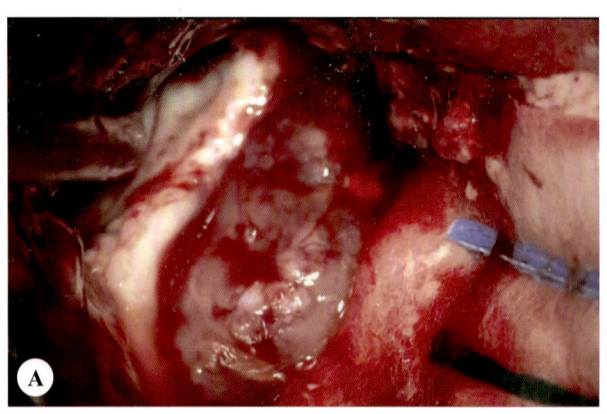

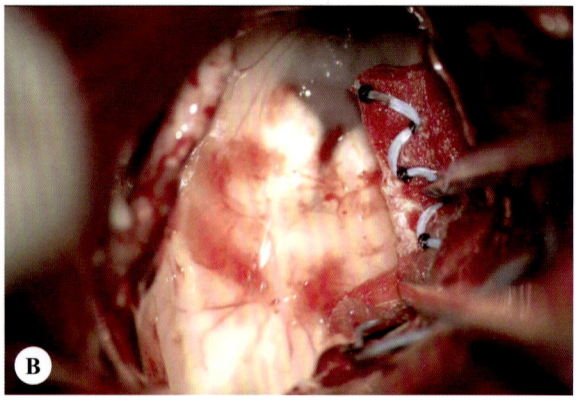

▲ 图 2-19 术中所见：A. 术中见肿瘤位于右侧室间孔区，色淡黄、质软、血供较丰富，基底位于右侧脑室壁、尾状核头处；B. 肿瘤完整摘除，与第三脑室无粘连、导水管上口暴露好，第三脑室底部完整保护

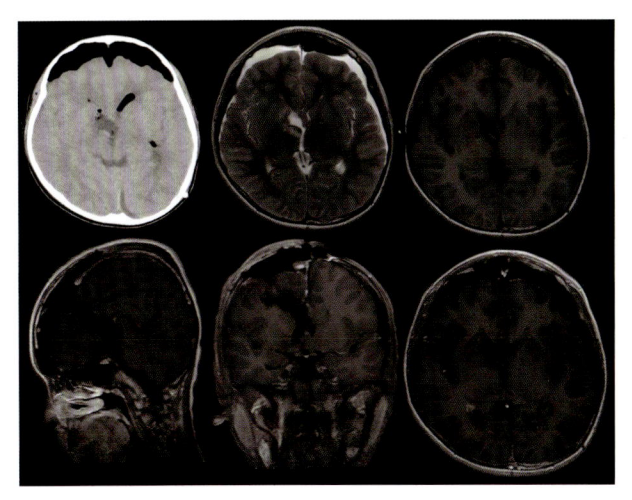

▲ 图 2-20　术后当晚及术后 1 周复查头颅 CT/MRI 显示肿瘤切除满意

参考文献

[1] Rorke LB, Packer RJ, Biegel JA. Central nervous system atypical teratoid/rhabdoid tumors of infancy and childhood: definition of an entity [J]. J Neurosurg, 1996, 85(1): 56–65.

[2] Burger PC, Yu IT, Tihan T, et al. Atypical teratoid/rhabdoid tumor of the central nervous system: a highly malignant tumor of infancy and childhood frequently mistaken for medulloblastoma: a Pediatric Oncology Group study [J]. Am J Surg Pathol, 1998, 22(9): 1083–1092.

[3] Meyers SP, Khademian ZP, Biegel JA, et al. Primary intracranial atypical teratoid/rhabdoid tumors of infancy and childhood: MRI features and patient outcomes [J]. AJNR Am J Neuroradiol, 2006, 27(5): 962–971.

[4] Raybaud C, Barkovich AJ: Intracranial, orbital, and neck masses of childhood, Pediatric Neuroimaging: Fifth Edition, 2012: 637–807.

[5] Ostrom QT, Chen Y, PMDB, et al. The descriptive epidemiology of atypical teratoid/rhabdoid tumors in the United States, 2001–2010 [J]. Neuro Oncol, 2014, 16(10): 1392–1399.

[6] Lau CS, Mahendraraj K, Chamberlain RS. Atypical teratoid rhabdoid tumors: a population-based clinical outcomes study involving 174 patients from the Surveillance, Epidemiology, and End Results database (1973–2010) [J]. Cancer Manag Res, 2015, 7: 301–309.

[7] 汪洋. 2021 年世界卫生组织中枢神经系统肿瘤分类（第 5 版）胚胎性肿瘤分类解读 [J]. 中国现代神经疾病杂志, 2021, 21: 817–821.

[8] Nesvick CL, Lafay-Cousin L, Raghunathan A, et al. Atypical teratoid rhabdoid tumor: molecular insights and translation to novel therapeutics [J]. J Neurooncol, 2020, 150(1): 47–56.

[9] Ho B, Johann PD, Grabovska Y, et al. Molecular subgrouping of atypical teratoid/rhabdoid tumors-a reinvestigation and current consensus [J]. Neuro Oncol, 2020, 22(5): 613–624.

[10] Lee YK, Choi CG, Lee JH. Atypical teratoid/rhabdoid tumor of the cerebellum: report of two infantile cases [J]. AJNR Am J Neuroradiol, 2004, 25(3): 481–483.

[11] Moeller KK, Coventry S, Jernigan S, et al. Atypical Teratoid/Rhabdoid Tumor of the Spine [J]. American Journal of Neuroradiology, 2007, 28(3): 593–595.

[12] Brandao L A, Young Poussaint T. Posterior Fossa Tumors [J]. Neuroimaging Clin N Am, 2017, 27(1): 1–37.

[13] Fruhwald MC, Hasselblatt M, Nemes K, et al. Age and DNA methylation subgroup as potential independent risk factors for treatment stratification in children with atypical teratoid/rhabdoid tumors [J]. Neuro Oncol, 2020, 22(7): 1006–1017.

[14] Torchia J, Picard D, Lafay-Cousin L, et al. Molecular subgroups of atypical teratoid rhabdoid tumours in children: an integrated genomic and clinicopathological analysis [J]. Lancet Oncol, 2015, 16(5): 569–582.

[15] Johann P D, Erkek S, Zapatka M, et al. Atypical Teratoid/Rhabdoid Tumors Are Comprised of Three Epigenetic Subgroups with Distinct Enhancer Landscapes [J]. Cancer Cell, 2016, 29(3): 379–393.

[16] Han ZY, Richer W, Fréneaux P, et al. The occurrence of intracranial rhabdoid tumours in mice depends on temporal control of Smarcb1 inactivation [J]. Nat Commun, 2016, 7: 10421.

病例 8　儿童颅内节细胞神经母细胞瘤的诊疗

【病例概述】

2021 年 10 月接诊 1 例来自江西的 4 岁男性患儿（身高：110cm，体重：18.0kg）。主诉：走路不稳 20 余天，头痛、呕吐 12 天，进行性加重。我院急诊头颅 CT 示：颅后窝占位，团块状稍高密度影含散在钙化，梗阻性脑积水伴室旁水肿。鉴于患儿病情危重，急行右侧脑室 – 腹腔分流术缓解颅压，术后患儿状态明显改善，查体：神清语利，自主体位，生长发育正常，神经系统查体阴性。头颅 MRI 检查示：第四脑室占位，伴出血坏死灶、囊性变，髓母细胞瘤（？）、室管膜瘤（？）（图 2-21）。

患儿颅后窝占位，手术指征明确，根据影像特征（稍高密度、散在钙化），首先考虑髓母细胞瘤，完善术前检查，于 2021 年 10 月 22 日脑干功能监测下行后正中开颅肿瘤切除术。术中见肿瘤位于第四脑室内，色灰红、质软、烂鱼肉样，瘤内见出血坏死灶，血供丰富，大小约 3.5cm×4.5cm×5.5cm，瘤体与小脑蚓部边界欠清，与双侧小脑半球粘连紧密，脑干背侧与肿

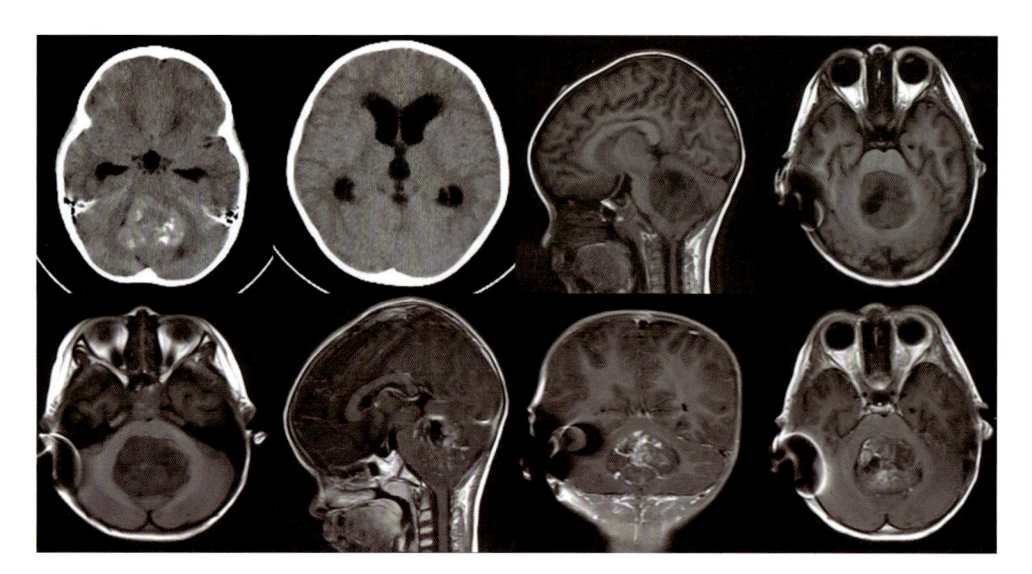

图2-21 头颅CT示：颅后窝占位，团块状稍高密度影含散在钙化，梗阻性脑积水伴室旁水肿；头颅MRI示：第四脑室占位，伴出血坏死灶、囊性变，髓母细胞瘤（？），室管膜瘤（？）

瘤腹侧存在光滑界面，仅右侧桥臂部分粘连，肿瘤整体摘除，导水管下口开放良好。手术顺利，术中出血约200ml，输注红细胞1单位，血浆100ml，术毕安返ICU监护（图2-22）。

术后患儿状态好，神清语利、正确对答、遵嘱活动，未见新增神经系统阳性体征。术后当晚头颅CT及术后1周头颅MRI均显示肿瘤切除满意（图2-23）。病理回报示：胚胎性肿瘤，可见灶片状分布的原始神经上皮细胞、中间分化的神经细胞及分化较成熟的节细胞，伴神经毡形成，符合节细胞神经母细胞瘤（WHO Ⅳ级）。免疫组化：GFAP（+），Olig-2（散在少量+），Ki-67（局部50%），EMA（偶见+），L1CAM（神经毡+），H3K27me3（部分+），Syn（+），Fli-1（散在少量+），CD99（±），NeuN（散在+），INI-1（+），BRG-1（+），LIN28（-）。基因检测：50种基因编码区功能性变异，两个基因突变频率最高（*SLC18B1*突变频率45.3%，*SMARCA4*突变频率40.1%）。术后恢复好，KPS：90分。术后3周顺利出院，继续后续治疗。

【治疗体会】

本例影像学提示颅后窝占位，稍高密度团块影、内含散在钙化，应该是典型髓母细胞瘤表现。最终病理回报节细胞神经母细胞瘤，确实出乎意料。

中枢神经系统节细胞神经母细胞瘤（CNS ganglioneuroblastoma）属罕见胚胎性肿瘤，由分化成熟的肿瘤性神经节细胞和原始神经母细胞组成，具有良性神经节神经瘤和恶性神经母细胞瘤的双

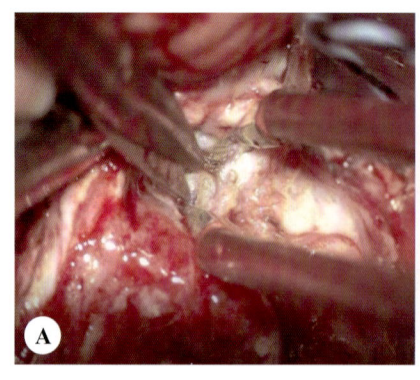

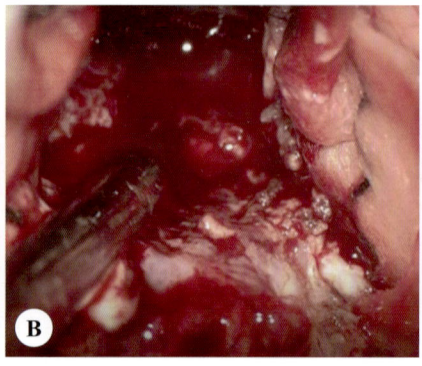

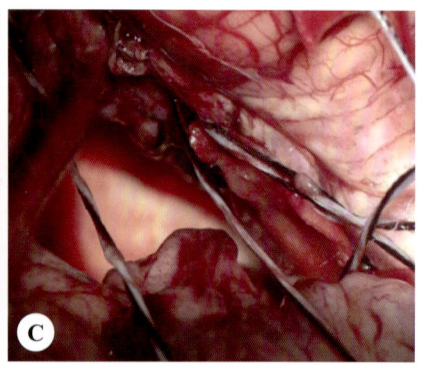

▲ 图2-22 术中所见：A. 瘤体与小脑蚓部边界欠清，与双侧小脑半球粘连紧密；B. 肿瘤色灰红、质软、烂鱼肉样，瘤内见出血坏死灶，血供丰富；C. 肿瘤整体摘除，导水管下口开放，脑干保护完好

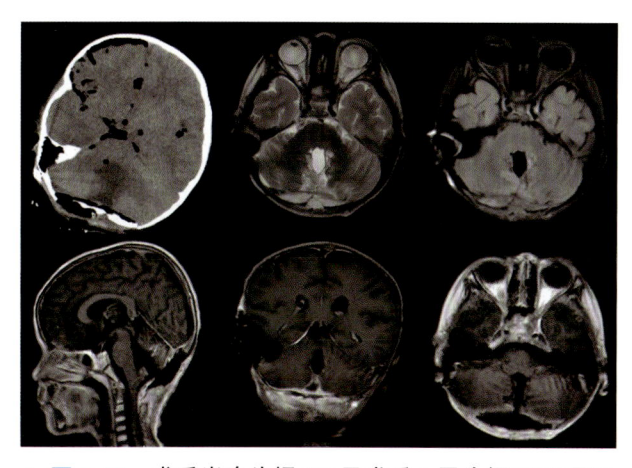

▲ 图 2-23 术后当晚头颅 CT 及术后 1 周头颅 MRI 显示肿瘤切除满意

重特征[1]。旧版 CNS 肿瘤分类（2016，WHO）中，胚胎性肿瘤包括髓母细胞瘤、胚胎性肿瘤伴多层菊形团（C19MC、NOS）、髓上皮瘤、CNS 神经母细胞瘤、CNS 节细胞神经母细胞瘤、CNS 胚胎性肿瘤 NOS、AT/RT、CNS 胚胎性肿瘤伴横纹肌样特征[2]［注：胚胎性肿瘤依据组织病理特征许多应归为原始神经外胚层肿瘤（PNET），该命名在 2016 版予以取消］。新版 CNS 肿瘤分类（2021，WHO）强调了分子变异在肿瘤分类中的重要性。由于 CNS 节细胞神经母细胞瘤极为罕见，目前未发现特有的分子特征，因此归为其他类型 CNS 胚胎性肿瘤中的 CNS 胚胎性肿瘤[3]。

节细胞神经母细胞瘤分为中枢性和外周性[4]，90% 发生在儿童，后者可涉及纵隔、腹膜后及肾上腺[5]，但前者预后更差[6]。CNS 节细胞神经母细胞瘤极为罕见，1968 年至今全球公开报道仅 9 例（表 2-3）。其临床特点是起病急、病程短、进展快、婴幼儿预后差，年龄、手术切除程度、放化疗是否及时是影响预后的直接相关因素。因此，对于儿童及青少年，在保证安全的前提下全切肿瘤，术后尽早综合治疗，对改善预后帮助极大。我科今年收治了 2 例节细胞神经母细胞瘤，手术顺利，肿瘤全切，术后恢复好并迅速转入放化疗。目前为止，疗效满意。

本例基因检测提示 SLC18B1、SMARCA4 突变频率高。SLC18B1 是囊状氨类转运蛋白家族中最新发现的基因，予以敲除可抑制肥大细胞分泌[14]；SMARCA4 突变在肺小细胞癌、胸部肉瘤、子宫肉瘤等多有报道[15-17]。两者在节细胞神经母细胞瘤中是否是关键基因，相关分子机制值得进一步研究。

参考文献

[1] Mrowczynski OD, Lane JR, SpechtCS, et al. Suprasellar central nervous system ganglioneuroblastoma: a case in a 9-year-old child and review of the literature [J]. Child's nervous system : ChNS : official journal of the International Society for Pediatric Neurosurgery, 2020, 36(11): 2845-2849.

[2] Shih RY, Koeller KK. Embryonal Tumors of the Central Nervous System: From the Radiologic Pathology Archives [J]. Radiographics : a review publication of the Radiological Society of North America, Inc, 2018, 38(2): 525-541.

[3] Louis DN, Perry A, Wesseling P, et al. The 2021 WHO Classification of Tumors of the Central Nervous System: a summary [J]. Neuro-oncology, 2021, 23(8): 1231-1251.

[4] Shimada H, Ambros IM, Dehner LP, et al. The International Neuroblastoma Pathology Classification (the Shimada system) [J]. Cancer, 1999, 86(2): 364-372.

[5] Fatimi SH, Bawany SA, Ashfaq A. Ganglioneuroblastoma of the posterior mediastinum: a case report [J]. Journal of medical case reports, 2011, 5: 322.

[6] Mirza FA, Snyder B, Smith VD, et al. Pediatric Supratentorial Ganglioneuroblastoma: Case Report and Review of Literature [J]. World neurosurgery, 2018, 113: 261-266.

[7] Packer RJ, Sutton LN, Rosenstock JG, et al. Pineal region tumors of childhood [J]. Pediatrics, 1984, 74(1): 97-102.

[8] Durity FA, Dolman CL, Moyes PD. Ganglioneuroblastoma of the cerebellum. Case report [J]. Journal of neurosurgery, 1968, 28(3): 270-273.

[9] Reubi JC, Lang W, Maurer R, et al. Distribution and biochemical characterization of somatostatin receptors in tumors of the human central nervous system [J]. Cancer research, 1987, 47(21): 5758-5764.

[10] Sohma T, Tuchita H, Kitami K, et al. Cerebellopontine angle ganglioneuroblastoma [J]. Neuroradiology, 1992, 34(4): 334-336.

[11] Gasparetto EL, Rosemberg S, Matushita H, et al. Ganglioneuroblastoma of the cerebellum: neuroimaging and pathological features of a case [J]. Arquivos de neuro-psiquiatria, 2007, 65(2a): 338-340.

[12] Steenberge SP, Prayson RA. Pediatric cerebral ganglioneuroblastoma [J]. Journal of clinical neuroscience : official journal of the Neurosurgical Society of Australasia, 2014, 21(11): 2023-2025.

[13] Yao PS, Chen GR, Shang-Guan HC, et al. Adult hippocampal ganglioneuroblastoma: Case report and literature review [J]. Medicine, 2017, 96(51): e8894.

[14] Moriyama Y, Hatano R, Moriyama S, et al. Vesicular polyamine transporter as a novel player in amine-mediated chemical transmission [J]. Biochimica et biophysica acta Biomembranes, 2020, 1862(12): 183208.

[15] Stewart BD, Kaye F, Machuca T, et al. SMARCA4-Deficient

表 2-3　1968 年至今公开报道的 9 例节细胞神经母细胞瘤汇总[1, 6-13]

个案	年龄/性别	位置	症状	手术	化疗	放疗	播散	随访
Durity 等 1968（加拿大）	2 岁/女	小脑	嗜睡、枕部疼痛	手术切除	否	全脑全脊髓	/	1 年无复发
Packer 等 1984（美国）	9~10 个月/-	松果体区	未描述	活检	否	全脑全脊髓	/	2~3 个月后死亡
Reubi 等 1987（瑞士）	4 岁/女	未知	未知	未知	未知	未知	/	未知
Sohma 等 1992（日本）	11 岁/男	右侧 CPA	头痛	近全切除	否	局部照射	否	5 个月后肿瘤缩小 80%
Gasparetto 等 2007（巴西）	1 岁 8 个月/女	小脑	肢体活动障碍	全切	依托泊苷、卡铂、拓扑替康	全脑全脊髓照射、局部增强照射	否	3 年未见肿瘤复发
Steenberge 等 2014（美国）	4 岁/女	左侧顶枕叶	头痛、失明	两次近全切除	卡铂、长春新碱、环磷酰胺等	全脑全脊髓照射、局部增强照射	是	4 年未见肿瘤复发
Yao 等 2017（中国）	16 岁/男	右侧颞叶及海马	失神癫痫发作	全切	替莫唑胺	局部照射	否	5 年未见肿瘤复发
Mirza 等 2018（美国）	4 岁/男	左侧颞顶枕叶	头痛、呕吐、嗜睡	近全切除	否	否	否	术后 4 天患者死亡
Ooliver 等 2020（美国）	9 岁/女	鞍上	头痛、性格改变	近全切除	顺铂、环磷酰胺、依托泊苷等	否	否	术后 8 个月病情稳定

Thoracic Sarcoma: A Case Report and Review of Literature [J]. International journal of surgical pathology, 2020, 28(1): 102–108.

[16] Xue Y, Meehan B, Fu Z, et al. SMARCA4 loss is synthetic lethal with CDK4/6 inhibition in non-small cell lung cancer [J]. Nature communications, 2019, 10(1): 557.

[17] Kolin DL, Quick CM, Dong F, et al. SMARCA4–deficient Uterine Sarcoma and Undifferentiated Endometrial Carcinoma Are Distinct Clinicopathologic Entities [J]. The American journal of surgical pathology, 2020, 44(2): 263–270.

病例 9　儿童鞍区节细胞神经母细胞瘤伴肿瘤卒中的治疗体会

【病例概述】

2021 年 7 月接诊 1 例来自河北的 16 岁男性患儿（身高：170cm，体重：60kg）。主诉：头痛 10 余天，突发四肢抽搐伴意识丧失 1 天。患儿 10 余天前阵发性头痛，伴呕吐及食欲减退。1 天前突发意识丧失、四肢抽搐。于当地医院检查显示鞍区占位、脑积水，遂来我院急诊抢救。局麻下行脑室穿刺外引流，压力高、脑脊液喷涌而出。患儿意识转为清醒，留取脑脊液化验并收入病房治疗。患儿否认多饮多尿病史。头颅 CT 示：鞍区高密度影，边缘清晰，密度不均匀；头颅 MRI 示：鞍区长 T_1 长 T_2 信号影，瘤内多发囊性变，大小约 48mm×37mm×35mm，强化明显，突入侧脑室。初步诊断：鞍区肿瘤卒中，生殖细胞瘤可能性大，梗阻性脑积水（图 2-24）。入院后查体：神清语利，自主体位，生长发育正常，瞳孔左：右 = 2.5mm：2.5mm，对光反射灵敏。四肢肌力、肌张力正常，余神经系统查体（-）。血清学激素水平

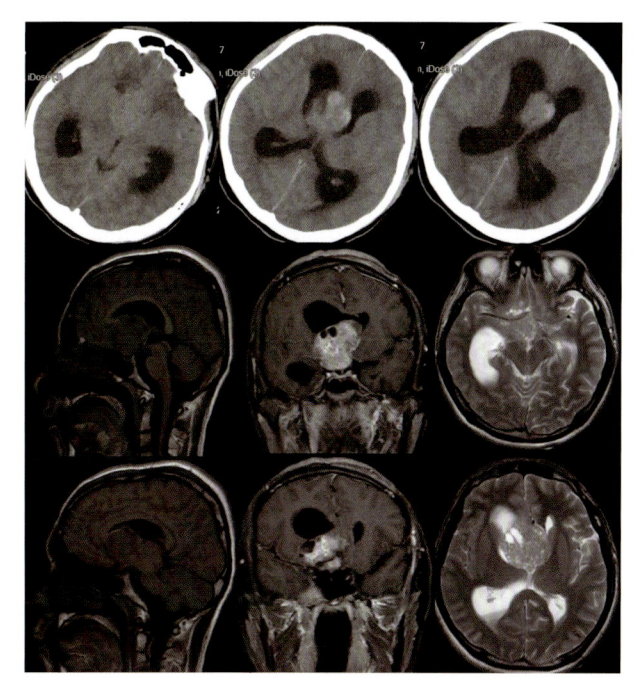

▲ 图 2-24 头颅 CT 示：鞍区高密度影，边缘清晰，密度不均匀；头颅 MRI 示：鞍区长 T_1 长 T_2 信号影，瘤内多发囊性变，大小约 48mm×37mm×35mm，强化明显，突入侧脑室。初步诊断：鞍区肿瘤卒中，生殖细胞瘤可能性大，梗阻性脑积水

基本正常，肿瘤标志物（-）。

本例青春期男性患儿，否认多饮多尿病史，肿瘤标志物（-），生殖类肿瘤卒中可能性小；患儿生长发育正常，颅咽管瘤卒中极为罕见，基本除外；鞍上占位，垂体信号清晰，垂体瘤卒中可除外。剩下唯一常见的肿瘤种类是视路胶质瘤，少数可伴肿瘤卒中。本例鞍区肿瘤卒中，手术指征明确，至于是肿瘤全切还是部分切除，要依据术中情况确定。完善术前检查，于 2021 年 7 月 20 日全麻下行"右额经皮质造瘘鞍区肿瘤切除术"。术中见肿瘤自鞍上经扩大的室间孔突入右侧脑室，色红质软、实性、血供丰富，大量纤维索条及细小血管穿行于肿瘤中，部分瘤体与脑室壁、室间孔、第三脑室左侧壁粘连紧密。充分锐性游离，打通透明隔及两侧室间孔。最后处理鞍上部分，肿瘤与右侧大脑前动脉分支粘连紧密，部分管壁瘤化。剥离过程中一度出血凶猛，仔细止血后未再强行剥离，少量肿瘤残留，近全切除。手术顺利，术中出血约 400ml，输异体红细胞 1 单位，术毕安返 ICU 监护。

术后患儿状态好，神清语利，视力、视野同术前。术后当晚头颅 CT 及术后 1 周头颅 MRI 显示肿瘤切除满意（图 2-25）。病理显示：细胞发育不同步，大部分发育至神经元，形成节细胞瘤（WHO Ⅰ级），散在少量小圆深染核细胞（神经母细胞样细胞），符合节细胞神经母细胞瘤，伴肿瘤卒中。免疫组化：GFAP（+）、Olig-2（-）、CD34（血管+）、Ki-67（5%，灶性 15%）、H3K27me3（+）。基因检测：*MGMT* 基因启动子甲基化（+）。整合诊断（2021 CNS WHO）：节细胞神经母细胞瘤，NOS 型。术后 2 周恢复好（KPS：90 分）。患儿顺利出院，进一步后续治疗。

【治疗体会】

中枢神经系统节细胞神经母细胞瘤（CNS ganglioneuroblastoma）属罕见的胚胎性肿瘤，根据 2021 版 WHO CNS 肿瘤分类，属其他类型 CNS 胚胎性肿瘤中的 CNS 胚胎性肿瘤[1]。临床特点是起病急、病程短、进展快、肿瘤恶性程度高、婴幼儿预后差。发病年龄区间为 0—10 岁，无性别差异[2]。目前首选治疗方法为手术切除辅以术后放化疗。随访时间最长的 1 例 16 岁男性患儿，手术全切结合替莫唑胺化疗，5 年未见肿瘤复发[3]。

迄今为止，我们报道了 3 例节细胞神经母细胞瘤（除本例外，1 例 4 岁男性患儿第四脑室病变、1 例 11 岁男性患儿双额病变，均在随访中）[1, 4]。本例为鞍区节细胞神经母细胞瘤，经文献复习，迄今全球仅 2020 年美国宾州大学报道 1 例：9 岁

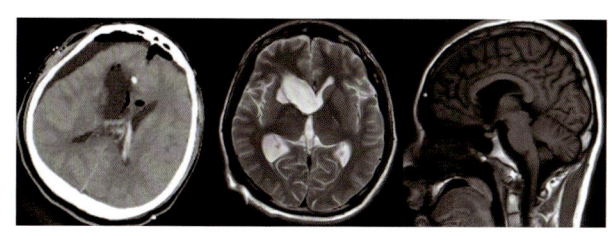

▲ 图 2-25 术后当晚头颅 CT 及术后 1 周头颅 MRI 显示肿瘤切除满意

女性患儿，主诉：头痛、呕吐伴性格改变。MRI显示鞍上囊实性巨大占位伴钙化，侵犯第三脑室及侧脑室。术前诊断为颅咽管瘤，病理证实为节细胞神经母细胞瘤[2]。该例行肿瘤近全切除联合化疗（顺铂、环磷酰胺、依托泊苷、长春新碱、甲氨蝶呤）、全脑全脊髓质子治疗（脑54Gy、脊髓23.4Gy）。术后随访1年4个月未见肿瘤复发（图2-26）。与本例相比，两者均以梗阻性脑积水合并高颅压症状就诊，本例更加危急。影像特点高度相似，均为囊实性占位，强化明显。差异是本例未见钙化，合并肿瘤卒中。术中两例肿瘤均与毗邻神经血管粘连紧密，难以全切，在保证安全的前提下最大限度切除肿瘤。术后结合放化疗，效果好，均在随访中。

另外，儿童鞍区肿瘤极为复杂，若合并卒中，诊断上该如何考虑呢？鞍区最常见的颅咽管瘤伴卒中极其罕见[5]，本例可首先除外。儿童垂体瘤少见，但需要意识到，儿童垂体瘤合并卒中的概率明显高于成人（有报道达45.5%[6]）。但本例属鞍上病变，垂体信号正常，垂体瘤因此可除外。纯生殖细胞瘤，40%可合并瘤卒中。本例属青春期男性、否认多饮多尿病史、肿瘤标志物（-）、性别、病史与鞍区生殖细胞瘤均不相符。即使是生殖细胞瘤，由于肿瘤卒中，也无法放化疗，仍需要开颅探查。其他需要考虑的可能发生卒中的儿童鞍区肿瘤，应是恶性程度较高的非生殖细胞瘤性生殖细胞肿瘤（non-germinoma germ cell tumor，NGGCT），如绒癌、卵黄囊瘤、混合性生殖细胞肿瘤等，肿瘤卒中概率14.5%[7]，只能选择直接手术切除。从常见病考虑，还应考虑视路胶质瘤合并肿瘤卒中。视路胶质瘤发生卒中极其罕见，全球仅报道36例，好发于20岁以下患者，临床表现为视力急剧恶化[8]。本例虽未出现视力改变，但仍不能除外视路胶质瘤伴瘤卒中。因此，手术属探查性质，是手术全切还是部分切除，要根据术中情况灵活处理，以达到最佳疗效。

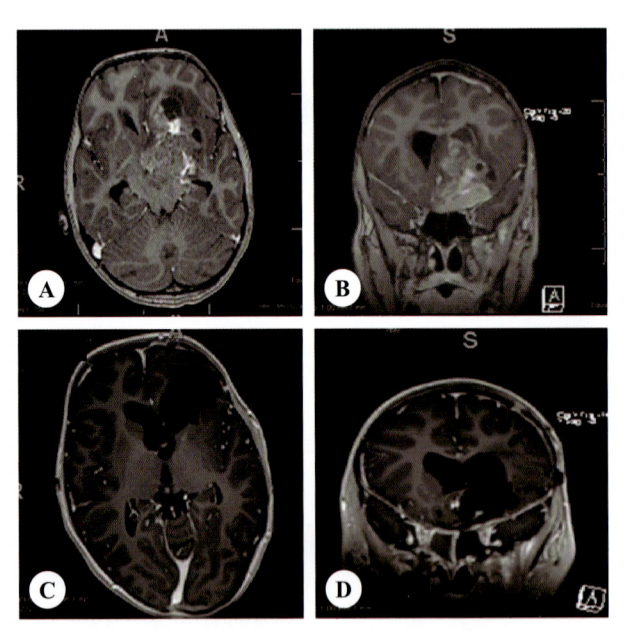

▲ 图2-26 美国宾州大学报道1例鞍区节细胞神经母细胞瘤术前（A和B）及术后（C和D）MRI影像[3]，与本例高度相似

参考文献

[1] 宫剑.宫剑教授病例分享（2021-18）.罕见病一例：儿童颅内节细胞神经母细胞瘤的诊疗.北京天坛医院小儿神经外科公众号2021. https://mp. weixin. qq. com/s/XakXXfZdMjUk6crUmKrl0w.

[2] Mrowczynski OD, Lane JR, Specht CS, et al. Suprasellar central nervous system ganglioneuroblastoma: a case in a 9-year-old child and review of the literature [J]. Childs Nerv Syst, 2020, 36 (11): 2845-2849.

[3] Yao PS, Chen G R, Shang-Guan HC, et al. Adult hippocampal ganglioneuroblastoma: Case report and literature review [J]. Medicine (Baltimore), 2017, 96 (51): e8894.

[4] 宫剑.小儿神经外科手术笔记（1）[M].中国科学技术出版社.2021: . 92-97.

[5] Yamashita S, Matsumoto Y, Kunishio K, et al. Craniopharyngiomas with intratumoral hemorrhage--two case reports [J]. Neurol Med Chir (Tokyo), 2004, 44 (1): 43-46.

[6] 宫剑.宫剑教授病例分享（2022-2）：一例罕见幼儿多激素型垂体腺瘤的诊疗体会.北京天坛医院小儿神经外科公众号2022. https://mp. weixin. qq. com/s/-FgMcDSofsP7BAAunZh_ZQ.

[7] Chen JT, Lee HJ, Chen YW, et al. Prognostic factors related to intratumoral hemorrhage in pediatric intracranial germ cell tumors [J]. J Chin Med Assoc, 2019, 82 (2): 133-137.

[8] Van Baarsen K, Roth J, Serova N, et al. Optic pathway-hypothalamic glioma hemorrhage: a series of 9 patients and review of the literature [J]. J Neurosurg, 2018, 129 (6): 1407-1415.

三、儿童颅内室管膜瘤

病例 10　儿童幕上室管膜瘤的影像学特征

【病例概述】

2021年10月接诊1例来自山东的3岁男性患儿（身高：93cm，体重：14kg）。主诉：脑外伤后偶然发现颅内占位。患儿5天前因脑外伤偶然发现颅内巨大占位，遂来我院就诊。门诊查体：神清语利，自主体位，神经系统查体未见明显阳性体征。头颅CT示：右顶枕囊性低密度影，边缘多发结节状钙化及片状稍高密度影，边界清，大小约59mm×97mm，右侧脑室受压变形，中线左移。头部MRI示：右顶枕巨大囊性占位，大小约55mm×60mm×97mm，边界清，局部结节样强化，幕上脑室受压变形，中线结构左移。影像学初步诊断：胶质瘤（？）室管膜瘤（？）胚胎性肿瘤（？）（图2-27）。

患儿右顶枕巨大占位，脑室受压、中线移位呈脑疝征象，手术指征明确，完善术前检查，于2021年10月28日于全麻下行"右顶枕开颅肿瘤切除术"。术中硬膜张力高，超声引导下瘤腔穿刺，约20ml淡黄色囊液涌出，压力明显降低，弧形剪开硬膜，皮质下1cm进入囊腔，囊壁光滑，黄色清亮囊液吸除。肿瘤实体部分近中线，色灰黄、质韧、血供中等，富含黄色颗粒状钙化，大小约2.0cm×2.5cm×3.0cm，镜下完整切除。手术顺利，术中出血约200ml，输注异体红细胞1单位，术毕安返病房监护。

患儿术后状态好，神清可语，对答正确，四肢遵嘱活动，未见新增神经系统阳性体征。术后当晚头颅CT及术后1周头颅MRI显示肿瘤切除满意（图2-28）。病理回报：室管膜瘤部分间变性（WHO Ⅱ～Ⅲ级），伴脂肪化生。免疫组化：GFAP（+），Olig-2（局灶+），Ki-67（5%～25%），CD99（肿瘤-），INI-1（+），BRG-1（+），MAP2（局灶+），BCOR（-），S100（+），L1CAM（+）。基因检测：*RELA-C11orf95*融合。整合诊断：幕上室管膜瘤，*ZFTA*融合阳性型（CNS WHO 3级）。术后2周恢复好（KPS：90分）。患儿顺利出院，后续治疗随访中。

【治疗体会】

本例儿童幕上肿瘤，大囊小结节（瘤在囊内），应首先考虑胶质瘤、室管膜瘤或胚胎类肿瘤，尤以前两者多见。本例病理证实为室管膜瘤，影像

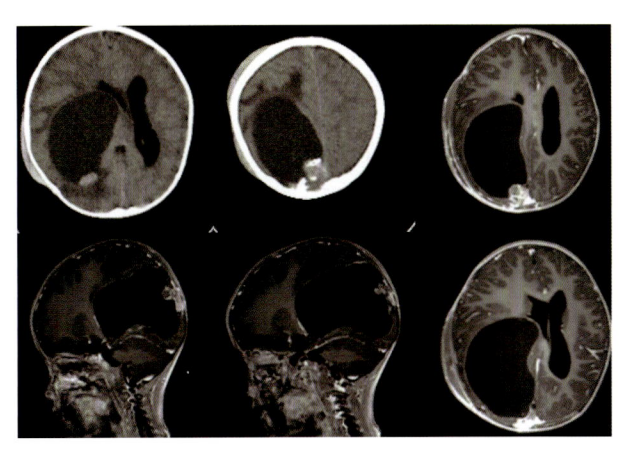

▲ 图2-27　头颅CT示：右顶枕囊性低密度影，边缘多发结节状钙化及片状稍高密度影，边界清，大小约**59mm×97mm**，右侧脑室受压变形，中线左移。头颅MRI示：右顶枕巨大囊性占位，大小约**55mm×60mm×97mm**，边界清，局部结节样强化，幕上脑室受压变形，中线结构左移。影像学初步诊断：胶质瘤（？），室管膜瘤（？），胚胎性肿瘤（？）

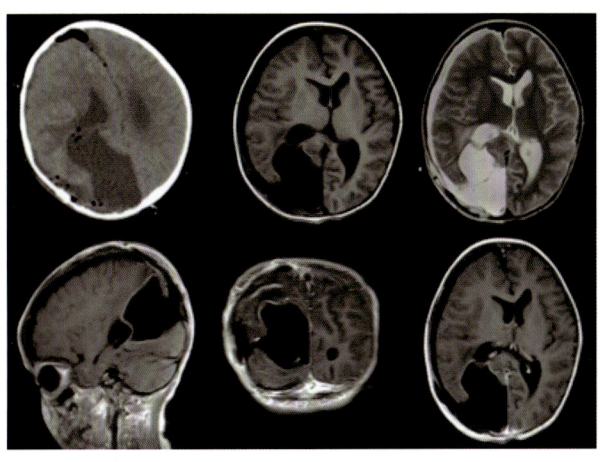

▲ 图2-28　术后当晚头颅CT及术后1周头颅MRI显示肿瘤切除满意

学特点值得总结。

室管膜瘤是儿童颅内常见肿瘤（发病率0.26/10万[1]），仅次于胶质瘤、髓母细胞瘤，占儿童颅内肿瘤的第3位[2]。幕上室管膜瘤起源于脑室内壁室管膜细胞[3]，瘤体可向脑室内生长，10%～25%位于侧脑室内或第三脑室内[4, 5]，但更多的突向脑室外，向脑实质内生长；75%～90%的幕上室管膜瘤位于大脑实质内[4, 5]。幕上室管膜瘤多伴有钙化，其中12.5%的瘤体呈实体性伴钙化[5]，33%的瘤体呈囊实性伴钙化[5-7]，仅有25%的瘤体不伴钙化[8]（图2-29）。

日本冈山大学医学研究生院Matsumoto报道了一组幕上脑实质型室管膜瘤，87.5%呈间变性（CNS WHO 3级），较脑室内型恶性程度显著升高[8]。在分子特征上，幕上室管膜瘤YAP1融合型多位于脑室内或脑室旁[9]，而RELA融合型则更多位于皮质脑实质内[10]。就影像学特点而言，幕上室管膜瘤伴钙化，WHO 2级肿瘤更常见。印度班加罗尔神经科学研究所Mangalore报道，瘤体伴钙化与肿瘤恶性程度呈负相关[11]。幕上室管膜瘤伴囊性变，多与室管膜细胞分泌脑脊液有关[8, 9, 12, 13]；少数高级别室管膜瘤囊性变，则是因为肿瘤恶性程度高，快速生长，局部坏死[14]。

2021年6月WHO推出第5版中枢神经系统肿瘤分类，室管膜瘤分为幕上室管膜瘤、幕下室管膜瘤，脊髓室管膜瘤。幕上室管膜瘤又分为ZFTA融合阳性型：最常见（占72.13%），恶性程度高（CNS 3级占77.27%），5年生存率（OS）约为75%，5年无进展生存率（PFS）约为29%[15]；YAP1融合阳性型：较少见（约占10.7%[15]），恶性程度低（CNS 2级占比48%），5年生存率（OS）100%，5年无进展生存率（PFS）高达66%，治疗效果远好于ZFTA融合阳性的患儿[15]。临床工作中我们充分体会到，儿童幕上室管膜瘤治疗效果好于幕下与脊髓室管膜瘤，手术切除是首选治疗，一旦手术全切配合辅助治疗，可获得满意的疗效[16, 17]。

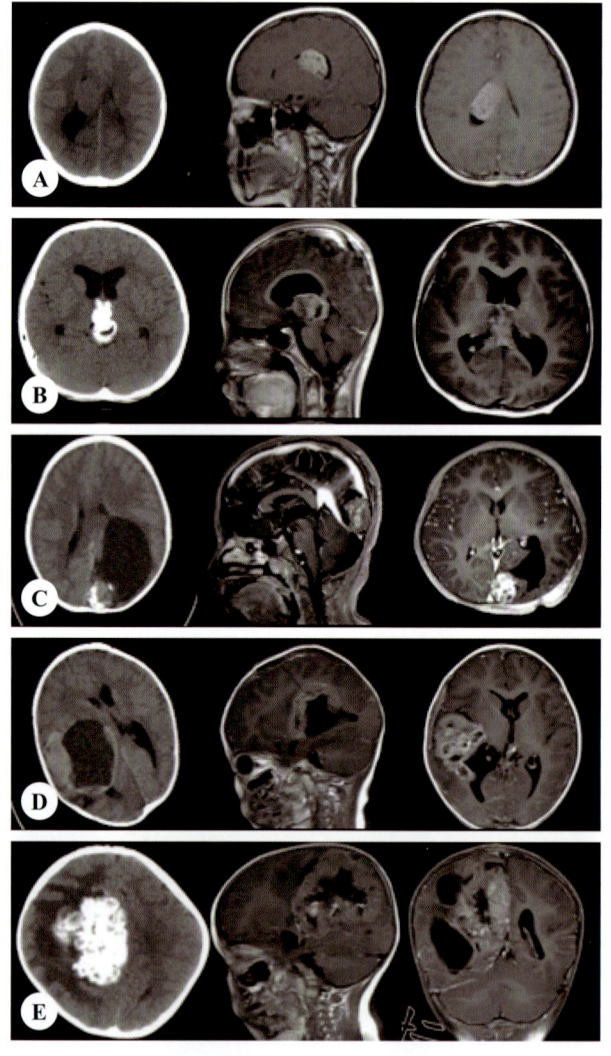

▲ 图2-29 儿童幕上室管膜瘤各型影像学表现。A. 侧脑室内型；B. 第三脑室内型；C. 脑实质内型，单发囊性变伴钙化；D. 脑实质内型，多发囊性变不伴钙化；E. 脑实质内型，多发囊性变伴钙化

参考文献

[1] Schellinger KA, Propp JM, Villano JL, et al. Descriptive epidemiology of primary spinal cord tumors [J]. Journal of neuro-oncology, 2008, 87(2): 173–179.

[2] Vitanza NA, Partap S. Pediatric Ependymoma [J]. Journal of child neurology, 2016, 31(12): 1354–1366.

[3] Stenzel AE, Fenstermaker RA, Wiltsle LM, et al. Disparities among racial/ethnic groups of patients diagnosed with ependymoma: analyses from the Surveillance, Epidemiology and End Results (SEER) registry [J]. Journal of neuro-oncology, 2019, 144(1): 43–51.

[4] Maksoud YA, Hahn YS, Engelhard HH. Intracranial ependymoma [J]. Neurosurgical focus, 2002, 13(3): e4.

[5] Armington WG, Osborn AG, Cubberley DA, et al. Supratentorial ependymoma: CT appearance [J]. Radiology, 1985, 157(2): 367–372.

[6] Mangalore S, Aryan S, Prasad C, et al. Asian journal of neurosurgery, 2015, 10(4): 276–281.

[7] Swart JD, Zimmerman RA, Bilaniuk LT. Computed tomography of intracranial ependymomas [J]. Radiology, 1982, 143(1): 97–101.

[8] Matsumoto Y, Ichikawa T, Kurozumi K, et al. Clinicopathological and Genetic Features of Supratentorial Cortical Ependymomas [J]. World neurosurgery, 2019, 129(e417-e428).

[9] Andreiuolo F, Varlet P, Tauziède-Espariat A, et al. Childhood supratentorial ependymomas with YAP1-MAMLD1 fusion: an entity with characteristic clinical, radiological, cytogenetic and histopathological features [J]. Brain pathology (Zurich, Switzerland), 2019, 29(2): 205–216.

[10] Nowak J, Jünger ST, Huflage H, et al. MRI Phenotype of RELA-fused Pediatric Supratentorial Ependymoma [J]. Clinical neuroradiology, 2019, 29(4): 595–604.

[11] Mangalore S, Aryan S, Prasad C, et al. Imaging characteristics of supratentorial ependymomas: Study on a large single institutional cohort with histopathological correlation [J]. Asian journal of neurosurgery, 2015, 10(4): 276–281.

[12] 施豪波, 赵闽宁, 余一凡, 等. 颅内间变性室管膜瘤的多层螺旋 CT 和 MRI 表现及诊断 [J]. 分子影像学杂志, 2021, 44(4): 608.

[13] Sheikh AA, Mohamed A. Ependymal Proliferation: A Conduit for Tricking the Central Nervous System into Bioengineering Itself [J]. Biomedical sciences instrumentation, 2015, 51(309–314).

[14] 霍生杰, 李浩, 徐松, 等. 幕上脑实质囊性变室管膜瘤的诊治分析 [J]. 中国微侵袭神经外科杂志, 2019, 24(10): 437–439.

[15] Pajtler KW, Witt H, Sill M, et al. Molecular Classification of Ependymal Tumors across All CNS Compartments, Histopathological Grades, and Age Groups [J]. Cancer cell, 2015, 27(5): 728–743.

[16] Wang Q, Cheng J, Zhang S, et al. Supratentorial pediatric cortical ependymomas: a comprehensive retrospective study [J]. Neurosurgical review, 2021, 44(3): 1543–1551.

[17] Thorp N, Gandola L. Management of Ependymoma in Children, Adolescents and Young Adults [J]. Clinical oncology (Royal College of Radiologists (Great Britain)), 2019, 31(3): 162–170.

病例 11 儿童第三脑室室管膜瘤的诊疗体会兼论新版 WHO 室管膜瘤分类

【病例概述】

2021 年 8 月接诊 1 例来自甘肃的 9 岁男性患儿（身高：132cm，体重：26.5kg）。主诉：发现颅内占位 4 年，头晕、头胀 1 个月。患儿 4 年前偶然发现颅内占位，因无症状，家长顾虑手术风险，未予诊治。1 个月前出现头晕、头胀，持续不缓解，于当地医院检查发现颅内占位增大，遂来我院就诊。门诊查体示：神清语利，自主体位，生长发育正常，神经系统查体阴性。血清学检查，AFP（-）、HCG（-）。头颅 CT 示：第三脑室及第三脑室后占位，钙化明显。头部 MRI 示：第三脑室、松果体区可见不规则团块信号影，大小约 32mm×26mm×29mm，呈混杂信号，FLAIR 呈稍高信号，中度不均匀强化，松果体区占位，畸胎瘤（？），松果体母细胞瘤（？）（图 2-30）。

鉴于第三脑室内占位，随访 4 年，病变进行性增大并出现头晕等症状，手术指征明确（图 2-31）。基于病史及影像特征综合判断，9 岁男性患儿、肿瘤标志物阴性、第三脑室内钙化灶进行性增大累及松果体区，首先考虑生殖类肿瘤，如

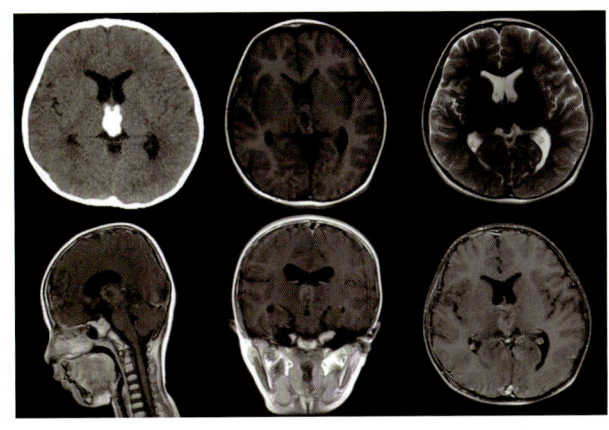

▲ 图 2-30 4 年前首诊时，头颅 CT 显示第三脑室内钙化，头颅 MRI 显示第三脑室内占位，轻微强化，畸胎瘤可能性大。鉴于无症状，未进一步诊治

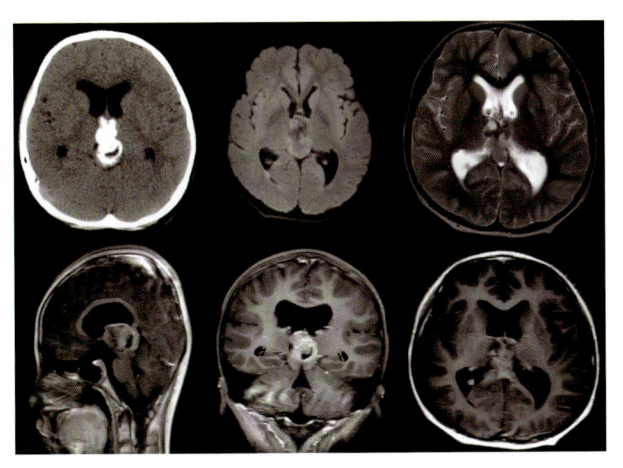

▲ 图 2-31 随访 4 年，患儿出现头晕、头胀症状，复查头颅 CT/MRI 显示，钙化灶明显增大，向松果体区突入，不均匀强化。我院影像报告提示：畸胎瘤（？），松果体母细胞瘤（？）

畸胎瘤，纯生殖细胞瘤可能性小，其他类肿瘤待除外。完善术前检查，于2021年8月31日全麻并脑干功能监测下行"右额开颅经胼胝体-穹窿间入路肿瘤切除术"。术中见肿瘤充满第三脑室，色黄质韧、血供中等、内含大块钙化，与第三脑室侧壁及中脑顶盖区部分粘连，锐性游离第三脑室各壁，导水管上口充分暴露、清亮脑脊液涌出，瘤体实性，无分隔及囊性变，应用电磁刀分块切除。最后处理肿瘤后极，与大脑大静脉轻微粘连，锐性游离，肿瘤镜下全切，顶盖、中脑、大脑大静脉、内静脉等重要结构保护完好。手术顺利，术中出血约150ml，输异体红细胞1单位，血浆100ml，术后安返ICU监护。

术后当晚患儿状态好，神清可语、正确对答、四肢遵嘱活动、双眼上视受限，余神经系统查体阴性。术后当晚头颅CT及术后1周头颅MRI均显示肿瘤切除满意（图2-32）。术后病理回报示：部分切面灰黄褐、质软；部分灰黄、质硬、沙砾感；室管膜瘤（WHO Ⅱ级），钙化明显。免疫组化：GFAP（+），NeuN（神经元+），CgA（-），Ki-67（5%～8%，局灶12%），L1CAM（+），BRAFV600E（-），BRG-1（+），INI-1（+），EMA（+）。基因检测：RELA基因重排。术后经2周康复，双眼上视明显好转，除存在近期记忆减退，余未见新增神经系统阳性体征，KPS评分90分，顺利出院，继续康复及后续治疗。

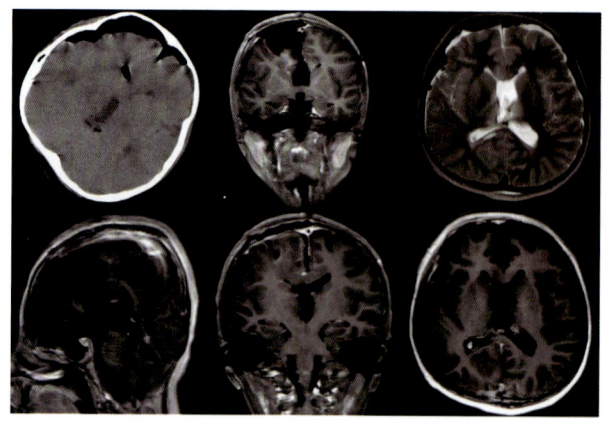

▲ 图2-32 术后当晚复查头颅CT及术后1周复查头颅MRI显示肿瘤切除满意

【治疗体会】

本例9岁男性，第三脑室内大块钙化，进行性增大累及松果体区，肿瘤标志物阴性，首先考虑成熟畸胎瘤（儿童颅内畸胎瘤72%位于松果体区，83%伴有钙化[1]）。但最终病理显示室管膜瘤（Ⅱ级）有些出人意料。儿童室管膜瘤伴钙化并不罕见（发生率约为27%[2]），但就发生部位而言，90%位于颅内，70%发生于颅后窝[3,4]，90%的幕上室管膜瘤位于大脑实质内，仅10%位于侧脑室或第三脑室。因此，儿童第三脑室内室管膜瘤非常罕见[5]。

室管膜瘤发病率仅次于儿童脑胶质瘤、髓母细胞瘤，排在儿童颅内肿瘤第3位。室管膜瘤是起源于中枢神经系统脑室壁的恶性肿瘤[6]，0—14岁儿童中患病率0.26/10万人[7]，手术是首选治疗，配合各类辅助治疗，5年总生存率（OS）为50%～81%，无进展生存率（PFS）为23%～69%[8]。

2021年6月，WHO推出新版中枢神经系统肿瘤分类，较2016旧版分类，室管膜瘤变化较大：取消了间变室管膜瘤这一概念，按照发生部位，分为幕上、颅后窝、脊髓室管膜瘤，均有代表基因相关联，提示预后、靶点，并指导后续治疗[9-12]。

(一) 幕上室管膜瘤

1. 幕上室管膜瘤，ZFTA融合阳性型

在ZFTA融合阳性的幕上室管膜瘤中，ZFTA-RELA融合是幕上室管膜瘤最常见的融合类型（约占72.13%，其中22.73%为CNS WHO 2级、77.27%为CNS WHO 3级），5年总生存率（OS）约为75%，5年的无进展生存率（PFS）约为29%，较YAP1融合阳性患者预后差[13]。需要注意，新版分类中，RELA融合阳性修改为ZFTA融合阳性，是因为在幕上室管膜瘤中，ZFTA更具有代表性，除与RELA融合外，还可与其他基因融合（如ZFTA-MAML2融合、ZFTA-NCOA1/2融合、ZFTA-MN1融合），因此以ZFTA为代表基因重新命名[14]。

2. 幕上室管膜瘤，YAP1 融合阳性型

YAP1 融合阳性发生率较低，约占室管膜瘤 3.2%，幕上室管膜瘤 10.7%[13]，5 年总生存率（OS）100%，5 年无进展生存率（PFS）高达 66%，远好于 ZFTA-RELA 融合的患者[13]。有报道证实，去除或抑制 TEAD 结合域可抑制 YAP1 融合型肿瘤细胞增殖，这将为后续靶点治疗提供重要参考[15]。

（二）颅后窝室管膜瘤

1. 颅后窝室管膜瘤 A 型（PFA）

PFA 组肿瘤组蛋白 H3K27 三甲基化水平低，预后明显差于 PFB 组[16]。PFA 组是颅后窝室管膜瘤最常见类型（80%～85%），好发于幼儿（平均年龄：2.5 岁），肿瘤多位于小脑半球外侧，呈侵袭性生长，累及侧隐窝及颈静脉孔区。PFA 组预后与 1q 获得、6q 缺失直接相关，当 1q 获得与 6q 缺失同时存在时，预后最差[17, 18]。有报道，PFA 组 5 年无进展生存率（PFS）约 47%，5 年总生存率（OS）约 69%[11]。

2. 颅后窝室管膜瘤 B 型（PFB）

PFB 组肿瘤组蛋白 H3K27 三甲基化水平高，可作为区别 PFA 与 PFB 的依据。PFB 组占幕下室管膜瘤的 15%～20%，好发于青少年（平均年龄 20 岁），肿瘤沿中线生长，较少向毗邻结构侵袭，手术全切效果佳，预后明显好于 PFA 组。5 年无进展生存率（PFS）约为 79%，总生存率（OS）约为 95%[11]。全切后即使未进行放疗，10 年无进展生存率（PFS）也达到 45.1%，10 年总生存率（OS）高达 82.3%[16]。因此，肿瘤基因检测进而分子分型，对判定颅后窝室管膜瘤预后极为重要。

（三）脊髓室管膜瘤

脊髓室管膜瘤，MYCN 扩增型

MYCN 扩增型具有独特的 DNA 甲基化谱，因此新版分类将其单独列出。肿瘤多位于髓外硬膜下、多囊性、侵袭性生长、常出现软脊膜播散及远隔部位转移，大多属于 CNS WHO 3 级，预后极差[12, 20]。

除此之外，室管膜瘤还包含黏液乳头状室管膜瘤（好发于脊髓圆锥，CNS WHO 2 级[21]）和室管膜下瘤（CNS WHO 1 级，约占 5%[19]）。

需要注意的是，新版分类取消了间变性室管膜瘤这一概念，更多的强调了基因水平的变异。"间变"是在组织病理诊断中根据肿瘤细胞分化特点进行定义，提示恶性程度高。在基因甲基化谱系分析中发现，有些"间变"肿瘤分子特征偏于良性。因此，根据分子变异进行肿瘤分型时，"间变"一词已不适用，予以取消[22]。

参考文献

[1] Liu Z, Lv X, Wang W, et al. Imaging characteristics of primary intracranial teratoma [J]. Acta radiologica (Stockholm, Sweden : 1987), 2014, 55(7): 874–881.

[2] Mangalore S, Aryan S, Prasad C, et al. Imaging characteristics of supratentorial ependymomas: Study on a large single institutional cohort with histopathological correlation [J]. Asian journal of neurosurgery, 2015, 10(4): 276–281.

[3] Vaidya K, Smee R, Williams J R. Prognostic factors and treatment options for paediatric ependymomas [J]. Journal of clinical neuroscience : official journal of the Neurosurgical Society of Australasia, 2012, 19(9): 1228–1235.

[4] Salazar OM. A better understanding of CNS seeding and a brighter outlook for postoperatively irradiated patients with ependymomas [J]. International journal of radiation oncology, biology, physics, 1983, 9(8): 1231–1234.

[5] Maksoud YA, Hahn YS, Engelhard HH. Intracranial ependymoma [J]. Neurosurgical focus, 2002, 13(3): e4.

[6] Vitanza NA, Partap S. Pediatric Ependymoma [J]. Journal of child neurology, 2016, 31(12): 1354–1366.

[7] Schellinger KA, Propp JM, Villano JL, et al. Descriptive epidemiology of primary spinal cord tumors [J]. Journal of neuro-oncology, 2008, 87(2): 173–179.

[8] Merchant TE, Li C, Xiong X, et al. Conformal radiotherapy after surgery for paediatric ependymoma: a prospective study [J]. The Lancet Oncology, 2009, 10(3): 258–266.

[9] Lillard JC, Venable GT, Khan NR, et al. Pediatric Supratentorial Ependymoma: Surgical, Clinical, and Molecular Analysis [J]. Neurosurgery, 2019, 85(1): 41–49.

[10] Andreiuolo F, Varlet P, Tauziède-Espariat A, et al. Childhood supratentorial ependymomas with YAP1-MAMLD1 fusion: an entity with characteristic clinical, radiological, cytogenetic and histopathological features [J]. Brain pathology (Zurich, Switzerland), 2019, 29(2): 205–216.

[11] Witt H, Mack SC, Ryzhova M, et al. Delineation of two clinically and molecularly distinct subgroups of posterior fossa ependymoma [J]. Cancer cell, 2011, 20(2): 143–157.

[12] Ghasemi DR, Sill M, Okonechnikov K, et al. MYCN amplification drives an aggressive form of spinal ependymoma [J]. Acta neuropathologica, 2019, 138(6): 1075–1089.

[13] Pajtler KW, Witt H, Sill M, et al. Molecular Classification of Ependymal Tumors across All CNS Compartments, Histopathological Grades, and Age Groups [J]. Cancer cell, 2015,

27(5): 728-743.

[14] Pan H, Yao XJ, Li ZY, et al. Interpretation on ependymal tumors in the 2021 WHO Classification of Tumors of the Central Nervous System (fifth edition) [J]. Chinese Journal of Contemporary Neurology and Neurosurgery, 2021, 21(9): 809-816.

[15] Szulzewsky F, Arora S, Hoellerbauer P, et al. Comparison of tumor-associated YAP1 fusions identifies a recurrent set of functions critical for oncogenesis [J]. Genes & development, 2020, 34(15-16): 1051-1064.

[16] Ramaswamy V, Hielscher T, Mack SC, et al. Therapeutic Impact of Cytoreductive Surgery and Irradiation of Posterior Fossa Ependymoma in the Molecular Era: A Retrospective Multicohort Analysis [J]. Journal of clinical oncology : official journal of the American Society of Clinical Oncology, 2016, 34(21): 2468-2477.

[17] Kilday JP, Mitra B, Domerg C, et al. Copy number gain of 1q25 predicts poor progression-free survival for pediatric intracranial ependymomas and enables patient risk stratification: a prospective European clinical trial cohort analysis on behalf of the Children's Cancer Leukaemia Group (CCLG), Societe Francaise d'Oncologie Pediatrique (SFOP), and International Society for Pediatric Oncology (SIOP) [J]. Clinical cancer research : an official journal of the American Association for Cancer Research, 2012, 18(7): 2001-2011.

[18] Scheil S, Brüderlein S, Eicker M, et al. Low frequency of chromosomal imbalances in anaplastic ependymomas as detected by comparative genomic hybridization [J]. Brain pathology (Zurich, Switzerland), 2001, 11(2): 133-143.

[19] Ellison DW, Aldape KD, Capper D, et al. cIMPACT-NOW update 7: advancing the molecular classification of ependymal tumors [J]. Brain pathology (Zurich, Switzerland), 2020, 30(5): 863-866.

[20] Raffeld M, Abdullaev Z, Pack SD, et al. High level MYCN amplification and distinct methylation signature define an aggressive subtype of spinal cord ependymoma [J]. Acta neuropathologica communications, 2020, 8(1): 101.

[21] Abdallah A. Spinal Seeding Metastasis of Myxopapillary Ependymoma: Report of Three Pediatric Patients and a Brief Literature Review [J]. Pediatric neurosurgery, 2020, 55(3): 127-140.

[22] Brat DJ, Aldape K, Colman H, et al. cIMPACT-NOW update 3: recommended diagnostic criteria for "Diffuse astrocytic glioma, IDH-wildtype, with molecular features of glioblastoma, WHO grade IV" [J]. Acta neuropathologica, 2018, 136(5): 805-810.

病例 12　向第四脑室侧隐窝侵袭性生长的室管膜瘤手术体会

【病例概述】

2021年5月接诊1例来自内蒙古的16岁男性患儿（身高：173cm，体重：95.0kg）。主诉：间断性头痛伴呕吐半个月余。患者半个月前无明显诱因出现头痛呕吐，经保守治疗未见好转（具体不详）。当地医院检查发现颅内占位，遂来我院就诊。门诊查体示：神清语利，自主体位，生长发育正常，神经系统查体（-）。头颅CT示：右侧小脑半球团块状稍高密度影，内含多发钙化影，第四脑室受压变形，幕上脑室扩张。头颅MRI示：第四脑室、右侧孔区不规则团块状占位，稍长T_1稍长T_2信号，大小约为45mm×42mm×45mm，边缘欠清，FLAIR像呈高信号，室管膜瘤（？）（图2-33）。

本例颅后窝肿瘤，沿右侧隐窝突入脑干侧方，室管膜瘤可能性大。手术指征明确，完善术前检查。于2021年6月1日脑干功能监测下行"后正中右拐开颅肿瘤切除术"。剪开硬脑膜，抬起右侧小脑扁桃体，见肿瘤位于延髓背侧，沿右侧隐窝突入脑干侧方，与右侧PICA轻微粘连，锐性分离、妥善保护。瘤体呈高度异质性，下极色黄质软，血供不丰富；上极色紫红、质软，血供丰富。肿瘤大小约3.0cm×3.5cm×4.5cm，与延髓背侧粘连不紧密，侵蚀右侧桥臂，包绕右侧后组脑神经，有蛛网膜分隔。耐心游离肿瘤与桥臂、后组脑神经，肿瘤镜下全切，脑干及脑神经保护完好，神经电生理证实。手术顺利，术中出血约200ml，未输血，术毕安返ICU监护（图2-34）。

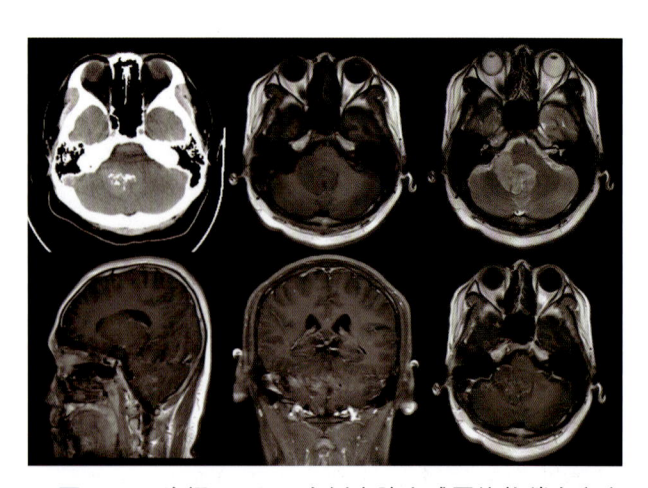

▲ 图2-33　头颅CT示：右侧小脑半球团块状稍高密度影，内含多发钙化影，第四脑室受压变形，幕上脑室扩张。头颅MRI示：第四脑室、右侧孔区不规则团块状占位，大小约45mm×42mm×45mm，边缘欠清晰，稍长T_1稍长T_2信号，FLAIR像呈高信号；室管膜瘤（？）

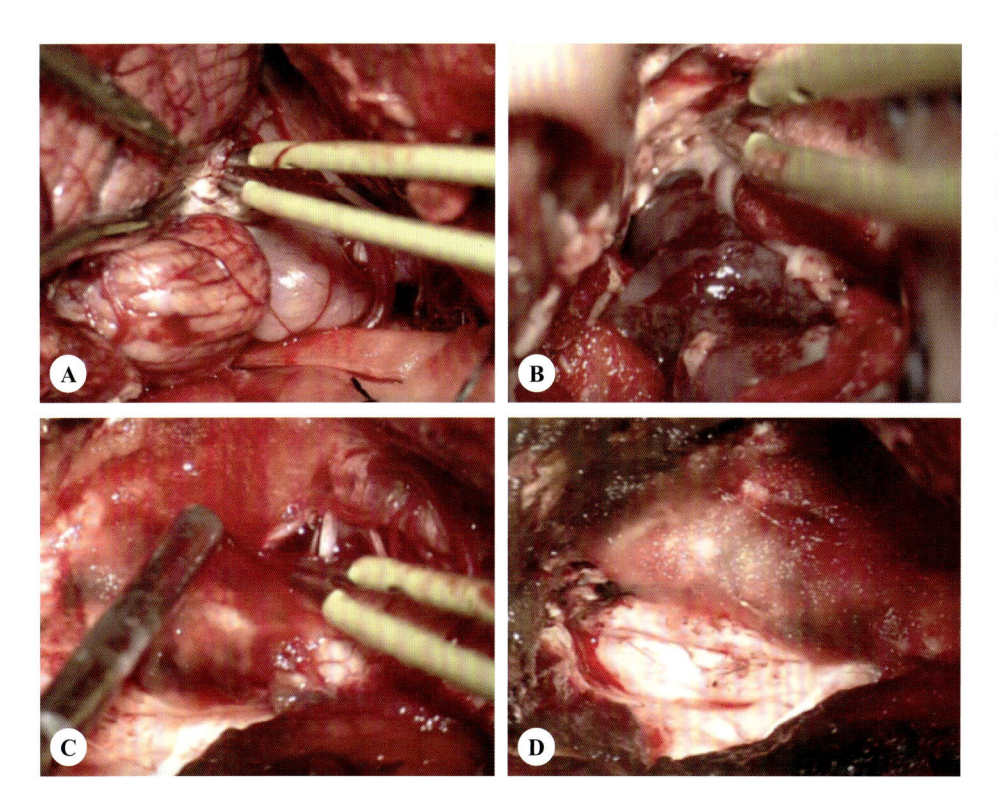

▶ 图 2-34 术中所见：A. 肿瘤呈高度异质性，下极色黄质软，血供不丰富；B. 上极色紫红、质软，血供丰富；C. 肿瘤侵蚀桥臂，包绕后组脑神经，仔细游离；D. 肿瘤镜下全切，延髓、后组脑神经保护完好

术后患儿状态好，神清语利、对答切题，无声音嘶哑、咳嗽有力，四肢遵嘱活动，神经系统查体未见新增阳性体征。术后当晚头颅CT及术后1周头颅MRI均显示肿瘤切除满意（图2-35）。术后病理回报示：室管膜瘤（WHO Ⅱ级）。免疫组化：CD34（血管+），GFAP（+），Olig-2（散在少量+），Ki-67（1%～5%），EMA（核旁点状+），H3K27me3（+），CXorf67（-）。基因检测：未检出基因重排，RELA、YAP1等重点基因检测阴性。整合诊断：颅后窝室管膜瘤（PFB，2级）。术后2周顺利出院（KPS：90分），随访中。

【治疗体会】

室管膜瘤是起源于中枢神经系统脑室壁的恶性肿瘤[1]。在儿童脑肿瘤中，发病率仅次于脑胶质瘤、髓母细胞瘤，排在第3位（0—14岁儿童中年患病率0.26/10万人[2]）。手术是首选治疗，配合各类辅助治疗，5年总生存率（OS）50%～81%，无进展生存率（PFS）为23%～69%[3]。

本例影像学特征为颅后窝占位，肿瘤沿侧隐窝突入脑干侧方。头颅CT显示瘤体内散在钙化。

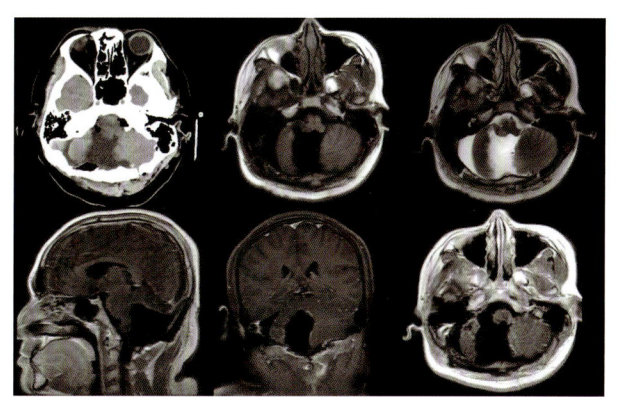

▲ 图 2-35 术后当晚头颅CT及术后1周头颅MRI显示肿瘤切除满意

头颅MRI示长T_1长T_2，典型室管膜瘤表现。儿童室管膜瘤的特点是瘤体软，易向侧隐窝及椎管内侵袭性生长，15%通过侧孔（Luschka孔）突向脑桥小脑三角（CPA）、60%通过中孔（Magendie孔）突至颈髓[4]。Diego报道38%的幕下室管膜瘤偏一侧生长，7%包绕后组脑神经而出现相应症状，手术要特别注意延髓与后组脑神经的保护[5]。肿瘤与后组脑神经的位置关系直接影响手术效果：一类是肿瘤与神经间有清晰的蛛网膜界面，找到这个界面，锐性游离，肿瘤全切、效果好，不要使用

双极电凝破坏这个界面；另一类是瘤体内包含神经，也就是后组脑神经从脑干端到颈静脉孔出颅端全程被肿瘤包饶侵蚀，易损伤、效果差。低级别室管膜瘤多属于前者，易游离；高级别室管膜瘤（既往间变性室管膜瘤）多属于后者，往往与毗邻结构粘连紧密，应仔细辨别、妥善游离[6]。

新版 WHO CNS 肿瘤分类（2021），将室管膜瘤分为幕上室管膜瘤：*ZFTA* 融合阳性型、*YAP1* 融合阳性型；颅后窝室管膜瘤：PFA 型、PFB 型；脊髓室管膜瘤：*MYCN* 扩增型。除此之外，还有黏液乳头状室管膜瘤，室管膜下瘤。

Panwalkar 对 112 例儿童颅后窝室管膜瘤进行分析，PFA 型均不表达 *H3K27me3*，而 PFB 型高达 97.50% H3K27me3 过表达。因此，H3K27me3 区分 PFA 型与 PFB 型灵敏度高达 99%，特异度 100%[7]。若 PFB 型室管膜瘤肿瘤全切配合放疗，10 年总生存率（OS）高达 96.1%，10 年无进展生存率（PFS）也达到 74%。令人意外的是，若手术全切，即使不进行放疗，仍然预后良好[8]。本例免疫组化提示 H3K27me3（+），Ki-67（1%~5%），PFB 型室管膜瘤（2 级）诊断明确。肿瘤全切，预后良好，随访中。

参考文献

[1] Vitanza NA, Partap S. Pediatric Ependymoma [J]. Journal of child neurology, 2016, 31(12): 1354–1366.

[2] Schellinger KA, Propp JM, Villano JL, et al. Descriptive epidemiology of primary spinal cord tumors [J]. Journal of neuro-oncology, 2008, 87(2): 173–179.

[3] Merchant TE, Li C, Xiong X, et al. Conformal radiotherapy after surgery for paediatric ependymoma: a prospective study [J]. The Lancet Oncology, 2009, 10(3): 258–266.

[4] Yuh EL, Barkovich AJ, Gupta N. Imaging of ependymomas: MRI and CT [J]. Child's nervous system : ChNS : official journal of the International Society for Pediatric Neurosurgery, 2009, 25(10): 1203–1213.

[5] Spagnoli D, Tomei G, Ceccarell G, et al. Combined treatment of fourth ventricle ependymomas: report of 26 cases [J]. Surgical neurology, 2000, 54(1): 19–26; discussion

[6] Qiu BO, Wang Y, Wang W, et al. Microsurgical management of pediatric ependymomas of the fourth ventricle via the trans-cerebellomedullary fissure approach: A review of 26 cases [J]. Oncology letters, 2016, 11(6): 4099–4106.

[7] Panwalkar P, Clark J, Ramaswamy V, et al. Immunohistochemical analysis of H3K27me3 demonstrates global reduction in group-A childhood posterior fossa ependymoma and is a powerful predictor of outcome [J]. Acta neuropathologica, 2017, 134(5): 705–714.

[8] Ramaswamy V, Hielscher T, Mack SC, et al. Therapeutic Impact of Cytoreductive Surgery and Irradiation of Posterior Fossa Ependymoma in the Molecular Era: A Retrospective Multicohort Analysis [J]. Journal of clinical oncology : official journal of the American Society of Clinical Oncology, 2016, 34(21): 2468–2477.

四、儿童颅内生殖细胞肿瘤

病例 13　如何鉴别青少年基底节区占位，胶质瘤还是生殖细胞瘤

【病例概述】

2021 年 6 月接诊 1 例来自湖南的 13 岁女性患儿（身高：154cm，体重 64.0kg）。主诉：右侧肢体无力 1 年，加重半年。患儿 1 年前无明显诱因出现右侧肢体乏力、笨拙，近半年时间进行性加重。1 个月前当地医院检查时发现颅内占位，行"立体定向颅内病变活检术"。病理显示弥漫性星形细胞瘤，遂来我院进一步治疗。门诊查体：神清语利，自主体位，右侧肢体肌力 Ⅳ 级、左侧 Ⅴ 级，肌张力正常。头颅 CT 示：左侧海马、基底节区不规则多房囊性低密度影，边缘可见多发结节高密度影，大小约 36mm×19mm。头颅 MRI 示：左侧海马顶部、基底节区不规则囊性信号影，长 T_1 长 T_2，边缘见条形 T_1 稍高信号，FLAIR 呈中间低信号周围稍高信号，无显著强化，边界清，大小约 25mm×41mm×21mm。影像学初步诊断：基底节区生殖细胞瘤可能性大（图 2-36）。

本例青春期女性患儿，左侧颞叶、基底节区囊实性占位伴钙化，血清肿瘤标志物 AFP（-）、HCG（-），外院活检病理提示星形细胞瘤。手术指征明确，完善术前检查。于 2021 年 6 月 30 日在 DTI 导航下行左额颞开颅肿瘤切除术。经导航精准定位皮质造口，显露肿瘤位于左颞角内侧、海马区，色灰、质软韧不均，多囊性、含黄色清

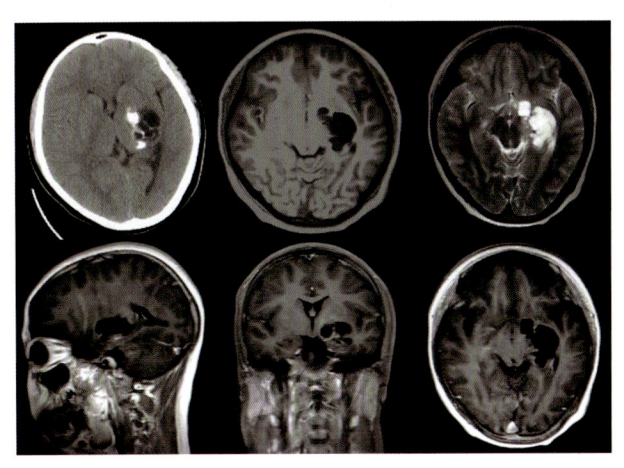

▲ 图 2-36 头颅 CT 示：左侧海马、基底节区不规则多房囊性低密度影，边缘可见多发结节高密度影，大小约 36mm×19mm。头颅 MRI 示：左侧海马顶部、基底节区不规则囊性信号影，长 T_1 长 T_2，边缘见条形 T_1 稍高信号，FLAIR 呈中间低信号周围稍高信号，无显著强化，边界清，大小约 25mm×41mm×21mm。影像学初步诊断：基底节区生殖细胞瘤可能性大

亮囊液。实体部分富含病理性纤细血管及黄韧片状钙化灶，血供较丰富（图 2-37）。瘤体于幕孔区推挤大脑脚，锐性游离、完整牵出，同侧脑干、大脑后动脉、动眼神经、滑车神经保护完好。继而游离肿瘤上极，累及底节及岛叶，肿瘤囊壁与毗邻脑组织粘连紧密，仔细游离，同侧大脑中动脉分支保护完好，肿瘤镜下全切。手术顺利，术中出血约 200ml，未输异体血，术毕安返 ICU 监护。

患儿术后状态好，神清、遵嘱活动，右上肢肌力 0～Ⅰ级，右下肢肌力 Ⅲ级，左侧肢体肌力 Ⅴ级，生理反射对称引出，病理征（-）。术后当晚头颅 CT 及术后 1 周头颅 MRI 显示肿瘤切除满意（图 2-38）。病理回报：促纤维增生型节细胞胶质瘤（WHO Ⅰ级），胶质成分局灶性密集，增生稍活跃。免疫组化：NeuN（偶见 +），GFAP（+），Olig-2（+），Ki-67（1%～2%，局灶 5%），Syn（+），H3K27M（-），CD34（灶，血管 +），ATRX（+），P53（散在 +）。基因检测：*AXL*、*AXIN2*、*BRAF* 等 19 个点突变。整合诊断：节细胞胶质瘤（CNS WHO 1 级）。术后 2 周顺利出院（KPS：90 分），暂不需放化疗，随访中。

【治疗体会】

本例青少年基底节区病变，首先要在胶质瘤与生殖细胞瘤间进行鉴别，前者需要手术切除，后者无须手术、仅放化疗即可治愈。因此，鉴别诊断至关重要。通常基底节区生殖细胞瘤，青春期男性为主，病史漫长。如本例患儿占位明显，对侧肢体笨拙至少半年以上，甚至有报道肢体从笨拙发展至轻瘫长达 4.5 年[1]。同时，多伴有智力减退、性早熟，若 HCG 轻度升高，则诊断明确。本例年龄、病史与生殖细胞瘤相符，但性别不符，且不伴智力减退、性早熟，血清 HCG（-）。影像学上，基底节区生殖细胞瘤在 CT 上多表现为等密度或稍高密度，如本例多房囊性变伴团块状钙化相对少见。有报道 32 例基底节区生殖细胞瘤，19 例囊性变，但无一例钙化[2]。另一研究，14 例基底节区生殖细胞瘤，7 例囊性变，多为蜂窝状小囊腔，仅 2 例伴有少量钙化[3]。与之相对，含有强化壁结节的囊性占位（"瘤在囊内"）是节细胞胶质瘤的典型表现，约 30% 合并钙化[4]。因此，本

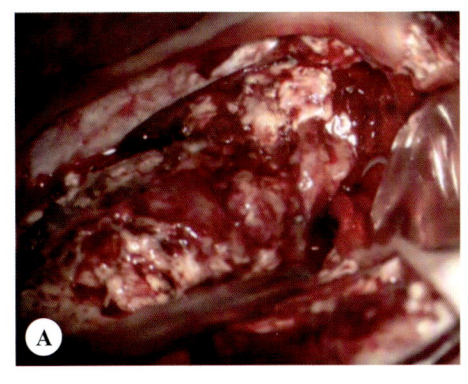

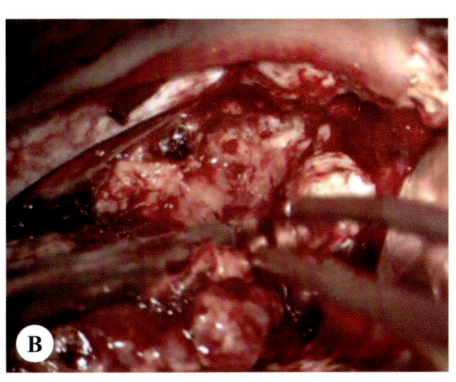

◀ 图 2-37 术中所见：肿瘤位于左颞角内侧、海马区，色灰、质软韧不均，多囊性、含黄色清亮囊液，实体部分富含病理性纤细血管及黄韧片状钙化灶，血供较丰富

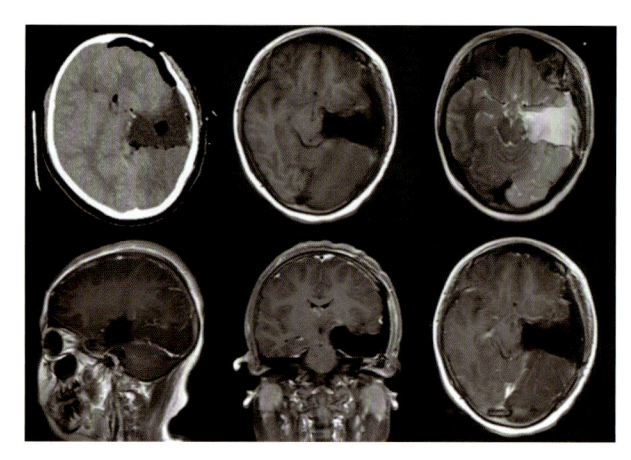

▲ 图 2-38 术后当晚头颅 CT 及术后 1 周头颅 MRI 显示肿瘤切除满意

例基底节区生殖细胞瘤极不典型，先行活检明确是低级别胶质瘤再行手术切除，方法得当，安全有效。

节细胞胶质瘤属于 CNS WHO 1 级肿瘤，发病高峰年龄为 10—20 岁，通常发生于幕上，常位于颞叶[5]。根治性手术切除是治疗节细胞胶质瘤的首选方法。一旦手术全切，5 年生存率高达 90%[6]，基本达到临床治愈。儿童节细胞胶质瘤与其他儿童低级别胶质瘤类似，均不推荐术后放疗。除了儿童接受放疗易导致生长发育迟缓、认知功能障碍等，该类肿瘤存在耐放射性质[4]及放疗后恶性转化[7]。只有手术残留时，才考虑其他综合治疗。可见，儿童低级别胶质瘤手术全切是根本原则，务必牢记。

本例节细胞胶质瘤，术中证实肿瘤起源于左颞叶内侧，向基底节区及中脑大脑脚压迫性生长，因此病史漫长，对侧肢体乏力进展缓慢。术中 DTI 导航证实纤维束被肿瘤压迫而非侵蚀，在全切肿瘤的基础上，传导束保护完好，脑干、基底节减压充分，术后偏瘫恢复明显。术后近 1 年门诊复查，右上肢肌力恢复至 III 级，右下肢肌力恢复至 IV 级，可独立行走。因此，对于基底节区肿瘤施行手术，DTI 导航至关重要。弥散张量成像（DTI）可准确显示脑白质纤维束走行，为规划手术路径，在全切肿瘤的基础上避免纤维束损伤提供关键信息[8]。因此，DTI 术中导航是减少功能区肿瘤术后并发症，提高患儿术后生活质量的关键所在。

参考文献

[1] Tamaki N, Lin T, Shirataki K, et al. Germ cell tumors of the thalamus and the basal ganglia [J]. Childs Nerv Syst, 1990, 6(1): 3–7.
[2] 李海龙，张剑宁，米良，等. 基底节区生殖细胞瘤的临床及影像学特点分析 [J]. 临床与病理杂志, 35(05):762–766.
[3] Tang J, Ma Z, Luo S, et al. The germinomas arising from the basal ganglia and thalamus [J]. Childs Nerv Syst, 2008, 24(3): 303–306.
[4] Hakim R, Loeffler J S, Anthony D C, et al. Gangliogliomas in adults [J]. Cancer, 1997, 79(1): 127–131.
[5] Ildan F, Tuna M, Göçer I A, et al. Intracerebral ganglioglioma: clinical and radiological study of eleven surgically treated cases with follow-up [J]. Neurosurg Rev, 2001, 24(2–3): 114–118.
[6] Fedoul B, Souirti Z. Cerebellar ganglioglioma [J]. Pan Afr Med J, 2012, 12: 12.
[7] Rumana CS, Valadka AB. Radiation therapy and malignant degeneration of benign supratentorial gangliogliomas [J]. Neurosurgery, 1998, 42(5): 1038–1043.
[8] Stieltjes B, Kaufmann WE, Van Zijl PC, et al. Diffusion tensor imaging and axonal tracking in the human brainstem [J]. Neuroimage, 2001, 14(3): 723–735.

病例 14　不典型儿童基底节区生殖细胞瘤诊疗体会

【病例概述】

2021 年 10 月接诊 1 例来自山东的 16 岁男性患儿（身高：175cm，体重：61kg）。主诉：右上肢力弱伴间断头痛 1 个月余。患儿 1 个月前无明显诱因出现右上肢力弱伴间断性头痛（可自行缓解），当地医院发现颅内占位，遂来我院就诊。门诊查体：神清语利、自主体位、对答切题，未见明显认知功能减退。右上肢肌力 IV 级，余神经系统查体（−）。头颅 CT 示：左侧丘脑、基底节区囊实性占位，密度不均匀。头颅 MRI 示：左侧丘脑、基底节区占位，短 T_1 混杂 T_2 信号，不均匀强化。影像学诊断：生殖细胞肿瘤伴出血（？）、节细胞胶质瘤伴出血（？）；血清 AFP（−）、β-HCG（−）（图 2-39）。

本例青春期男性，右上肢力弱 1 个月，影像学提示左侧基底节区病变、肿瘤卒中，肿瘤标志

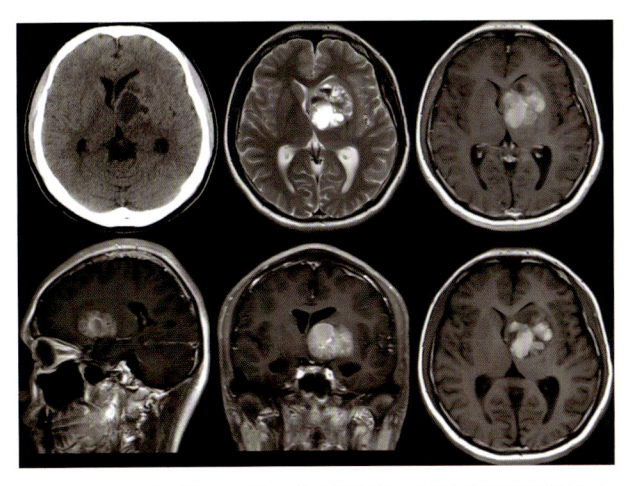

▲ 图 2-39 头颅 CT 示：左侧丘脑、基底节区囊实性占位，密度不均匀。头颅 MRI 示：左侧丘脑、基底节区占位，短 T₁ 混杂 T₂ 信号，不均匀强化。影像学诊断：生殖细胞肿瘤伴出血（？），节细胞胶质瘤伴出血（？）

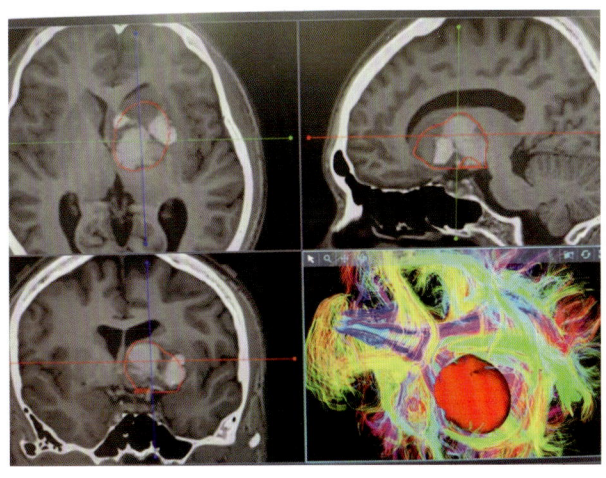

▲ 图 2-40 术中 DTI 导航精准定位，规避基底节区密布的传导纤维，肿瘤全切，损伤轻

物（−）。节细胞胶质瘤属低级别胶质瘤，肿瘤卒中概率小；基底节区生殖细胞瘤一般病史漫长（半年以上），以对侧肢体笨拙起病，逐渐加重，常合并认知功能减退。本例病史短（仅 1 个月），一侧肢体偏瘫力弱不明显，认知功能正常，应不做第一诊断。鉴于患儿一般状态好，肿瘤卒中与临床症状不符，首先考虑海绵状血管瘤出血。本例手术指征明确，完善术前检查，于 2021 年 10 月 18 日在 DTI 导航下行"左侧额角入路病变切除术"（图 2-40）。导航引导下，左额开颅皮质造瘘到达额角，见病变位于左侧丘脑基底节区，色黄、质软质脆、血供丰富、边界欠清晰，多房囊实性，囊腔内含暗红色陈旧血，肿瘤大小约 4.0cm×4.0cm×3.5cm。DTI 导航引导下，避开基底节区密布的传导纤维，分块全切肿瘤。术中冰冻提示：生殖细胞瘤（图 2-41）。手术顺利，术中出血 100ml，未输血，术后安返 ICU 监护。

术后患儿状态好，神清语利，右侧肢体肌力Ⅲ级，余未见新增阳性体征。术后当晚头颅 CT 及术后 1 周头颅 MRI 显示肿瘤切除满意（图 2-42）。病理回报：生殖细胞瘤伴泡沫细胞及淋巴细胞反应。免疫组化：Ki-67（约 60%），CK（弱+），CD30（−），AFP（−），HCG（−），CD20（淋巴细胞阳性），CD3（淋巴细胞阳性）。术后恢复好（KPS：90 分），右侧肢体基本同术前，术后 2 周顺利出院，继续化放疗，随访中。

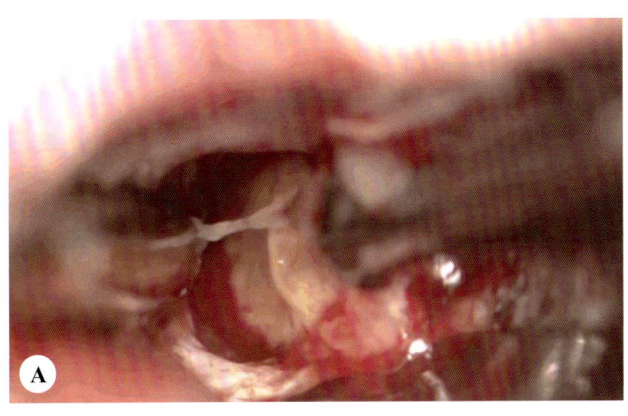

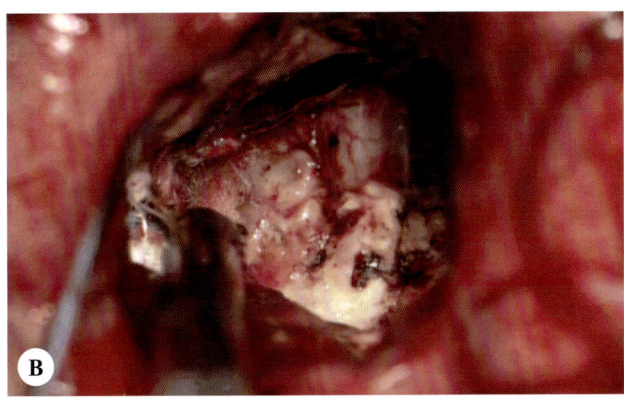

▲ 图 2-41 术中照片：A. 肿瘤色黄、质软质脆，血供丰富；B. 肿瘤全切后术腔减压充分

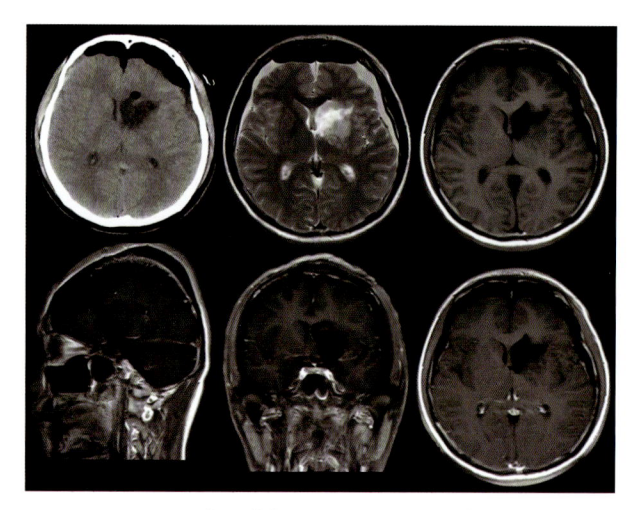

▲ 图 2-42 术后头颅 CT/MRI 显示肿瘤切除满意

【治疗体会】

本例青春期男性患儿左侧基底节区病变，右上肢力弱仅 1 个月（病史短），不伴认知功能减退，肿瘤标志物阴性。通常，基底节区生殖细胞瘤，在影像学表现不明显时，已经出现对侧肢体笨拙（往往病史漫长，至少半年以上）。常常为老师发现孩子活动异常并通知家长才发现，多伴有学习成绩下降。当肿瘤如本例出现明显占位征时，往往对侧肢体偏瘫力弱极为明显。本例与之不符，该患儿一侧肢体力弱、活动受限均不明显。儿童颅内肿瘤卒中多为高度恶性。若患儿症状轻微，肿瘤卒中与临床表现明显不符，甚至随着时间推移，状态越来越好，则首先应考虑海绵状血管瘤出血。当然，生殖细胞瘤卒中并不少见。日本东北大学 Higano 报道 6 例基底节区生殖细胞瘤，1 例伴有瘤内出血[1]；天坛医院 56 例儿童生殖细胞瘤，瘤内坏死、出血近 40%，特别是队列中 5 例基底节区生殖细胞瘤，4 例出血坏死囊变，值得关注[2]。病理研究显示，早期生殖细胞瘤即可出现出血和铁沉积[3-6]；国内学者也通过 SWI 序列研究提示基底节区生殖细胞瘤更易出血[7]。回顾本例，青春期男性患儿，基底节区病变伴卒中，还是应将基底节区生殖细胞瘤纳入诊断范围。但其病史短、肢体偏瘫不明显、认知功能无改变，肿瘤标志物阴性，特别是症状轻微、影像改变与临床表现不符，又不支持生殖细胞瘤。第一诊断还是倾向于海绵状血管瘤，且因肿瘤卒中，不考虑诊断性放疗，手术兼具探查性质。

本例涉及基底节区手术，术中 DTI 导航至关重要。通过神经导航的精准定位，帮助外科医生确定病变和毗邻重要结构的位置关系，规避瘤体周围密布的神经纤维，规划出安全的手术通道，显著降低偏瘫等手术风险[8-11]。神经导航技术发展已近百年，导航设备不断优化日臻完善，显著提高了神经外科手术的安全性[12]。未来，虚拟现实技术结合 DTI 导航、术中荧光标记，将使手术更加精准与安全[13]。

参考文献

[1] Higano S, Takahashi S, Ishii K, et al. Germinoma originating in the basal ganglia and thalamus: MR and CT evaluation [J]. AJNR Am J Neuroradiol, 1994, 15(8): 1435–1441.

[2] Wang Y, Zou L, Gao B. Intracranial germinoma: clinical and MRI findings in 56 patients [J]. Childs Nerv Syst, 2010, 26(12): 1773–1777.

[3] Liang L, Korogi Y, Sugahara T, et al. Detection of intracranial hemorrhage with susceptibility-weighted MR sequences [J]. AJNR Am J Neuroradiol, 1999, 20(8): 1527–1534.

[4] Tong KA, Ashwal S, Holshouser BA, et al. Hemorrhagic shearing lesions in children and adolescents with posttraumatic diffuse axonal injury: improved detection and initial results [J]. Radiology, 2003, 227(2): 332–339.

[5] Rushing EJ, Sandberg GD, Judkins AR, et al. Germinoma: unusual imaging and pathological characteristics. Report of two cases [J]. J Neurosurg, 2006, 104(2 Suppl): 143–148.

[6] Nagata K, Nikaido Y, Yuasa T, et al. Germinoma causing wallerian degeneration. Case report and review of the literature [J]. J Neurosurg, 1998, 88(1): 126–128.

[7] Lou X, Ma L, Wang FL, et al. Susceptibility-weighted imaging in the diagnosis of early basal ganglia germinoma [J]. AJNR Am J Neuroradiol, 2009, 30(9): 1694–1699.

[8] Wadley J, Dorward N, Kitchen N, et al. Pre-operative planning and intra-operative guidance in modern neurosurgery: a review of 300 cases [J]. Ann R Coll Surg Engl, 1999, 81(4): 217–225.

[9] Spetzger U, Laborde G, Gilsbach JM. Frameless neuronavigation in modern neurosurgery [J]. Minim Invasive Neurosurg, 1995, 38(4): 163–166.

[10] Ius T, Mazzucchi E, Tomasino B, et al. Multimodal integrated approaches in low grade glioma surgery [J]. Sci Rep, 2021, 11(1): 9964.

[11] Yeole U, Gohil D, Shukla D, et al. Removal of Perirolandic Cavernoma with Direct Cortical Stimulation and Neuronavigation with DTI [J]. Neurol India, 2021, 69(2): 304–306.

[12] Stereoencephalotomy: Thalamotomy and Related Procedures: Part I—Methods and Stereotaxic Atlas of the Human Brain [J]. Medical Journal of Australia, 1953, 1(5): 151.

[13] Luzzi S, Giotta Lucifero A, Martinelli A, et al. Supratentorial high-grade gliomas: maximal safe anatomical resection guided by augmented reality high-definition fiber tractography and fluorescein [J]. Neurosurg Focus, 2021, 51(2): E5.

病例 15　青少年双侧基底节区生殖细胞瘤诊疗策略

【病例概述】

2021 年 11 月我院神经内科神经肌肉病区发来会诊申请 1 例，17 岁男性患儿（身高：182cm，体重：73kg）。主诉：疲劳乏力 1 年，右侧肢体无力伴饮水呛咳 3 个月持续不缓解。查体：神情语利，自主体位，咽反射稍减弱，右上肢指鼻、轮替试验（+），右下肢远端肌力Ⅳ级，余肌力肌张力正常，外阴发育正常。否认多饮多尿史，近 1 年学习成绩减退明显。头颅 CT 示：双侧基底节区多发斑点状低密度灶，局部边界不清；头颅 MRI 示：右侧内囊后肢及丘脑多发斑点、斑块状长 T_1 长 T_2 信号影，左侧基底节区见斑点状长 T_1 长 T_2 信号。双侧内囊丘脑异常信号，不除外中枢神经系统血管炎（图 2-43）。肿瘤标志物：血清 β-HCG 47.06mU/ml（正常值<2mU/ml），脑脊液 β-HCG 74.14mU/ml（正常值<2mU/ml）。神经内科初步考虑中枢神经系统血管炎，为除外基底节区生殖细胞瘤，特请我科会诊。

儿童基底节区生殖细胞瘤的特点归纳为：青春期男性，一侧肢体笨拙 3 个月以上进行性加重，常伴有智力减退、性早熟；若肿瘤标志物 β-HCG 轻度升高（血清或脑脊液，后者为著），则基本诊断明确。本例基本相符，首先考虑基底节区生殖细胞瘤。但是，需要注意的是，患儿系双侧基底节区病变，对于儿童颅内肿瘤，除了 NF_2 等遗传代谢性疾病，极少对称性生长，会不会是内科其他罕见疾病呢？依据天坛小儿神外生殖细胞瘤诊疗规范，β-HCG 轻度升高，即可直接转入化疗；但本例太过特殊，慎重起见，建议先行诊断性放疗更为稳妥，基底节区活检风险大，不予考虑。

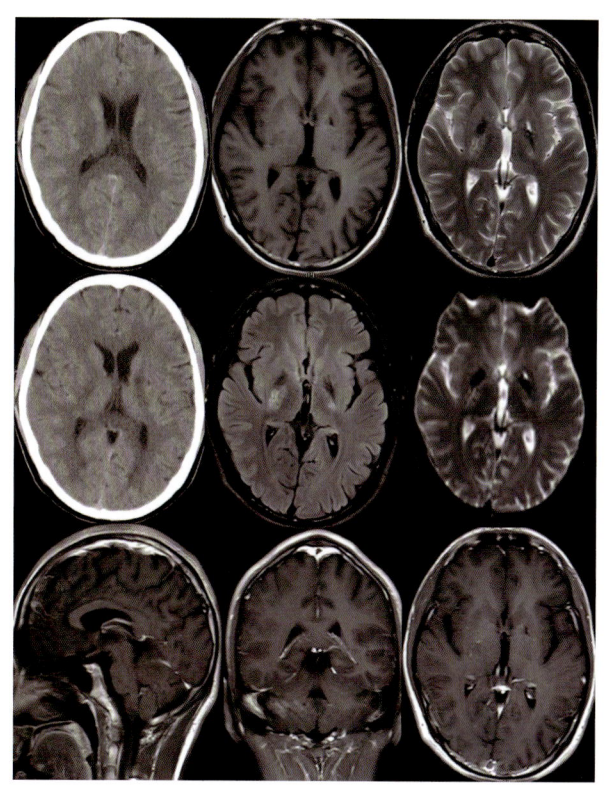

▲ 图 2-43　头颅 CT 示：双侧基底节区多发斑点状低密度灶，局部边界不清。头颅 MRI 示：右侧内囊后肢及丘脑多发斑点、斑块状长 T_1 长 T_2 信号，左侧基底节区见斑点状长 T_1 长 T_2 信号。双侧内囊丘脑异常信号，不除外中枢神经系统血管炎

【治疗体会】

儿童颅内生殖细胞肿瘤（intracranial germ cell tumor，IGGCT）年发病率为（0.1～0.2）/10 万[1]，亚洲人群高发，占儿童颅内肿瘤 7%～10%[1, 2]，好发于 10—14 岁青春期男性（男：女为 2～3：1）[2]，常见于鞍区（49%）、松果体区（37%）、基底节区（5%～8%）[3-5]。基底节区生殖细胞瘤（basal ganglia germinoma）多见于 7—20 岁青少年，男性显著多于女性（20：1），几乎都是单侧病灶，首发症状常为一侧肢体笨拙，病程长、进展缓慢，可伴有性早熟及智力减退[6]。生殖细胞瘤是儿童颅内肿瘤唯一不需要开颅手术，仅需通过化放疗即可治愈的良性病变。

双侧基底节区生殖细胞瘤极为罕见，目前国内外仅报道 11 例[7]，其中 10 例男性，1 例女性，平均年龄 13.5 岁，临床表现均为一侧肢体笨拙、肌力下降、认知功能减退等，肿瘤标志物均显示

β-HCG 轻度升高，5 例患儿先行活检，所有患者均进行放化疗，预后良好。

双侧基底节区病变，更多见于一氧化碳中毒性脑病、Creutzfeldt-Jakob 病、Leigh 病、MELAS 综合征、肝豆状核变性等[7,8]，本例均不符；β-HCG 轻度升高，除生殖细胞瘤，还可见于妊娠状态、妊娠滋养细胞疾病（包括葡萄胎、胎盘滋养细胞肿瘤）、非滋养细胞恶性肿瘤的异位分泌（宫颈癌、乳腺癌、睾丸癌）等[9]。本例亦与之不符。

本例已高度怀疑基底节区生殖细胞瘤，但太过罕见，慎重起见，建议先行诊断性放疗，不建议直接化疗，更不建议活检。笔者多次强调[10]，组织病理是儿童颅内肿瘤诊断的金标准，但唯独除外生殖细胞类肿瘤。该类肿瘤成分复杂，活检不能覆盖全貌，易导致误诊误判，误导后续治疗；针对生殖细胞类肿瘤，肿瘤标志物（AFP、β-HCG 等）的意义大于组织病理。2015 年第 3 届国际中枢神经系统生殖细胞肿瘤会议专家共识[11]、2018 年中国抗癌协会小儿肿瘤专业委员会制订的生殖细胞肿瘤多学科诊疗专家共识[12]、2019 年美国国家癌症研究所专家共识[13]均指出，临床上对于高度怀疑生殖细胞瘤的患者（典型临床表现、肿瘤影像学特点、血清和脑脊液 β-HCG 轻度升高），无须病理证实，即可开展后续治疗。

典型病例：10 岁男性患儿，右侧肢体笨拙伴智力减退 2 年，进行性加重。头颅 CT/MRI 示：左侧基底节区混杂信号影、散在不均匀强化，左侧颞叶萎缩。血清 β-HCG（−）。本例高度怀疑左侧基底节区生殖细胞瘤，行诊断性放疗，1 个月后复查，患儿诉右侧肢体笨拙缓解明显（自诉：浑身轻松）。头颅 CT/MRI 示：左侧基底节区病变范围明显缩小，强化灶消失。诊放效果明确，生殖细胞瘤诊断明确，顺利转入后续治疗（图 2-44）。

生殖细胞瘤血供丰富，活检出血率高于其他肿瘤。有报道，松果体区肿瘤活检出血率 5.7%，死亡率 1.1%[14]，甚至远高于我科开颅手术风险，因此针对生殖细胞瘤的活检不予推荐。

参考文献

[1] Echevarria ME, Fangusaro J, Goldman S. Pediatric central nervous system germ cell tumors: a review [J]. Oncologist, 2008, 13(6): 690–699.

[2] Kong Z, Wang Y, Dai C, et al. Central Nervous System Germ Cell Tumors: A Review of the Literature [J]. J Child Neurol, 2018, 33(9): 610–620.

[3] Osorio DS, Allen JC. Management of CNS germinoma [J]. CNS Oncol, 2015, 4(4): 273–279.

[4] Takami H, Perry A, Graffeo CS, et al. Comparison on epidemiology, tumor location, histology, and prognosis of intracranial germ cell tumors between Mayo Clinic and Japanese consortium cohorts [J]. J Neurosurg, 2020: 1–11.

[5] Reddy MP, Saad AF, Doughty KE, et al. Intracranial germinoma [J]. Proc (Bayl Univ Med Cent), 2015, 28(1): 43–45.

[6] Tamaki N, Lin T, Shirataki K, et al. Germ cell tumors of the thalamus and the basal ganglia [J]. Childs Nerv Syst, 1990, 6(1): 3–7.

[7] Wataya T, Ishizaki R, Kitagawa M, et al. Germinoma in the

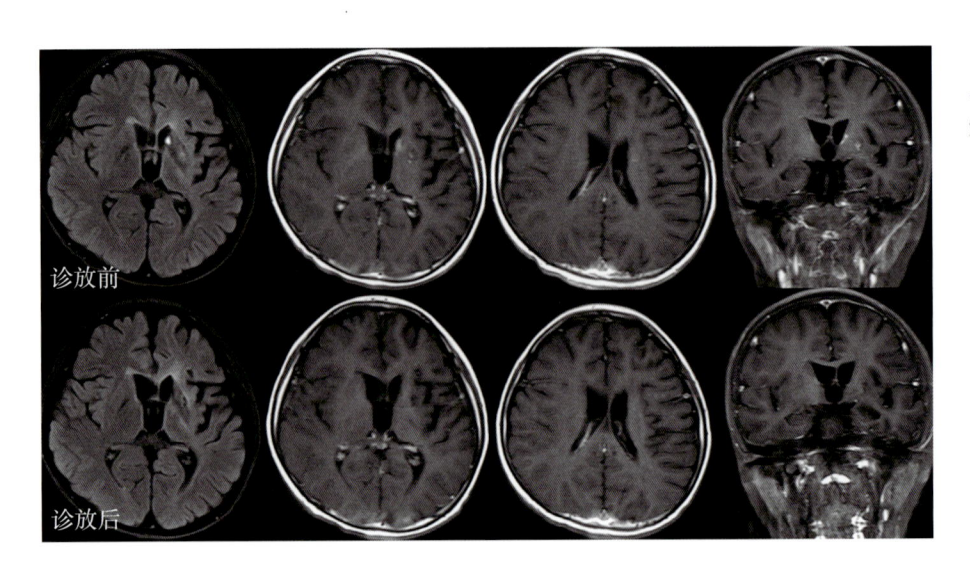

◀ 图 2-44 典型基底节区生殖细胞瘤病例

bilateral basal ganglia presented with cognitive deterioration [J]. Childs Nerv Syst, 2015, 31(6): 953–958.

[8] Bekiesinska-Figatowska M, Mierzewska H, Jurkiewicz E. Basal ganglia lesions in children and adults [J]. Eur J Radiol, 2013, 82(5): 837–849.

[9] Nwabuobi C, Arlier S, Schatz F, et al. hCG: Biological Functions and Clinical Applications [J]. Int J Mol Sci, 2017, 18(10).

[10] 宫剑. 天坛小儿神外专栏｜宫剑：儿童颅内生殖细胞瘤的诊疗误区及天坛规范.（2020-09-24）[2022-08-22]. https://mp.weixin.qq.com/s/-KEHSY5xWgLvFX8QyOBgeg.

[11] Murray MJ, Bartels U, Nishikawa R, et al. Consensus on the management of intracranial germ-cell tumours [J]. Lancet Oncol, 2015, 16(9): e470–e477.

[12] 孙晓非, 杨群英. 儿童原发中枢神经系统生殖细胞肿瘤多学科诊疗专家共识 [J]. 中国小儿血液与肿瘤杂志 2018, 23(6): 281–286.

[13] Childhood Central Nervous System Germ Cell Tumors Treatment (PDQ(R)): Health Professional Version, PDQ Cancer Information Summaries, Bethesda (MD), 2002.

[14] 张剑宁, 王于. 立体定向活检在脑干中线病变精准诊断中的作用 [J]. 神外资讯, 2018.

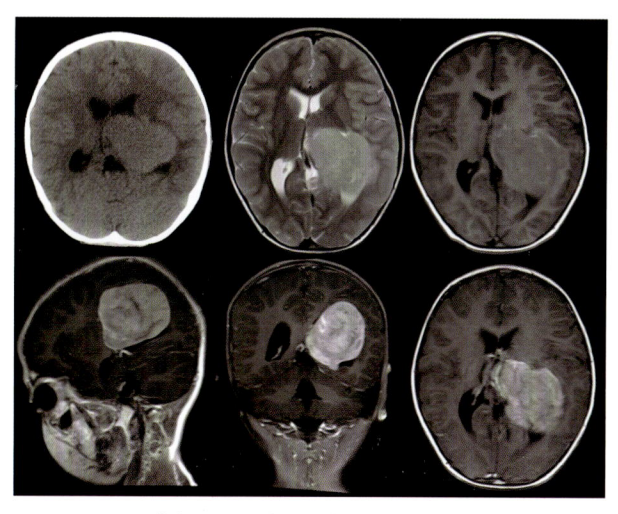

▲ 图 2–45 头颅 CT：左侧脑室三角区类圆形稍高密度巨大团块影。头颅 MRI：左侧脑室三角区不规则巨大肿块影，等 T_1 稍长 T_2 信号，不均匀显著强化，大小约 72mm×53mm×61mm。初步诊断：胚胎性肿瘤或室管膜瘤

五、儿童脑膜瘤

病例 16 幼儿侧脑室三角区脑膜瘤的手术治疗

【病例概述】

2021 年 2 月接诊 1 例来自辽宁的 4 岁男性患儿（身高：105cm，体重：18kg）。主诉间断性头痛 40 余天，恶心及呕吐 1 周，进行性加重。患儿 40 天前出现阵发性头痛，可自行缓解。1 周前开始频繁呕吐，病情逐渐加重，当地医院检查显示颅内占位，遂来我院进一步诊疗。门诊查体：神清、精神可，双眼复视，余神经系统查体阴性。头颅 CT 显示：左侧脑室三角区类圆形稍高密度巨大团块影。头颅 MRI 显示：左侧脑室三角区不规则巨大肿块影，等 T_1 稍长 T_2 信号，不均匀显著强化，大小约 72mm×53mm×61mm，初步诊断：胚胎性肿瘤或室管膜瘤（图 2–45）。

患儿左侧三角区巨大占位，手术指征明确，根据天坛小儿神外诊疗规范，完善术前检查，于 2021 年 2 月 22 日在导航辅助下行"左侧三角区入路肿瘤切除术"。导航下设计手术路径，避开语言区，皮质造口进入左侧脑室三角区，见肿瘤色灰红、质地硬韧、血供丰富、边界清晰，瘤体与脑室壁轻微粘连，易锐性游离，肿瘤巨大，5.0cm×6.0cm×7.0cm，血供主要来源于三角区脉络丛球。探查肿瘤基底、电凝切断供血动脉后，瘤体变软、缩小、染色转灰暗，整体切除（图 2–46）。手术顺利，术中出血约 200ml，输入异体红细胞 130ml，新鲜血浆 100ml，术后安返 ICU 监护。

患儿术后状态好，复查头颅 CT/MRI 显示肿瘤切除满意（图 2–47）。病理回报：纤维型脑膜瘤，Ki-67（大部分<5%，局灶约 10%）。术后恢复好，神清可语，四肢活动好，KPS：80 分，无新增神经系统阳性体征，术后 2 周顺利出院，随访中。

【治疗体会】

本例 4 岁患儿，病史短、进展快，侧脑室三角区占位，一般而言，首先考虑胚胎类肿瘤、间变性室管膜瘤等恶性肿瘤。三角区脑膜瘤多发生于老年人，儿童少见[1]。

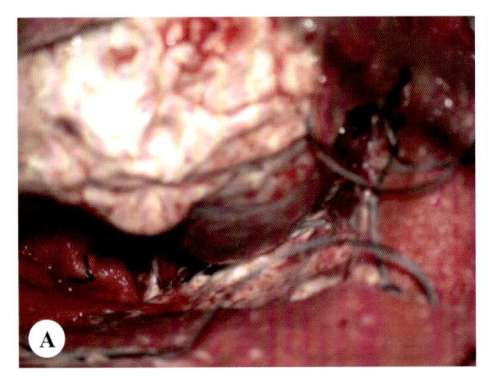

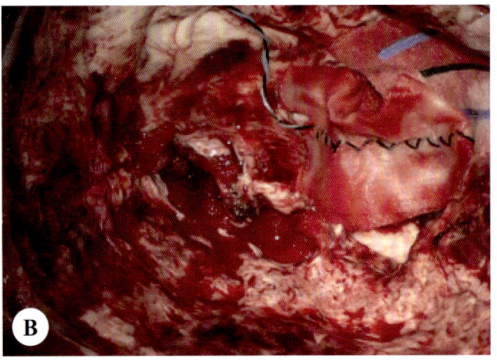

◀ 图 2-46 术中所见：A. 肿瘤巨大，位于左侧脑室，色灰红、质韧、血供丰富；B. 肿瘤整体切除，减压满意

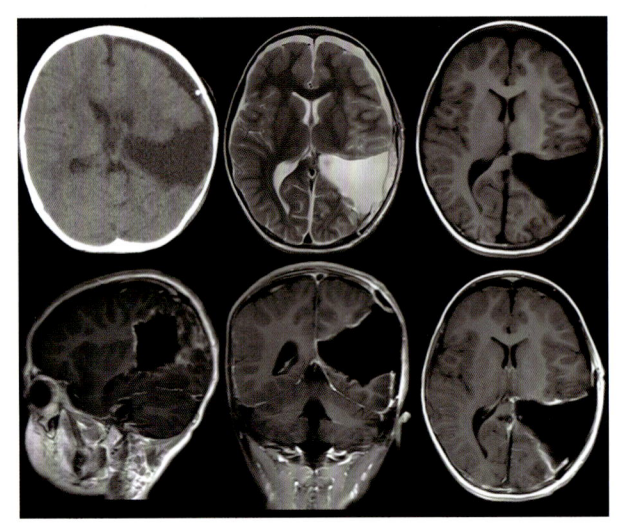

▲ 图 2-47 术后当晚头颅 CT 及术后 1 周头颅 MRI 显示肿瘤切除满意

儿童型脑膜瘤占儿童颅内肿瘤不到 2%[2-4]，2020 年四川大学华西医院报道近 10 年儿童脑膜瘤仅 39 例[5]；同年，俄罗斯新西伯利亚联邦神经外科中心报道近 5 年 178 例儿童脑肿瘤，仅 5 例脑膜瘤[6]。即使如此罕见，根据 2016 年 WHO CNS 肿瘤分类，脑膜瘤Ⅲ级 15 种亚型，儿童均有报道[7,8]。

儿童型脑膜瘤较成人有显著差异：性别方面，儿童型脑膜瘤男性多于女性；年龄分布上，儿童型脑膜瘤，3 岁以下幼儿占比仅 5%，3—12 岁占比 36%，12 岁以上青少年占比 59%[9]，可见本例幼儿三角区脑膜瘤，实属罕见；好发部位，儿童型脑膜瘤好发于脑室内，13.7%~27.7%[3,10-14] 与硬脑膜无粘连，这一特点在成人中罕见[3,9-17]；影像方面，儿童脑膜瘤呈囊实性或多发性（部分属于 NF2），无典型的"鼠尾征"；治疗方面，儿童脑膜瘤与成人脑膜瘤治疗目标和策略一致，首选手术切除，效果良好[18]。国内外研究显示，年龄越小，罹患高级别脑膜瘤可能性越大，预后越差，年龄 3—12 岁的患儿总体生存率高于 3 岁以下幼儿。幼儿生存率低，可能与肿瘤更具侵袭性有关，也与手术风险大、死亡率高有关[9,19]。后续辅助治疗，值得深入研究[18]。

参考文献

[1] Suh DY, Mapstone T. Pediatric supratentorial intraventricular tumors [J]. Neurosurg Focus, 2001, 10(6): E4.

[2] Hope JK, Armstrong DA, Babyn P S, et al. Primary meningeal tumors in children: correlation of clinical and CT findings with histologic type and prognosis [J]. AJNR Am J Neuroradiol, 1992, 13(5): 1353–1364.

[3] Ferrante L, Acqui M, Artico M, et al. Cerebral meningiomas in children [J]. Childs Nerv Syst, 1989, 5(2): 83–86.

[4] Mallucci CL, Parkes SE, Barber P, et al. Paediatric meningeal tumours [J]. Childs Nerv Syst, 1996, 12(10): 582–8; discussion 589.

[5] He W, Liu Z, Teng H, et al. Pediatric meningiomas: 10-year experience with 39 patients [J]. J Neurooncol, 2020, 149(3): 543–553.

[6] Danilin VE, Rzaev DA, Letyagin G V, et al. [Intracranial meningiomas in children] [J]. Zh Vopr Neirokhir Im N N Burdenko, 2020, 84(3): 44–51.

[7] Perry A, Dehner LP. Meningeal tumors of childhood and infancy. An update and literature review [J]. Brain Pathol, 2003, 13(3): 386–408.

[8] Louis DN, Perry A, Reifenberger G, et al. The 2016 World Health Organization Classification of Tumors of the Central Nervous System: a summary [J]. Acta Neuropathol, 2016, 131(6): 803–820.

[9] Kotecha RS, Pascoe EM, Rushing EJ, et al. Meningiomas in children and adolescents: a meta-analysis of individual patient data [J]. The Lancet Oncology, 2011, 12(13): 1229–1239.

[10] Kohama I, Sohma T, Nunomura K, et al. Intraparenchymal meningioma in an infant--case report [J]. Neurol Med Chir (Tokyo), 1996, 36(8): 598–601.

[11] Chidambaram B, Balasubramaniam V. Meningioma without dural

attachment in a child [J]. Childs Nerv Syst, 1997, 13(11–12): 639–641.

[12] Erdinçler P, Lena G, Sarioğlu A C, et al. Intracranial meningiomas in children: review of 29 cases [J]. Surg Neurol, 1998, 49(2): 136–40; discussion 140–141.

[13] Miranda P, Simal JA, Vila M, et al. Posterior fossa clear cell meningioma without dural attachment in a child [J]. Childs Nerv Syst, 2009, 25(3): 389–392.

[14] Donovan DJ, Thavapalan V. Pediatric Meningeal Tumors of the Sylvian Fissure Region without Dural Attachment: A Series of Three Patients and Review of the Literature [J]. Surg J (N Y), 2016, 2(2): e31–e36.

[15] Ferrante L, Acqui M, Artico M, et al. Paediatric intracranial meningiomas [J]. Br J Neurosurg, 1989, 3(2): 189–196.

[16] Hung P C, Wang H S, Chou M L, et al. Intracranial meningiomas in childhood [J]. Zhonghua Min Guo Xiao Er Ke Yi Xue Hui Za Zhi, 1994, 35(6): 495–501.

[17] Díaz P, Maillo A, Morales F, et al. Multiple meningiomas of the fourth ventricle in infancy: case report [J]. Neurosurgery, 1990, 26(6): 1057–1060.

[18] Phillips D, Auguste K I, Gupta N. Meningiomas in children [J]. Handb Clin Neurol, 2020, 169: 253–259.

[19] Liu J, Zhao K, Wang J, et al. Clinical features and long-term outcomes of pediatric meningiomas [J]. Childs Nerv Syst, 2021.

六、儿童鞍区肿瘤

病例 17 经胼胝体 – 穹窿间入路切除复杂型颅咽管瘤之手术体会

【病例概述】

2021 年 1 月接诊 1 例来自青海的 8 岁男性患儿（身高：123cm，体重：27kg）。主诉：因头痛体检时发现颅内占位 17 天。患儿 17 天前外院检查时发现颅内占位，伴间断呕吐，症状逐渐加重。10 天前于兰州大学第二医院行 "脑室穿刺外引流术"，术后患儿头痛缓解，遂来我院就诊。否认多饮多尿病史。门诊查体：神清语利，自主体位，生长发育良好，神经系统查体（–）。血清学肿瘤标志物：AFP、HCG（–）。我院头颅 CT 显示：鞍区、第三脑室、桥前池及右 CPA 池占位，内含散在颗粒样钙化，梗阻性脑积水伴室旁水肿（图 2–48）。头颅 MRI 显示：鞍区、第三脑室、斜坡、右侧 CPA 占位，大小约 67mm×41mm×29mm，呈不规则囊实性占位，多囊腔分隔状，T_1、T_2 呈混杂信号。颅咽管瘤可能性大，畸胎瘤、脊索瘤待除外（图 2–49）。

儿童鞍区肿瘤病种繁多，诊断困难。本例首先考虑颅咽管瘤，视路胶质瘤、畸胎瘤、脊索瘤均不能除外，生殖细胞瘤基本排除。手术目的为明确诊断，以及根据术中冰冻结果确定切除范围，不除外二期手术的预案。与家属充分沟通、知情理解后，于 2021 年 1 月 27 日在全麻下行右额开颅经胼胝体 – 穹窿间入路肿瘤切除术。常规右额开颅，双侧胼周动脉间切开胼胝体 1.5cm，经透明隔间腔、穹窿柱之间进入第三脑室。肿瘤充满第三脑室，色灰黄、囊实性，多间腔，肿瘤实体质地软，血供中等，内含散在颗粒状钙化；囊腔内富含油脂的黄色囊液流出（图 2–50）。瘤体与第三脑室各壁轻微粘连，仔细游离，分块切除。术中冰冻提示颅咽管瘤。鉴于肿瘤血供中等，与毗邻组织粘连不紧密，遂决心尽量全切。辨别并妥善保护好下丘脑，探查肿瘤下极直达中下斜坡，囊实性瘤体顺利牵出摘除，脑干、基底动脉保护完好。继而探查右侧 CPA 区，肿瘤易松解，该区域肿瘤亦

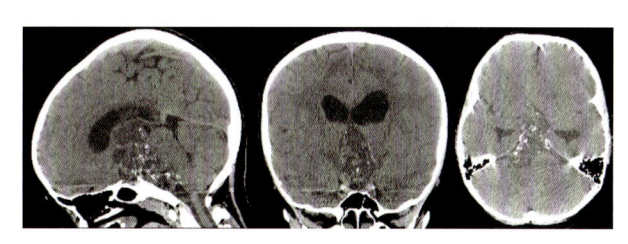

▲ 图 2–48 头颅 CT 示：鞍区、第三脑室、桥前池及右 CPA 池占位，多囊变伴散在颗粒样钙化，鞍背、斜坡骨质未见明显破坏

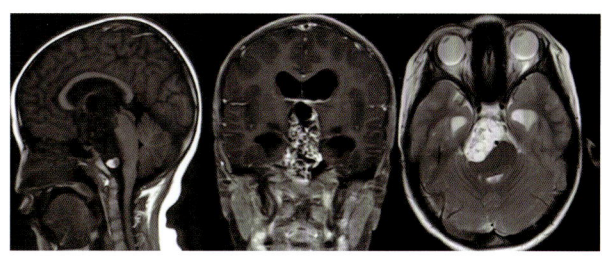

▲ 图 2–49 头颅 MRI 示：鞍区、第三脑室、斜坡、右侧 CPA 占位，大小约 67mm×41mm×29mm，呈不规则囊实性占位，多囊腔分隔状，T_1、T_2 呈混杂信号。颅咽管瘤可能性大，畸胎瘤、脊索瘤待除外

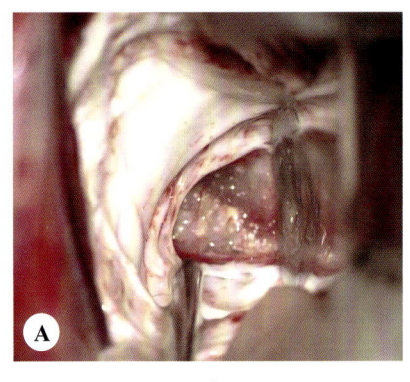

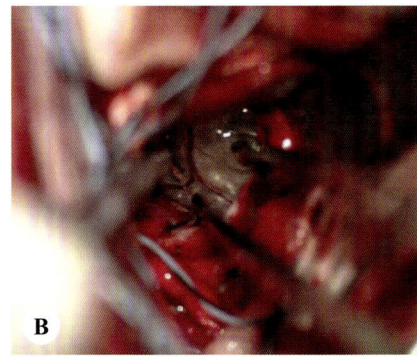

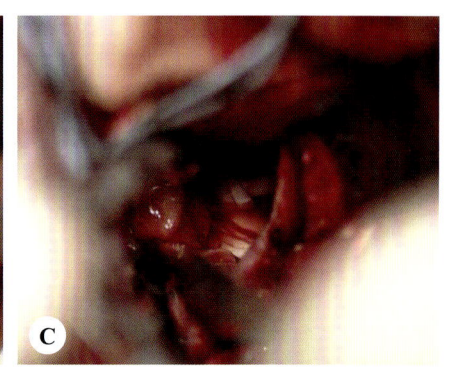

▲ 图 2-50 术中所见：A. 经透明隔间腔 - 穹窿间进入第三脑室，显露第三脑室内肿瘤；B. 肿瘤囊壁完整，与毗邻结构轻微粘连，保护好下丘脑，顺利游离至中下斜坡肿瘤下极，完整摘除；C. 右侧 CPA 区肿瘤顺利摘除，肿瘤全切，右侧桥臂及三叉神经保护完好

顺利摘除，右侧桥臂及三叉神经清晰可辨。手术顺利，肿瘤镜下全切，术中出血约 200ml，输异体红细胞 1 单位，新鲜血浆 100ml，术后安返 ICU 监护。

患儿术后神清语利、精神好，视力、视野基本同术前，当晚复查头颅 CT 显示肿瘤切除满意（图 2-51 上）。患儿术后一度出现发热、多尿、血钠波动等下丘脑症状，给予激素补充、限钠补钠对症处理后趋于平稳。病理回报：造釉细胞型颅咽管瘤，累及脑组织，周围胶质细胞增生，Rosenthal 纤维形成。术后 1 周复查头颅 MRI 显示肿瘤切除满意（图 2-51 下排），术后 3 周顺利出院，随访中。

【治疗体会】

儿童鞍区肿瘤病种复杂，治疗原则大相径庭。最常见的是颅咽管瘤，其他还包括 Rathke 囊肿、视路胶质瘤、鞍区生殖细胞瘤、畸胎瘤等，垂体瘤、脊索瘤相对少见。儿童颅咽管瘤 90% 以上是造釉细胞型[1]，患儿生长发育迟缓，瘤体影像学上呈典型蛋壳样钙化，本例确实与之不符；儿童鞍区生殖细胞瘤以青春期女性为主，首发症状多饮多尿，血清 HCG 可轻度升高，本例基本可除外；儿童视路胶质瘤以幼儿为主，极度消瘦，首发症状多为视力减退伴水平眼震，本例亦不相符；畸胎瘤在 CT 上未见典型脂类信号，待除外；脊索瘤未见明显骨质破坏，基本除外。本例鞍上占位，垂体清晰可辨，垂体瘤可除外。再次仔细阅片，T_1 矢状位可见肿瘤下极短 T_1 信号，提示富含油脂，从常见病考虑，第一诊断仍是颅咽管瘤，视路胶质瘤、畸胎瘤待除外，生殖细胞瘤、脊索瘤、垂体瘤可除外。具体手术方案，应根据术中冰冻结果选择。视路胶质瘤选择部分切除；颅咽管瘤、畸胎瘤则根据术中实际情况，决定一次全切或分期手术，提前制订预案并告知家长。在此需要强调，基层医院的外科医生可能接触小儿神经外科病种相对较少，见到儿童鞍区肿瘤就诊断为颅咽管瘤并施行手术治疗；见到儿童松果体区肿瘤就诊断为生殖细胞瘤并施行伽马刀治疗。这些情况非常普遍，往往后果严重，甚至致残致死，且难以补救。因此，慎重起见，建议推荐患儿到上一级小儿神经外科诊疗中心进行正规治疗，以挽救更多的生命和家庭。

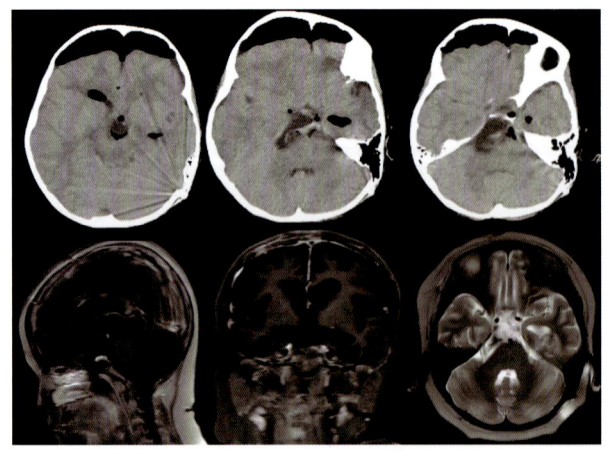

▲ 图 2-51 术后当晚复查头颅 CT 肿瘤切除满意，术野干净（上排）；术后 1 周复查头颅 MRI 显示肿瘤全切（下排）

依据天坛儿童颅咽管瘤手术难度分型，本例涉及第三脑室、斜坡、CPA区，归为复杂型，属于手术难度最高的一类颅咽管瘤。如前病例多次介绍[2]，儿童颅咽管瘤位于鞍区中线部位，我们近80%～90%的病例采用经前纵裂入路，由于暴露好、全切率高、术后并发症少，被称之为"黄金通道"；剩余10%～20%的病例，可依据肿瘤生长方向，采用经蝶手术、侧方入路、经胼胝体-穹窿间入路。依据我们的经验，儿童颅咽管瘤手术入路的选择：能走中线不走侧方，能走前纵裂不走胼胝体，能走第Ⅰ间隙则不走第Ⅳ间隙，慎重选择经蝶手术。简称"三走三不走一慎重"，以便最大限度的切除肿瘤，降低术后并发症。

Apuzzo于1982年首次提出经胼胝体-穹窿间入路切除第三脑室病变[3]；Winkler-Angelo进行了系统研究，认为该入路术后癫痫发生率较额部皮质造瘘少，对第三脑室内型小肿瘤效果最佳[4, 5]；马振宇教授应用该入路切除儿童第三脑室肿瘤效果良好，总结为路径短、损伤轻[6]。但是，颅咽管瘤起源于拉克氏囊袋，将下丘脑顶向肿瘤上方，若经胼胝体入路显露肿瘤，首先面对的是肿瘤顶壁，可能含有正常的下丘脑结构，易造成损伤。有报道，经胼胝体-穹窿间入路切除颅咽管瘤的病例，90%出现术后尿崩，70%出现术后电解质紊乱[7]，严重者危及生命。因此，只有肿瘤巨大、广泛侵袭第三脑室、肿瘤顶壁下丘脑结构受挤压变菲薄、甚至消失（如本例），手术才相对安全；若肿瘤轻微突入第三脑室，严禁选择此入路，以免造成严重的下丘脑损伤。

总结：若采用经胼胝体-穹窿间入路切除颅咽管瘤，要选择好适应证。肿瘤巨大、鞍上生长、突入并充满第三脑室，可采用本入路，术中特别要注意下丘脑结构的辨别与保护。

参考文献

[1] Pekmezci M, Louie J, Gupta N, et al. Clinicopathological characteristics of adamantinomatous and papillary craniopharyngiomas: University of California, San Francisco experience 1985- 2005 [J]. Neurosurgery, 2010, 67 (5): 1341–9; discussion 1349.

[2] 宫剑. 宫剑小儿神经外科手术笔记 1[M]. 北京：中国科学技术出版社，2021.

[3] Apuzzo ML, Chikovani OK, Gott PS, et al. Transcallosal, interfornicial approaches for lesions affecting the third ventricle: surgical considerations and consequences [J]. Neurosurgery, 1982, 10 (5): 547–554.

[4] D'angelo VA, Galarza M, Catapano D, et al. Lateral ventricle tumors: surgical strategies according to tumor origin and development--a series of 72 cases [J]. Neurosurgery, 2008, 62 (6 Suppl 3): 1066–1075.

[5] Winkler PA, Ilmberger J, Krishnan KG, et al. Transcallosal interforniceal-transforaminal approach for removing lesions occupying the third ventricular space: clinical and neuropsychological results [J]. Neurosurgery, 2000, 46 (4): 879–88; discussion 888–890.

[6] 马振宇，张玉琪，罗世琪. 经胼胝体-穹窿间入路切除儿童第三脑室肿瘤 [J]. 中华神经外科杂志，2000 (04): 10–12.

[7] Feng SY, Zhang YY, Yu XG, et al. Microsurgical treatment of craniopharyngioma: Experiences on 183 consecutive patients [J]. Medicine, 2018, 97 (34): e11746.

病例 18　侧方入路切除儿童颅咽管瘤的手术体会

【病例概述】

2021年7月接诊1例来自山西10岁男性患儿（身高：135cm，体重：26kg）。主诉：口角右斜6个月，头晕呕吐1个月余。患儿6个月前出现口角歪斜，进行性加重；1个月前阵发性头晕呕吐，当地医院检查发现颅内占位，遂来我院就诊。门诊查体示：神清语利，右侧眼前20cm数指，右侧瞳孔对光反应迟钝，右眼外展受限，水平复视，示齿口角右斜，余神经系统查体阴性。头颅CT：鞍区、桥前池、右鞍旁、颞叶内侧及环池、双侧CPA池占位，大小约60mm×58mm×50mm，呈不规则混合密度，边缘多发钙化（图2-52A）。头颅MRI：鞍上、桥前池、环池、右侧鞍旁、双侧CPA可见不规则囊性占位，实性部分呈不均匀明显强化，大小约64mm×60mm×51mm，病灶突入鞍内及第三脑室，大脑脚、脑桥受压变形（图2-52B）。

患儿复杂型颅咽管瘤诊断明确，呈侵袭性生长。为保证手术安全，依据天坛小儿神外颅咽管瘤治疗策略[1]，先行双 Ommaya 囊置入术，鞍旁及斜坡囊腔各置入一枚（图 2-52C）。经间断性囊液抽吸，瘤体明显缩小（图 2-52D）。鉴于肿瘤巨大、累及范围广，拟先行侧方入路切除鞍旁、环池、右颞肿瘤，再二期手术切除中线肿瘤。经与患儿家长充分沟通、知情理解后，于 2021 年 7 月 8 日在导航与超声引导下，行"右额颞开颅肿瘤切除术"。术中见肿瘤侵袭环池，包裹右侧滑车神经、动眼神经、大脑后动脉、与中脑侧方有蛛网膜分隔，仔细锐性游离，切除右颞、环池肿瘤；继而向鞍区、斜坡中线处探查，见肿瘤色黄、囊实性、富含钙化、质地脆软，血供中等，与毗邻组织结构松弛、易锐性游离，钙化灶可由第 Ⅱ、Ⅲ 间隙分块摘除，肿瘤近全切除，双侧视神经、右侧颈内动脉、动眼神经、滑车神经、外展神经、基底动脉、大脑后动脉、脑干保护完好（图 2-52E）。手术顺利，术中出血约 200 ml，输注异体红细胞 1 单位、新鲜血浆 100ml，术后安返 ICU 监护。

术后患儿状态好，神清语利，视力、视野同术前，右侧眼睑下垂、左侧肢体肌力 Ⅲ 级，右侧 Ⅴ 级；当晚复查头颅 CT 显示肿瘤切除满意（图 2-52F）。术后患儿生命体征平稳，无高热、无尿崩、血钠与激素轻微波动，给予对症处理后趋于平稳。病理回报：造釉细胞型颅咽管瘤，浸润脑组织。术后 1 周复查头颅 MRI 显示肿瘤切除满意（图 2-52F）。术后 3 周肌力、肌张力恢复正常，顺利出院，随访中。

【治疗体会】

本例颅咽管瘤体积巨大，向鞍上、第三脑室、鞍旁、斜坡、CPA 区广泛侵袭性生长，属典型的复杂型颅咽管瘤，任何手术入路难以一次全切。依据天坛小儿神外诊疗规范，先行双 Ommaya 囊置入、囊液间断抽吸，待瘤体缩小后再行手术治疗，其理论依据就是将肿瘤由复杂型向简单型转换，由高难度型向低难度型转换，以确保手术安全。

儿童巨大复杂型颅咽管瘤手术死亡率高，主要是下丘脑损伤所致。马德里 Puerta de Hierro 医院神经外科 Ruth 等根据颅咽管瘤形态学，将肿瘤与下丘脑粘连程度从轻到重分为 5 级：Ⅰ 级，纯鞍内型颅咽管瘤；Ⅱ 级，纯脑室内型颅咽管瘤，蒂部位于第三脑室内侧壁，预后不良率 22.5%；Ⅲ 级，鞍上颅咽管瘤侵犯漏斗部，与下丘脑无明显软脑膜分界，预后不良率 30%；Ⅳ 级，鞍上肿瘤突入第三脑室内，肿瘤与第三脑室底部呈指环形顽固粘连，术后死亡率高达 37%；Ⅴ 级，肿瘤与下丘脑-垂体轴广泛融合，术后死亡率高达 50%[2-5]。

因此，北京天坛医院小儿神经外科 2017 年国际上率先提出 Ommaya 囊置入、囊液抽吸、待瘤体缩小后再行手术治疗，可显著解除瘤体对下丘脑挤压、减轻下丘脑水肿、术中局部解剖关系松弛、瘤壁与下丘脑易游离、损伤轻，确保了手术安全。此方法得到国际同行高度认可，本例再次验证该理念的安全性与可靠性[3]。

本例瘤体呈侵袭性生长，分布广，拟采取分期手术，先行侧方入路切除右侧颞叶、环池内肿瘤，二期再行中线入路切除鞍区、斜坡肿瘤。然而手术的顺利出乎意料：由于提前囊液抽吸瘤体缩小，瘤壁与毗邻结构关系松弛、易游离，切除顺利；鞍区钙化灶酥脆易分块切除。因此，耐心通过第 Ⅱ、Ⅲ 间隙操作，肿瘤近全切除，避免了二次手术。

在此，强调一下天坛小儿神外针对儿童颅咽管瘤手术入路的选择：基于"中线肿瘤，中线入路"（midline lesion midline approach）的原则，概括为：能走中线不走侧方，能走前纵裂不走胼胝体，能走第 Ⅰ 间隙不走第 Ⅳ 间隙，慎重选择经蝶手术，简称"三走三不走一慎重"。这里，中线入路是指前纵裂入路、胼胝体-穹窿间入路；侧方入路是指翼点入路、额外侧入路。由于颅咽管瘤起源于中线，侧方入路对鞍内、第三脑室内肿瘤的切除存在死角与盲区，肿瘤易残留；若肿瘤突入第三脑室不够充分，经胼胝体-穹窿间入路易

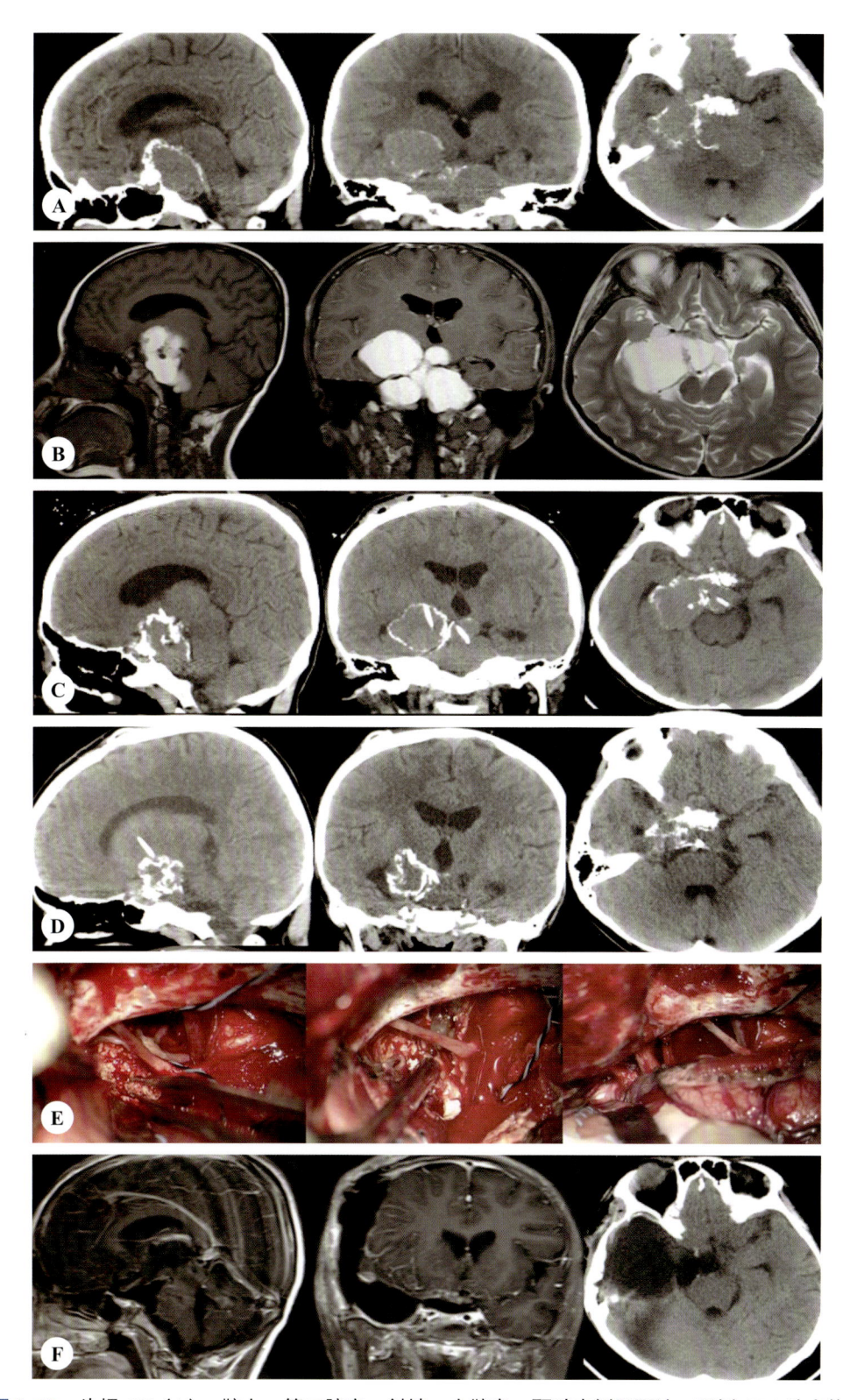

▲ 图 2-52 头颅 CT（A）：鞍上、第三脑室、斜坡、右鞍旁、颞叶内侧及环池、双侧 CPA 池占位，大小约为 60mm×58mm×50mm；头颅 MRI（B）：鞍上、桥前池、环池、右侧鞍旁、双侧 CPA 可见不规则囊性占位，实性部分呈不均匀明显强化，大小约 64mm×60mm×51mm，病灶突入鞍内及第三脑室，大脑脚、脑桥受压变形。颅咽管瘤诊断明确，由于肿瘤巨大，呈高度侵袭性生长，向鞍旁、斜坡双 Ommaya 囊植入（C），间断性抽吸。2 周后复查，瘤体明显缩小（D）。鉴于肿瘤广泛侵袭，拟分期不同入路，先行侧方入路切除右侧鞍旁、颞叶、环池的肿瘤，再二期切除中线部位肿瘤。经右侧翼点入路，发现囊液抽吸后，肿瘤与毗邻组织粘连轻、结构松弛、易游离，鞍区大块钙化酥脆、易分块摘除，沿第 Ⅱ、第Ⅲ间隙切除顺利（E）；肿瘤镜下近全切除，避免了二次手术。术后下丘脑反应轻，患儿恢复好（F）

047

损伤下丘脑；第Ⅰ间隙又称视交叉前间隙，在此间隙内切除肿瘤下丘脑损伤风险小；第Ⅳ间隙又称终板间隙，切除肿瘤需要打开终板在第三脑室内操作，下丘脑损伤风险大。针对儿童采用经蝶入路切除颅咽管瘤，一定要慎重选择合适病例，做到万无一失。

翼点入路是颅咽管瘤传统手术入路，又称"万能入路"，20世纪70年代由Yasargil改良并推广，特点是简单、灵活、高效，是神经外科最常用的手术入路[4]。该入路能处理大部分颅咽管瘤，特别是突入鞍旁、鞍背、斜坡的肿瘤，但对肿瘤突入第三脑室内视野不佳，需要盲牵盲刮，可能造成下丘脑损伤[5]。额外侧入路介于额下入路与翼点入路之间，不需要磨除蝶骨嵴，较翼点入路创伤小、术式简便，暴露范围基本同翼点入路，突入第三脑室的肿瘤仍是该入路的盲区。因此，若肿瘤明显向侧方生长，可考虑侧方入路。

参考文献

[1] 宫剑. 宫剑 小儿神经外科手术笔记（1）[M]. 中国科学技术出版社, 2021 156–169[M].

[2] Prieto R, Pascual J M, Rosdolsky M, et al. Craniopharyngioma adherence: a comprehensive topographical categorization and outcome-related risk stratification model based on the methodical examination of 500 tumors [J]. Neurosurg Focus, 2016, 41 (6): E13.

[3] Marcus HJ, Rasul FT, Hussein Z, et al. Craniopharyngioma in children: trends from a third consecutive single-center cohort study [J]. J Neurosurg Pediatr, 2019: 1–9.

[4] Altay T, Couldwell W T. The frontotemporal (pterional) approach: an historical perspective [J]. Neurosurgery, 2012, 71 (2): 481–91; discussion 491–492.

[5] Yaşargil MG, Curcic M, Kis M, et al. Total removal of craniopharyngiomas. Approaches and long-term results in 144 patients [J]. J Neurosurg, 1990, 73 (1): 3–11.

病例 19　儿童视路胶质瘤合并梗阻性脑积水的诊疗策略

【病例概述】

2021年4月接诊1例来自重庆的15岁女性患儿（身高：163cm，体重：54kg）。主诉：左眼视力减退2个月余，头痛呕吐1周进行性加重。当地检查发现颅内占位，遂来我院就诊。门诊查体：神清、精神差，粗测左眼视力1m数指、右眼正常，水平眼震（−），眼底示双侧视盘水肿，生长发育正常，余神经系统查体阴性。否认既往多饮多尿史。头颅CT示：鞍区、第三脑室内低密度占位，梗阻性脑积水，室旁水肿明显。鉴于患儿头痛呕吐伴视盘水肿，颅高压症状明显，急诊行左侧脑室-腹腔分流术，术后患儿状态明显好转。行头颅MRI检查示：鞍上、第三脑室内占位性病变，长T_1长T_2信号影，显著强化；毛黏液型星形细胞瘤（？）（图2-53），血清及脑脊液：AFP（−），HCG（−），激素水平正常。

根据患儿病史及影像，视路胶质瘤（optic nerve glioma, OPG）诊断基本明确，患儿临床症状明显，依据天坛小儿神外诊疗规范，于2021年3月22日在全麻下行右额开颅经胼胝体-穹窿间入路肿瘤部分切除术（图2-54）。导航辅助、电生理监测下，准确进入第三脑室，见肿瘤明显突

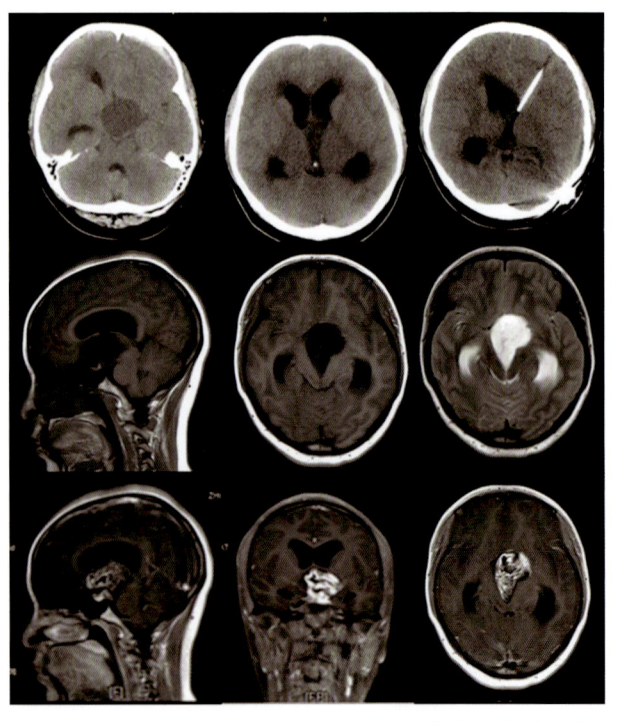

▲ 图 2-53　头颅CT示：鞍区、第三脑室内低密度占位，梗阻性脑积水，室旁水肿明显。头颅MRI示：鞍上、第三脑室内占位性病变，长T_1长T_2信号影，显著强化；毛黏液型星形细胞瘤（？）

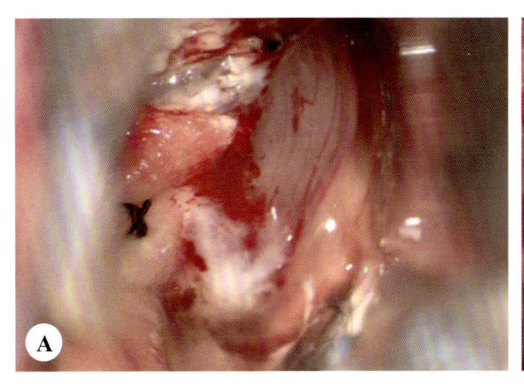

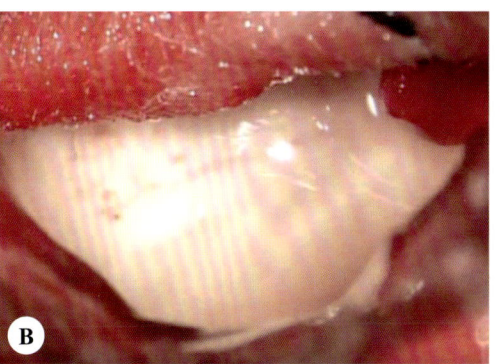

◀ 图 2-54 术中所见：A. 肿瘤突入第三脑室内，色黄、质软、胶冻样，血供中等，典型的低级别胶质瘤；B. 第三脑室内肿瘤切除满意，导水管上口清晰显露

入第三脑室，色灰黄、质软、胶冻样、血供中等，与第三脑室侧壁、底壁均粘连不紧密，牵起肿瘤后极，导水管上口清晰可见，第三脑室内肿瘤充分吸除，双侧室间孔、导水管上口暴露良好，行透明隔造瘘，双侧脑室额角沟通好。肿瘤前下极未过度探查，少量残留，下丘脑保护完好。手术顺利，术中出血约 150ml，未输血。术毕安返 ICU 监护。

术后患儿状态好，视力同术前，心率、体温、尿量、尿色、电解质、激素水平均正常。当晚复查头颅 CT 及术后 1 周复查头颅 MRI 均显示肿瘤切除满意，鞍上少量残留（图 2-55）。术后第 3 天起，患儿精神转弱，尿色淡、尿量增多，血钠波动明显，于 ICU 对症治疗 1 周后趋于平稳。病理回报：毛黏液样星形细胞瘤（WHO Ⅱ级）。免疫组化：GFAP（+），Olig-2（+），IDH1（-），Ki-67（1%～5%），H3K27M（-）。基因未检测。整合诊断：毛细胞型星形细胞瘤，NOS 型。术后 3 周恢复好，视力同术前，顺利出院，回当地放疗，随访中。

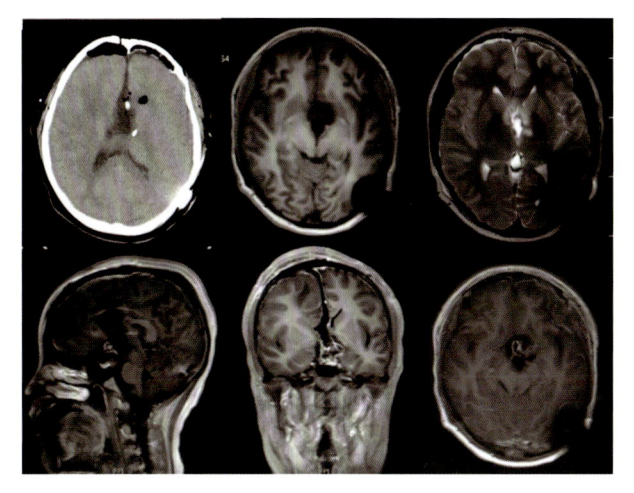

▲ 图 2-55 术后当晚头颅 CT 及术后 1 周头颅 MRI 显示肿瘤切除满意，减压充分，鞍上少许残留

【治疗体会】

视路胶质瘤（OPG）是起源于视觉传导通路的星形细胞瘤，绝大多数为毛细胞型星形细胞瘤（WHO Ⅰ级）和毛黏液样星形细胞瘤（WHO Ⅱ级），少数为纤维型星形细胞瘤（WHO Ⅱ级）等[1-3]。肿瘤呈膨胀性生长，多发生于儿童，男性多于女性，5—8 岁为发病高峰，占儿童颅内肿瘤的 3%～5%[4-6]。OPG 临床依据 Dodge 分型：Ⅰ型仅累及单侧或双侧视神经；Ⅱ型累及视交叉；Ⅲ型可累及下丘脑及邻近结构[2]。本例属于 Dodge Ⅲ型，合并梗阻性脑积水，手术指征明确，依据天坛诊疗规范，标准治疗模式是部分切除辅以放疗，疗效满意。

OPG 多位于中线部位，易阻塞脑脊液循环而导致梗阻性脑积水（占比约 30%）[7]。因此，在切除肿瘤前，通过脑室-腹腔分流术缓解脑积水、解除高颅压，安全可靠。有学者提出通过切除肿瘤，打通脑脊液循环而避免分流手术，初衷很好，但临床可行性差。我们知道，视路胶质瘤的手术原则是部分切除肿瘤，明确病理、减轻瘤负荷，即使手术一时打通了脑脊液循环（解除肿瘤对室间孔、导水管上口的阻塞，图 2-56），残余肿瘤的术后肿胀很容易再次阻塞脑脊液循环。若合并手术残渣、凝血块、止血材料等因素的影响及后续

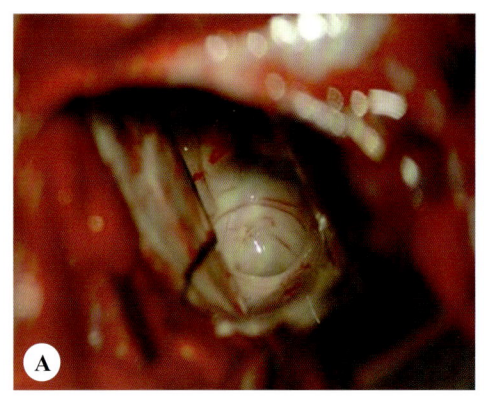

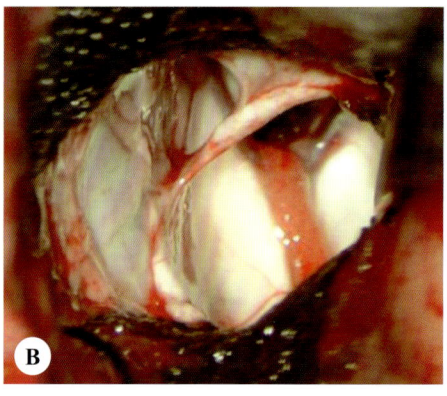

图 2-56 术中照片：**A.** 暴露导水管上口；**B.** 暴露右侧室间孔

放疗过程中脑组织顺应性改变，术后脑积水再发率极高。我们回顾了近 3 年天坛小儿神外 80 例儿童视路胶质瘤，合并梗阻性脑积水 40 例，21 例术前分流，顺利进行手术及后续放化疗，无脑积水再发；19 例术前未分流，手术后放化疗期间脑积水再发 11 例（57.9%），5 例（23.8%）急诊行脑室 - 腹腔分流术加以抢救，辅助治疗被打断，效果不佳（图 2-57）。在此我们明确告诫同行，不要试图通过切除视路胶质瘤缓解梗阻性脑积水，此方式疗效不确切，脑积水再发率高，潜藏巨大风险。轻则打断后续治疗，重则突发脑疝、呼吸停止，危及患儿生命，对此我们有过深刻教训。因此，本例先行脑室 - 腹腔分流术确切解除梗阻性脑积水，为后续治疗全程提供安全保障，值得推广。

参考文献

[1] Fried I, Tabori U, Tihan T, et al. Optic pathway gliomas: a review [J]. CNS Oncol, 2013, 2(2):143–159.

[2] Rasool N, Odel J G, Kazim M. Optic pathway glioma of childhood [J]. Curr Opin Ophthalmol, 2017, 28(3):289–295.

[3] Siedler DG, Beechey JC, Jessup PJ, et al. Infantile Optic Pathway Glioblastoma [J]. World Neurosurg, 2019, 129:172–175.

[4] Ryall S, Tabori U, Hawkins C. Pediatric low-grade glioma in the era of molecular diagnostics [J]. Acta Neuropathol Commun, 2020, 8(1):30.

[5] Jahraus CD, Tarbell NJ. Optic pathway gliomas [J]. Pediatr Blood Cancer, 2006, 46(5):586–596.

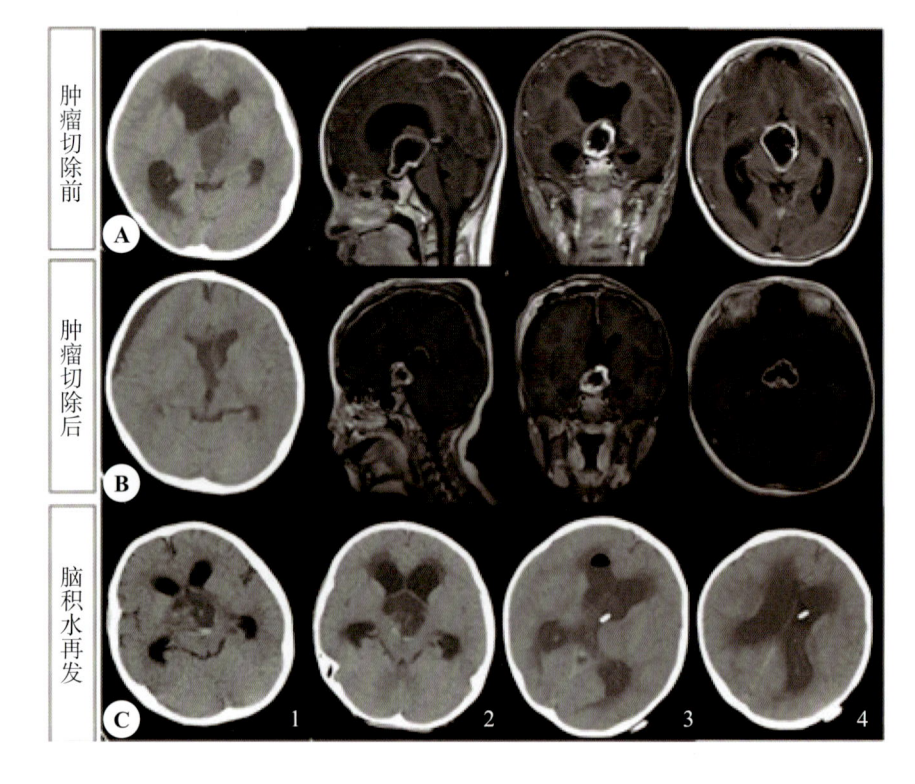

图 2-57 典型病例：**A.** 视路胶质瘤合并梗阻性脑积水；**B.** 直接切除肿瘤，脑积水暂时得到缓解；**C.** 后续治疗中，脑积水再发，病情危重（1、2），急行左侧脑室 - 腹腔分流术挽救生命（3、4），辅助治疗中断，效果不佳

[6] Adil A, Singh AK. Neurofibromatosis Type 1 [J]. 2021.
[7] El BM, Reda M, Enayet A, et al. Treatment and Outcome in 65 Children with Optic Pathway Gliomas [J]. World Neurosurg, 2016, 89:525–534.

病例 20　散在钙化的儿童视路胶质瘤，如何与颅咽管瘤鉴别

【病例概述】

2021 年 1 月接诊 1 例来自广东的 8 岁女性患儿（身高：135cm，体重：26.0kg）。主诉：间断头晕伴双眼视力下降 2 个月。患儿 2 个月前因感冒出现间断性头晕，于当地医院检查时发现颅内占位，遂来我院就诊。否认多饮多尿病史。门诊查体：神清、语利、自主体位，生长发育正常，粗测视力减退、双颞侧偏盲，皮肤未见牛奶咖啡斑，余神经系统查体（–）。血清学各项激素基本正常、肿瘤标志物（–）。头颅 CT 示：鞍区混杂密度影，团块内部及周边散在钙化；头颅 MRI 示：鞍上长 T₁ 长 T₂ 信号影，大小约 22mm×30mm×21mm，不均匀强化，视交叉显示不清，病变突入鞍上池、第三脑室（图 2-58）。

本例青春期前女性患儿，首发症状为视力减退，生长发育正常，皮肤未见咖啡斑，否认多饮多尿史，头颅 CT 显示鞍上占位伴散在钙化，激素及肿瘤标志物正常。儿童鞍区各类肿瘤中，生殖细胞瘤、垂体瘤基本除外，需要在颅咽管瘤与视路胶质瘤之间进行鉴别。鉴于瘤体含钙化灶，首先考虑颅咽管瘤，拟行肿瘤全切。完善术前检查，于 2021 年 1 月 12 日行"经前纵裂入路鞍区病变切除术"。经前纵裂锐性游离至蝶骨平台，见肿瘤呈实体性、包膜完整、色黄、质韧、血供中等，瘤体两侧均与视神经融合、无清晰蛛网膜界面分隔。纵行切开瘤壁，胶冻样内容物，未见胆固醇结晶，术中冰冻提示低级别胶质瘤。至此，视路胶质瘤诊断明确。手术方案由肿瘤全切改为囊内切除、减轻瘤负荷。充分囊内减压后，将残余瘤体由富血供向乏血供转化，保持包膜完整。彻底

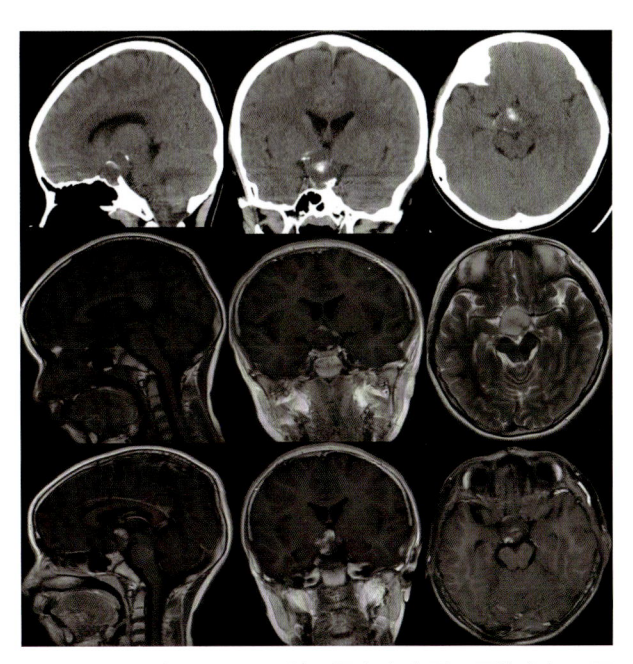

▲ 图 2-58　头颅 CT 示：鞍区混杂密度影，团块内部及周边散在钙化；头颅 MRI 示：鞍上长 T₁ 长 T₂ 信号影，大小约 22mm×30mm×21mm，不均匀强化，视交叉显示不清，病变突入鞍上池、第三脑室

止血，手术顺利，术中出血约 50ml，未输血，术毕返 ICU 监护（图 2-59）。

术后患儿状态好，神清语利，视力、视野同术前，无高热尿崩、电解质、激素水平基本正常。术后当晚 CT 及术后 1 周头颅 MRI 显示肿瘤切除满意，减压充分（图 2-60）。术后病理：星形细胞瘤（WHO Ⅱ级），部分区域细胞密集，伴黏液变性。免疫组化：GFAP（+）、Olig-2（+）、Syn（+）、NeuN（–）、IDH1（–）、BRAFVV600E（–）、P53（+）、ATRX（+）、H3K27M（–）、H3K27me3（散在 +）、Ki-67 约 6%。基因检测：*BRAF p.V600E* 突变，*NF1* 未见突变。依据 2021 WHO CNS 肿瘤分类，整合诊断为"毛细胞型星形细胞瘤伴 BRAF 突变"（散发型 OPG）。术后 1 周顺利出院（KPS：90 分），依据天坛小儿神外诊疗规范[1]，继续后续治疗。

【治疗体会】

笔者之前反复强调，儿童鞍区肿瘤极为复杂，治疗方法大相径庭，因此，准确鉴别是关键[2]。本例青春期前女性患儿，否认多饮多尿史，肿瘤标

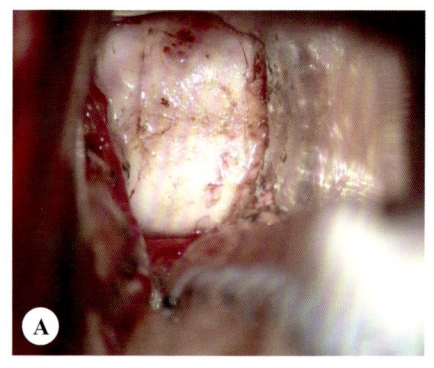

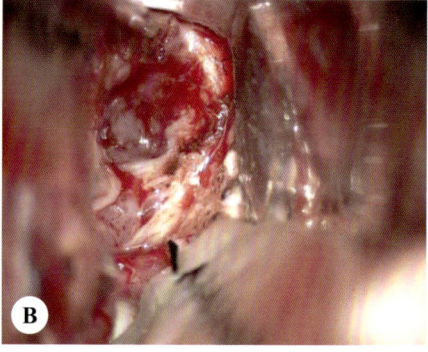

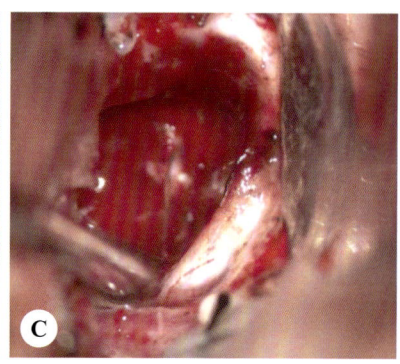

▲ 图 2-59　术中所见：A. 经前纵裂锐性游离至蝶骨平台，见肿瘤呈实体、包膜完整，色黄、质韧、血供中等，瘤体两侧均与视神经融合、无清晰蛛网膜界面分隔；B. 纵行切开瘤壁，内含胶冻样内容物，未见胆固醇结晶，术中冰冻提示低级别胶质瘤，至此，视路胶质瘤诊断明确；C. 手术方案转换为充分囊内减压，将残余瘤体由富血供向乏血供转化，保持包膜完整

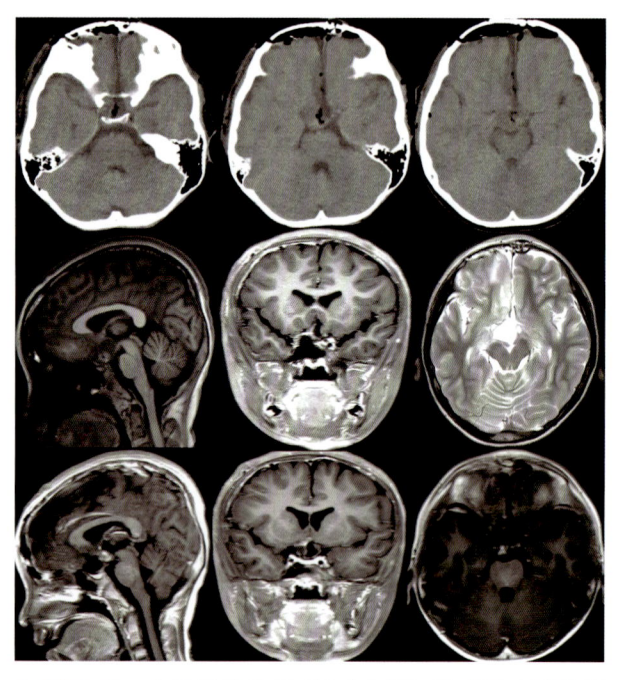

▲ 图 2-60　术后当晚头颅 CT（上排）及术后 1 周头颅 MRI 显示肿瘤切除满意，减压充分（中下排）

志物（−），结合头颅 CT 稍低密度影像，生殖细胞瘤基本可除外。影像学提示典型鞍上占位，垂体信号正常，垂体腺瘤可除外。首发症状为视力减退，生长发育正常、激素水平正常，诊断理应首选视路胶质瘤；但头颅 CT 提示病变内部及周边散在钙化，即使未呈现囊性变，从常见病考虑，也首选颅咽管瘤。

本例最终证实为视路胶质瘤，视路胶质瘤伴钙化该如何与颅咽管瘤相鉴别，值得深入探讨。儿童造釉细胞型颅咽管瘤的钙化来自于湿角蛋白[3]，90% 造釉细胞型颅咽管瘤可出现肿瘤钙化，多表现为蛋壳样，还可呈现沙砾样、爆米花样[4]，钙化程度越高，与邻近毗邻下丘脑、视神经粘连越紧密，手术难度越大[5]。反之，仅约 16% 的儿童视路胶质瘤出现钙化[6]，钙化来源于肿瘤内部微血管沉积的钙球[7]，呈局灶点状[8]。本例术前误判为颅咽管瘤，原因是瘤体在头颅 CT 上呈部分蛋壳样钙化，这类影像特征，在儿童视路胶质瘤实属罕见。本着诊断应从常见病、多发病考虑，本例首先考虑颅咽管瘤，是在情理之中。关键是要有手术预案（PLAN B），根据术中情况，及时调整手术方案，保证患儿得到最佳治疗，这是成熟小儿神经外科医生的表现。

参考文献

[1] 宫剑. 宫剑 小儿神经外科手术笔记（1）[M]. 中国科学技术出版社, 2021：儿童视路胶质瘤的自然进程与治疗策略, 35–38.

[2] 宫剑. 宫剑 小儿神经外科手术笔记（1）[M]. 中国科学技术出版社, 2021：宫剑教授谈儿童颅咽管瘤经前纵裂入路手术难度分型及热点问题探讨, 156–169.

[3] Song TQ, Xiao-RY, Jun P, et al. Does the calcification of adamantinomatous craniopharyngioma resemble the calcium deposition of osteogenesis/odontogenesis? [J]. Histopathology, 2014, 64 (3): 336–347.

[4] Peng J, Qi S, Pan J, et al. Preliminary Study on Composition and Microstructure of Calcification in Craniopharyngiomas [J]. J Craniofac Surg, 2016, 27 (4): e409–413.

[5] Chen M, Zhang Z, Yang M, et al. Prediction of calcification tendency in pediatric cystic adamantinomatous craniopharyngioma by using inflammatory markers, hormone markers, and radiological appearances [J]. Childs Nerv Syst, 2019, 35 (7): 1173–1180.

[6] Bilgiç S, Erbengi A, Tinaztepe B, et al. Optic glioma of childhood: clinical, histopathological, and histochemical observations [J]. Br J Ophthalmol, 1989, 73 (10): 832–837.
[7] Wee HY, Kuo JR, Lee YL, et al. Low-grade astrocytoma presenting as brain stone [J]. Formosan Journal of Surgery, 2014, 47 (6): 233–235.
[8] Pungavkar S, Lawande M, Patkar D, et al. Bilateral optic pathway glioma with intracranial calcification: Magnetic resonance imaging and magnetic resonance spectroscopy findings [J]. Australasian Radiology, 2005, 49 (6): 489–492.

病例 21 再谈儿童鞍区肿瘤的复杂性及鉴别要点

【病例概述】

2021 年 3 月接诊 1 例来自福建的 8 岁男性患儿（身高：135cm，体重：31kg）。主诉：右侧视力下降半年余，头晕伴尿崩 1 个月余。患者半年前无诱因出现右侧视力减退，近 1 个月出现头晕、多饮多尿等症状，当地医院检查发现鞍区巨大占位，遂来我院进一步治疗。门诊查体：神清、精神弱，发育基本正常，视力粗测右眼数指、左眼正常，双瞳等大，左：右 = 2.5mm：2.5mm，右眼直接光反射迟钝，余神经系统查体（-）。头颅 CT 示：鞍内、鞍上巨大囊实性混杂密度影，囊壁散在点状钙化影，第三脑室受压上抬、蝶鞍扩大、鞍底下陷，鞍底骨质变薄。头颅 MRI 示：鞍内、鞍上巨大囊实性占位，大小约 75mm×66mm×46mm，边界尚清，囊性部分呈长 T_1 长 T_2 信号，瘤内呈不规则结节样强化，第三脑室受压上抬。影像学初步诊断：视路胶质瘤（？），颅咽管瘤（？），脊索瘤（？），生殖细胞瘤（？）（图 2-61）。血清学：激素基本正常，肿瘤标志物 AFP（-），HCG（-）。

本例青春期男性患儿，首发症状为视力减退伴近期多饮多尿，颅咽管瘤、视路胶质瘤均不能除外。鉴于瘤体巨大，手术方案是分期手术，先行切除右侧额角肿瘤主体，明确诊断并缓解梗阻性脑积水。完善术前检查，于 2021 年 3 月 31 日全麻下行"右额开颅肿瘤切除术"。经右额皮质造瘘，皮质下 1cm 见肿瘤囊实性、实体为主，色红

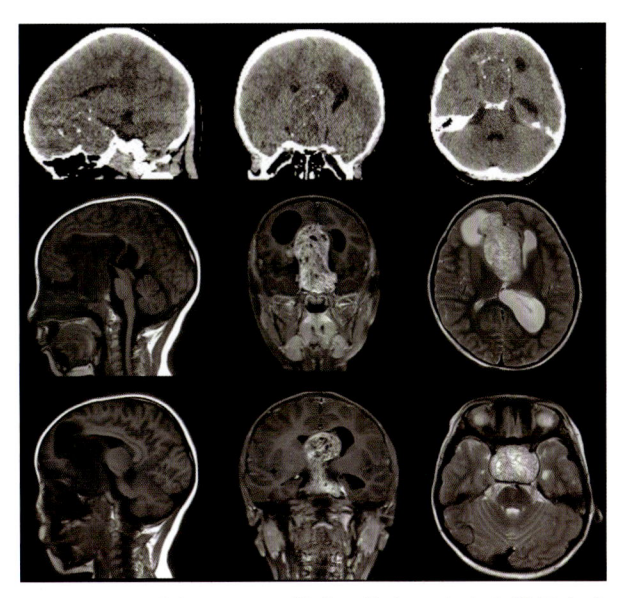

▲ 图 2-61 头颅 CT 示：鞍内、鞍上巨大囊实性混杂密度影，囊壁散在点状钙化影，第三脑室受压上抬、蝶鞍扩大、鞍底下陷，鞍底骨质变薄；头颅 MRI 示：鞍内、鞍上巨大囊实性占位，大小约 75mm×66mm×46mm，边界尚清，囊性部分呈长 T_1 长 T_2 信号，瘤内呈不规则结节样强化，第三脑室受压上抬。影像学初步诊断：视路胶质瘤（？），颅咽管瘤（？），脊索瘤（？），生殖细胞瘤（？）

质软、血供丰富，富含黄色沙砾状钙化。术中冰冻提示造釉细胞型颅咽管瘤，鉴于肿瘤厚壁，与毗邻组织粘连不紧密，决心争取一次性全切。遂在瘤体充分内减压后，改经前纵裂入路，见肿瘤与双侧视神经、颈内动脉、前交通动脉有蛛网膜分隔，易锐性游离，包膜表面细小穿支动脉保护完好，未见明确垂体柄结构，鞍内肿瘤充分刮除。肿瘤镜下全切，脑室开放，下丘脑、视神经、视交叉、基底动脉、前交通动脉、颈内动脉保护完好（图 2-62）。手术顺利，术中出血约 350ml，未输血，术毕安返 ICU 监护。

术后患儿状态好，视力视野粗测同术前，未见高热、尿崩、高血钠等下丘脑损伤症状。术后当晚头颅 CT 及术后 1 周头颅 MRI 显示肿瘤切除满意（图 2-63）。病理回报：造釉细胞型颅咽管瘤，散在少量核分裂象，局灶浸润脑组织。免疫组化：BRAFV600E（-），β-catenin（散在核阳），Ki-67 上皮基底细胞部分（+），炎性细胞（+）。整合诊断：造釉细胞型颅咽管瘤。术后 3 周因肺部感染，转入儿童医院专科治疗，随访中。

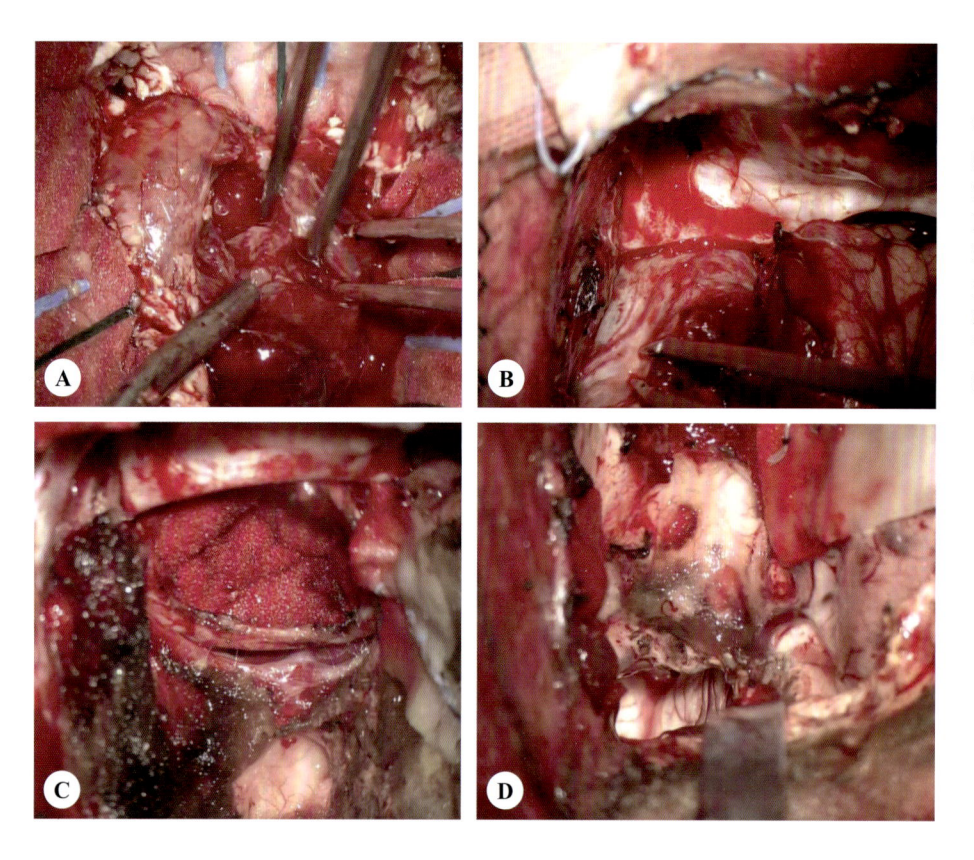

◀ 图 2-62 术中所见：A. 先行右额皮质造瘘暴露肿瘤，色红质软，血供丰富，富含黄色沙砾状钙化，充分囊内减压；B. 待冰冻回报提示颅咽管瘤，改行前纵裂入路，争取一次性全切肿瘤；C. 蝶鞍显著扩大，鞍内肿瘤切除满意；D. 肿瘤镜下全切，脑室开放，下丘脑保护满意

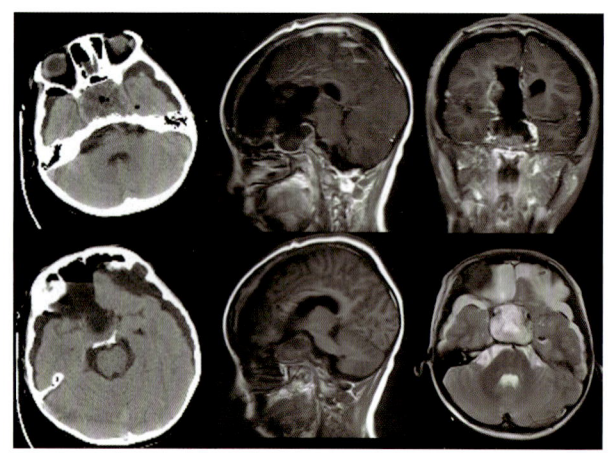

▲ 图 2-63 术后当晚头颅 CT 及术后 1 周头颅 MRI 显示肿瘤切除满意

【治疗体会】

本例儿童巨大鞍区肿瘤，准确鉴别是关键。儿童鞍区肿瘤，按发病率排序，依次为颅咽管瘤、视路胶质瘤、生殖细胞类肿瘤，垂体瘤少见，脊索瘤罕见[1]。本例青春期男性，首发症状为视力减退、多饮多尿，生长发育正常，肿瘤标志物(-)。影像学提示实体性肿瘤伴散在钙化，蝶鞍显著扩大，斜坡骨质未见明显破坏。我们知道，35%的脊索瘤累及斜坡[2]，均伴有骨质破坏[3, 4]；60%累及脑神经[5]（出现视神经、动眼神经、外展神经受累症状体征），本例均不相符，应首先排除。生殖细胞瘤以青春期女性多见，首发症状多为多饮多尿，本例性别不符；该患儿肿瘤如此巨大，主诉一直是右眼视力减退，近1个月才出现尿崩症，故生殖细胞瘤也应排除。本例巨大鞍内鞍上占位，突入右侧额角伴梗阻性脑积水，应在颅咽管瘤与视路胶质瘤之间鉴别。对于青少年，两者均可表现为实体性肿瘤，均可伴散在钙化，颅咽管瘤主诉多为生长发育迟缓，而视路胶质瘤多有性早熟，本例均不符。影像学中，有个细节需要关注：颅咽管瘤鞍上占位可以累及鞍内；而视路胶质瘤起源于视路，可以累及下丘脑，但几乎不会侵入鞍内，不会引起蝶鞍扩大。本例肿瘤鞍内侵入明显，蝶鞍显著扩大，因此临床诊断首先要考虑颅咽管瘤。

手术入路的选择，鉴于瘤体巨大，突入额角，合并梗阻性脑积水，首先选择右侧额角造瘘，目的如下：①充分瘤体减压，缓解脑积水；②明确病理，指导下一步手术方案；③若是视路胶质瘤，该入路对视神经、视交叉损伤轻；④若是颅咽管瘤，该入路对下丘脑损伤轻。值得庆幸的是，本例虽然瘤体巨大、血供丰富，但瘤壁与毗邻组织粘连不紧密，易剥除。鉴于术中冰冻回报为造釉细胞型颅咽管瘤，肿瘤全切是手术目的。既然手术比预想顺利，当即调整思路，经前纵裂抵达鞍区，争取全切。尽管瘤体巨大，毗邻结构挤压变形，但瘤壁厚韧、完整，易剥除，沿蛛网膜下腔锐性分离，尽量少用双极破坏蛛网膜界面，最终瘤体从鞍区、基底池完整娩出，双侧视神经、视交叉、颈内动脉、基底动脉、下丘脑保护完好，肿瘤镜下全切。回顾手术过程，正确选择手术入路并制订合理预案极为重要。既然术中证实为颅咽管瘤，且瘤壁粘连不紧、易剥离，争取一次性全切是正确选择。当然，手术经验需要在反复实践中不断积累。

参考文献

[1] Jagannathan J, Dumont AS, Jane J A, et al. Pediatric sellar tumors: diagnostic procedures and management [J]. Neurosurgical Focus FOC, 2005, 18 (6): 1–5.

[2] Tamura T, Sato T, Kishida Y, et al. OUTCOME OF CLIVAL CHORDOMAS AFTER SKULL BASE SURGERIES WITH MEAN FOLLOW-UP OF 10 YEARS [J]. Fukushima J Med Sci, 2015, 61 (2): 131–140.

[3] 张振光, 段楚玮, 张洪, et al. 斜坡脊索瘤的 CT 和 MRI 表现 [J]. 临床放射学杂志, 2020 (04): 654–658.

[4] Rassi MS, Hulou MM, Almefty K, et al. Pediatric Clival Chordoma: A Curable Disease that Conforms to Collins' Law [J]. Neurosurgery, 2018, 82 (5): 652–660.

[5] Beccaria KV. Les chordomes pédiatriques: à propos d'une série de 31 cas et revue de la littérature[C], 2013.

病例 22　罕见的视路胶质瘤侵犯基底节区引起一侧肢体运动障碍

【病例概述】

2021 年 9 月接诊 1 例来自河南的 1 岁女性患儿（身高：87cm，体重：15kg）。主诉：左侧肢体力弱伴水平眼震 3 个月，进行性加重。外院检查发现颅内病变，遂来我院就诊。门诊查体：神清、精神好，查体欠合作，双眼水平眼震明显，双瞳等大，左：右 = 2.5mm：2.5mm，光反应灵敏，左侧肢体活动欠灵活、下肢为著，皮肤无牛奶咖啡斑，余神经系统查体阴性。头颅 CT 示：鞍上、右侧基底节区可见不规则混杂高密度团块影，边缘模糊，其内可见片状低密度囊变区及点状、条状钙化影。头颅 MRI 示：视交叉、双侧视放射占位并肿胀，T_1WI 稍低信号 /T_2WI 稍高信号，边界模糊，DWI/ADC 序列见弥散受限，增强扫描病灶呈明显均匀强化。影像学初步诊断：视交叉、双侧视放射占位，毛细胞星形细胞瘤可能性大（图 2-64）。

本例婴幼儿水平眼震为首发症状，影像学提示肿瘤沿视路生长，视路胶质瘤为第一诊断。但肿瘤累及基底节区造成对侧肢体力弱十分罕见。手术指征明确，完善术前检查，于 2021 年 9 月 24

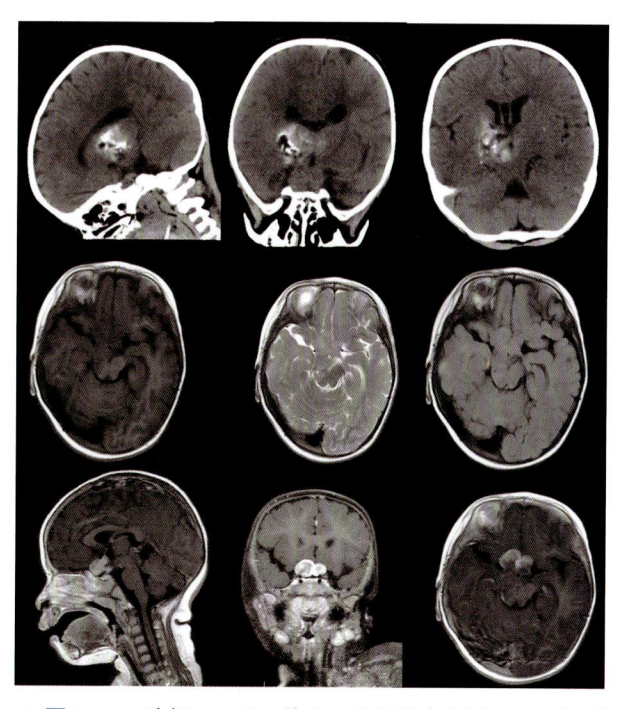

▲ 图 2-64　头颅 CT 示：鞍上、右侧基底节区可见不规则混杂高密度团块影，边缘模糊，其内可见片状低密度囊变区及点状、条状钙化影。头颅 MRI 示：视交叉、双侧视放射占位并肿胀，T_1WI 稍低信号 / T_2WI 稍高信号，边界模糊，DWI/ADC 序列见弥散受限，增强扫描病灶呈明显均匀强化。影像学初步诊断：视交叉、双侧视放射占位，毛细胞星形细胞瘤可能性大

日在全麻下行"右额开颅经前纵裂入路肿瘤部分切除术"。术中见肿瘤色黄质软、包膜完整，纵行切开肿瘤，瘤壁厚韧，瘤体色灰质软、血供丰富。典型低级别胶质瘤胶冻样改变，内含黄韧的钙化灶，严格囊内减压，瘤体以刮除为主，少用双极电凝，尽量压迫止血，直至内减压满意为止（图2-65）。手术顺利，术中出血约100ml，输异体红细胞1单位，术毕安返ICU监护。

术后患儿状态好，查体欠配合，双眼光反应敏感，体温、心率、尿色、尿量、血钠基本正常，肢体运动同术前。当晚头颅CT及术后1周头颅MRI显示肿瘤内减压满意（图2-66）。病理回报：星形细胞瘤（WHO Ⅱ级）；免疫组化：GFAP（+）、Olig-2（+）、Ki-67（5%～10%）、P53（+）、ATRX（+）、IDH1（-）、H3K27M（-）、CD34（血管+）、BRAFV600E（-）；基因检测：*BRAF*突变（+）、*NF1*突变（-）。整合诊断：毛细胞星型细胞瘤，伴*BRAF*突变（CNS1级）。患儿恢复好，粗测视力同术前，术后1周顺利出院（KPS：80分），后续化疗，随访中。

【治疗体会】

本例婴幼儿，首发症状为水平眼震伴左侧肢体力弱，影像学提示鞍上占位累及右侧基底节区，瘤内散在片状钙化灶。诊断上，患儿年龄幼小，基底节区生殖细胞瘤可除外；肿瘤实质性、非囊性伴蛋壳样钙化，生长发育正常，颅咽管瘤也基本排除。仔细研究影像，特别是MRI轴位像，发现瘤体累及视神经、视交叉、右侧视束，肿瘤基本沿视路生长，加之水平眼震等特征性表现，视路胶质瘤应为第一诊断，治疗方案应选择部分切除配合化疗，以期获得满意疗效。

本例特殊之处在于，肿瘤沿视路生长的同时累及右侧基底节区，出现左侧肢体力弱进行性加重的症状。通常，儿童基底节区胶质瘤、生殖细胞瘤常出现上述症状，但视路胶质瘤起源于视神经、视交叉、视束等结构，随着肿瘤增长，对毗邻结构多呈挤压而非侵袭性生长，除了视力减退、视野缺损、水平眼震、性早熟之外，很少出现一侧肢体力弱等症状[1,2]。

查阅文献，儿童视路胶质瘤侵犯基底节区有5例报道，仅2例引起肢体活动障碍[3-5]（表2-4）。视路胶质瘤常见分子变异包括*KIAA1549-BRAF*融合、*BRAF*突变、*NF1*突变、*FGFR1*突变、*ATRX*突变、*CDKN2A/B*纯合缺失等。*KIAA1549-BRAF*融合是视路胶质瘤常见变异（占70%～80%）[6]，这种融合导致*BRAF*的N端调控域丢失，从而引起RAS/MAPK信号通路的下游上调[7]。通常肿瘤局限，很少发生转移播散，预后好[8-10]。*BRAF*突变主要是缬氨酸在600位被谷氨酸取代（p.V600E），

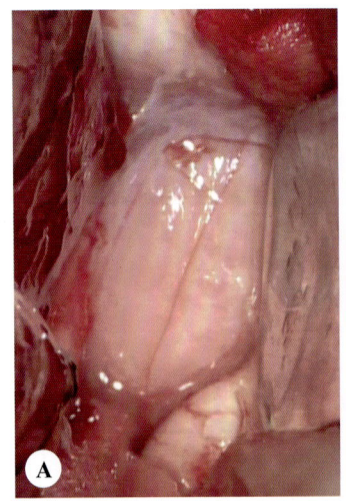

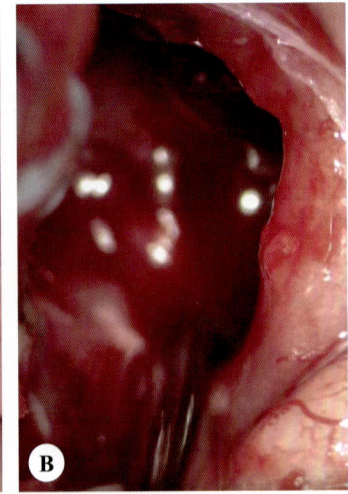

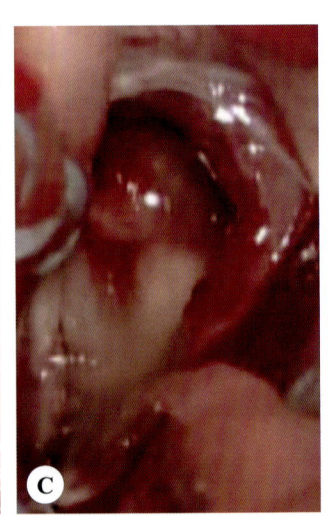

▲ 图2-65 术中所见：A. 经前纵裂入路暴露肿瘤，色黄质软、包膜完整；B. 纵行切开肿瘤，瘤壁厚韧，瘤体色灰质软、血供丰富；C. 充分囊内减压后，瘤腔压迫止血

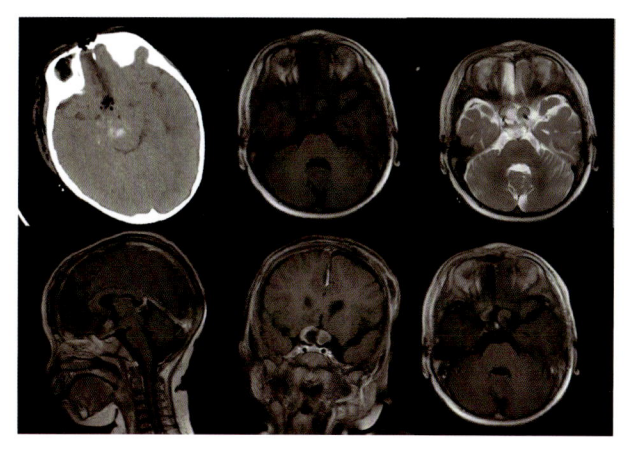

▲ 图 2-66 术后当晚头颅 CT 及术后 1 周头颅 MRI 显示肿瘤内减压满意

在 RAS/MAPK 通路中起到磷酸模拟剂的作用[11]。在弥漫性星形细胞瘤中突变频率为 30%～40%，在毛细胞型星形细胞瘤中突变频率为 5%～10%[12, 13]。*BRAF p.V600E* 突变型较野生型更具侵袭性，预后差[14, 15]。FGFR1 是一种受体酪氨酸激酶（RTK），通过其膜内酪氨酸激酶结构域（TKD）的激活在信号转导中起到关键作用，在视路胶质瘤中突变频率为 3%～5%，突变型较野生型预后差[16-18]。毛细胞型星形细胞瘤/毛黏液样型星形细胞瘤若发生 ATRX 突变、CDKN2A/B 纯合缺失，则提示恶性转化，在新版分类中归属为具有毛样特征的高级别星形细胞瘤，在视路胶质瘤中预后最差[19]。据此认为，本例肿瘤呈广泛侵袭性生长并罕见导致对侧肢体力弱，可能与 *BRAF* 基因突变有关。

儿童视路胶质瘤多为组织学良性表现，通常局限于视觉传导通路，仅 3%～12% 会发生颅内或椎管内软膜下腔播散转移[20-22]。即使播散转移，仍可通过部分切除配合全脑全脊髓放疗，辅以替莫唑胺（TMZ）等综合治疗，临床症状与影像学表现多会改善，总体治疗效果良好[21, 23]。

参考文献

[1] Ryall S, Tabori U, Hawkins C. Pediatric low-grade glioma in the era of molecular diagnostics [J]. Acta Neuropathol Commun, 2020, 8(1):30.
[2] Shofty B, Ben-Sira L, Kesler A, et al. Optic pathway gliomas [J]. Adv Tech Stand Neurosurg, 2015, 42:123–146.
[3] Liu GT, Brodsky MC, Phillips PC, et al. Optic radiation involvement in optic pathway gliomas in neurofibromatosis [J]. Am J Ophthalmol, 2004, 137(3):407–414.
[4] Parsa CF, Hoyt CS, Lesser RL, et al. Spontaneous regression of optic gliomas: thirteen cases documented by serial neuroimaging [J]. Arch Ophthalmol, 2001, 119(4):516–529.
[5] Upadhyaya SA, Robinson GW, Harreld JH, et al. Marked functional recovery and imaging response of refractory optic pathway glioma to BRAFV600E inhibitor therapy: a report of two cases [J]. Childs Nerv Syst, 2018, 34(4):605–610.
[6] Ryall S, Tabori U, Hawkins C. Pediatric low-grade glioma in the era of molecular diagnostics [J]. Acta Neuropathol Commun, 2020, 8(1):30.
[7] Jones DT, Kocialkowski S, Liu L, et al. Tandem duplication producing a novel oncogenic BRAF fusion gene defines the majority of pilocytic astrocytomas [J]. Cancer Res, 2008,

表 2-4 儿童视路胶质瘤侵犯基底节区病例报道

病例来源	年龄（岁）	性别	首发症状	肿瘤累及范围	基因变异	整合诊断
费城儿童医院[3]	5	男	双眼视力下降	视交叉、右侧基底节区	*NF1* 突变（+）	毛细胞型星形细胞瘤伴 *NF-1* 突变
费城儿童医院[3]	2.5	女	双眼视力下降	视交叉、左侧基底节区	*NF1* 突变（+）	不详
约翰斯·霍普金斯大学医学院[4]	0.5	男	双眼视力下降	视交叉、左侧基底节区	*NF1* 突变（-）	不详
圣裘德儿童研究医院[5]	2.5	男	双眼视力下降、伴下肢无力	视交叉、右侧基底节区	*BRAFv600E* 突变（+）、*NF1* 突变（-）	毛细胞型星形细胞瘤伴 *BRAF* 突变
圣裘德儿童研究医院[5]	0.5	男	眼球震颤、左侧肢体无力	视交叉、右侧基底节区	*BRAFv600E* 突变（+）、*NF1* 突变（-）	毛细胞型星形细胞瘤伴 *BRAF* 突变

68(21):8673–8677.

[8] Becker AP, Scapulatempo-Neto C, Carloni AC, et al. KIAA1549: BRAF Gene Fusion and FGFR1 Hotspot Mutations Are Prognostic Factors in Pilocytic Astrocytomas [J]. J Neuropathol Exp Neurol, 2015, 74(7):743–754.

[9] Hawkins C, Walker E, Mohamed N, et al. BRAF-KIAA1549 fusion predicts better clinical outcome in pediatric low-grade astrocytoma [J]. Clin Cancer Res, 2011, 17(14):4790–4798.

[10] Horbinski C, Hamilton RL, Nikiforov Y, et al. Association of molecular alterations, including BRAF, with biology and outcome in pilocytic astrocytomas [J]. Acta Neuropathol, 2010, 119(5):641–649.

[11] Garnett MJ, Marais R. Guilty as charged: B-RAF is a human oncogene [J]. Cancer Cell, 2004, 6(4):313–319.

[12] Schiffman JD, Hodgson JG, VandenBerg SR, et al. Oncogenic BRAF mutation with CDKN2A inactivation is characteristic of a subset of pediatric malignant astrocytomas [J]. Cancer Res, 2010, 70(2):512–519.

[13] Horbinski C, Nikiforova MN, Hagenkord JM, et al. Interplay among BRAF, p16, p53, and MIB1 in pediatric low-grade gliomas [J]. Neuro Oncol, 2012, 14(6):777–789.

[14] Pages M, Beccaria K, Boddaert N, et al. Co-occurrence of histone H3 K27M and BRAF V600E mutations in paediatric midline grade I ganglioglioma [J]. Brain Pathol, 2018, 28(1):103–111.

[15] Ho CY, Mobley BC, Gordish-Dressman H, et al. A clinicopathologic study of diencephalic pediatric low-grade gliomas with BRAF V600 mutation [J]. Acta Neuropathol, 2015, 130(4):575–585.

[16] Becker AP, Scapulatempo-Neto C, Carloni AC, et al. KIAA1549: BRAF Gene Fusion and FGFR1 Hotspot Mutations Are Prognostic Factors in Pilocytic Astrocytomas [J]. J Neuropathol Exp Neurol, 2015, 74(7):743–754.

[17] Goetz R, Mohammadi M. Exploring mechanisms of FGF signalling through the lens of structural biology [J]. Nat Rev Mol Cell Biol, 2013, 14(3):166–180.

[18] Jones DT, Hutter B, Jager N, et al. Recurrent somatic alterations of FGFR1 and NTRK2 in pilocytic astrocytoma [J]. Nat Genet, 2013, 45(8):927–932.

[19] Mistry M, Zhukova N, Merico D, et al. BRAF mutation and CDKN2A deletion define a clinically distinct subgroup of childhood secondary high-grade glioma [J]. J Clin Oncol, 2015, 33(9):1015–1022.

[20] Morikawa M, Tamaki N, Kokunai T, et al. Cerebellar pilocytic astrocytoma with leptomeningeal dissemination: case report [J]. Surg Neurol, 1997, 48(1):49–51, 51–52.

[21] Pollack I F, Hurtt M, Pang D, et al. Dissemination of low grade intracranial astrocytomas in children [J]. Cancer, 1994, 73(11):2869–2878.

[22] Bian SX, McAleer MF, Vats TS, et al. Pilocytic astrocytoma with leptomeningeal dissemination [J]. Childs Nerv Syst, 2013, 29(3):441–450.

[23] Aryan HE, Meltzer HS, Lu DC, et al. Management of pilocytic astrocytoma with diffuse leptomeningeal spread: two cases and review of the literature [J]. Childs Nerv Syst, 2005, 21(6):477–481.

七、儿童松果体区肿瘤

病例 23　新版 WHO CNS 松果体区肿瘤分类该如何解读

【病例概述】

2021年7月接诊1例来自山西的18岁女性患者（身高：162cm，体重：43kg）。主诉：间断性头晕半年，晕厥后发现颅内占位2个月余。患者半年前无明显诱因出现间断性头晕，2个月前突发晕厥，具体不详，后自行缓解。于当地医院检查发现松果体区占位，试行放疗（剂量不详），瘤体未见缩小，遂来我院要求进一步治疗。门诊查体：神清语利，自主体位，神经系统查体粗测（–）。头颅CT示：第三脑室后部类圆形团块状稍高密度影，边界清，大小约2.3cm×1.7cm，第三脑室扩大，鞍上池增宽。头颅MRI示：第三脑室后部团块状长T_1等T_2信号影，边界清，增强扫描显示均匀强化，大小约18mm×16mm×15mm。影像学初步诊断：畸胎瘤（？）（图2-67）。

本例青春期女性，松果体区占位放疗后无效，生殖细胞瘤可除外。儿童及青少年松果体区肿瘤生殖类最常见，本例放射科考虑畸胎瘤也属情理之中。但仔细阅片，瘤体实质性、密度均匀，既无钙化、也缺乏脂类成分，畸胎瘤诊断应排后，首先应考虑松果体实质性肿瘤。鉴于手术指征明确，完善入院检查，于2021年7月6日在全麻下行"右额开颅经胼胝体–穹窿间入路肿瘤切除术"。经透明隔间腔–穹窿柱间进入第三脑室，切开中间块，至第三脑室后部，见肿瘤呈实体性，色灰黄、质软、血供中等，瘤体起源于松果体，牵起前极，导水管上口清晰可见，分块切除，内含少量颗粒状钙化，顶盖结构保护完好，肿瘤大小约2.0cm×2.5cm×3.0cm，与大静脉粘连不紧密，镜下全切，导水管保持畅通，大脑大静脉、大脑内静脉保护完好（图2-68）。手术顺利，术中出血约

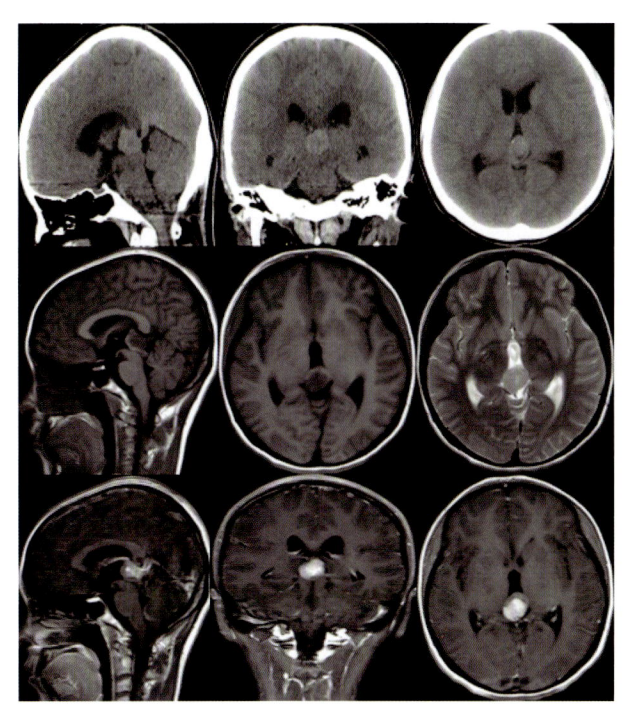

▲ 图 2-67 头颅 CT 示：第三脑室后部类圆形团块状稍高密度影，边界清，大小为约 2.3cm×1.7cm，第三脑室扩大，鞍上池增宽。头颅 MRI 示：第三脑室后部团块状长 T_1 等 T_2 信号影，边界清，增强扫描显示均匀强化，大小约 18mm×16mm×15mm。影像学初步诊断：畸胎瘤（？）

200ml，未输血，术后安返 ICU 监护。

术后患者状态好，神清语利、遵嘱活动，未见新增神经系统阳性体征。当晚头颅 CT 及术后 1 周头颅 MRI 显示肿瘤切除满意（图 2-69）。病理回报：中分化松果体实质瘤（WHO Ⅲ级）。免疫组化：Syn（+），NF（+），TTF-1（-），GFAP（-），Ki-67（5%～15%）。整合诊断：中分化的松果体实质性肿瘤（CNS WHO 3 级）。患者恢复好，术后 3 周顺利出院（KPS：70 分），继续后续治疗，随访中。

【治疗体会】

松果体区肿瘤儿童多见，占儿童脑肿瘤的 3%～11%[1]。成人少见，在成人脑肿瘤中占比小于 1%。松果体区肿瘤可以分为生殖细胞肿瘤，松果体实质性肿瘤和源于相邻解剖结构的肿瘤。生殖细胞肿瘤最常见，占松果体区肿瘤近 50%[2]。2021 版 WHO CNS 肿瘤分类将松果体实质性肿瘤分为：松果体细胞瘤（pineocytoma，PC）、中分化的松果体实质性肿瘤（pineal parenchymal tumor of intermediate differentiation，PPTID）、松果体母细胞瘤（pineoblastoma，PB）、松果体区乳头状肿瘤（PTPR）及松果体区促纤维增生性黏液样肿瘤——SMARCB1 突变型（desmoplstic myxoid tumor of the pineal region，SMARCBI-mutant）[3]。松果体细胞瘤（CNS WHO 1～2 级）为生长缓慢的松果体实质性肿瘤，是分化良好排列成片状的成熟细胞组成，多见于 30—60 岁的成年人[4, 5]；松果体母细胞瘤（CNS WHO 4 级）是具有侵袭性的松果体实质性肿瘤（占比 40%），为未分化的胚胎性肿瘤，好发于儿童，尤其是 2 岁以下的幼儿。由于肿瘤对毗邻结构的侵犯和播散，5 年生存率低于

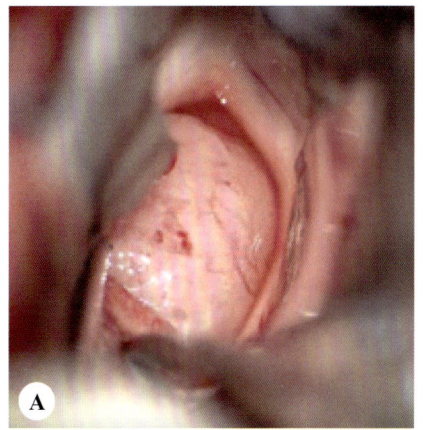

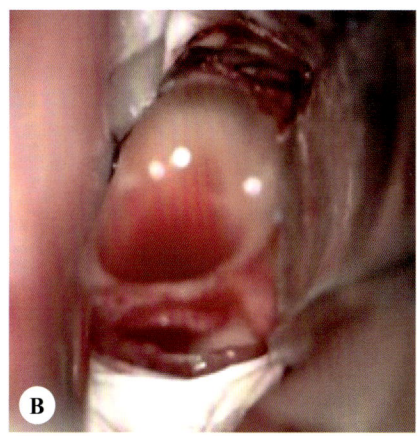

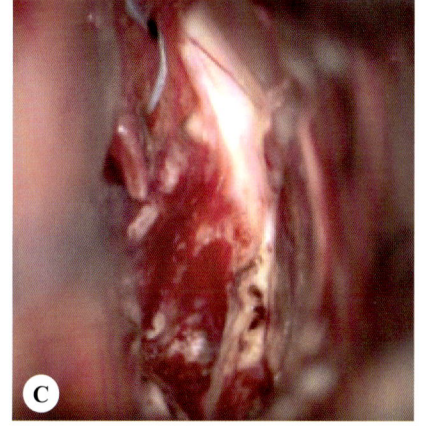

▲ 图 2-68 A. 肿瘤充分暴露，色灰黄、质软，血供中等；B. 牵开肿瘤前极，导水管上口清晰可见；C. 肿瘤起源于松果体，镜下全切，顶盖结构保护完好

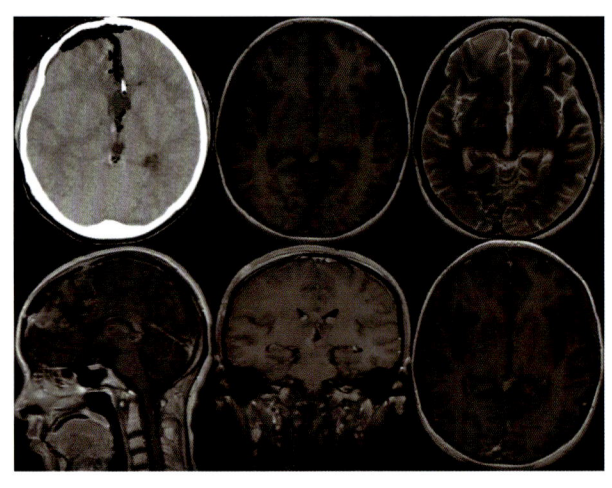

▲ 图 2-69 术后当晚头颅 CT 及术后 1 周头颅 MRI 显示肿瘤切除满意

60%[6]。最近研究发现，DICER1 和 DROSHA 基因是松果体母细胞瘤癌变的基础；松果体区乳头状肿瘤组织学表现为乳头状结构，肿瘤细胞呈柱状或立方体状，细胞角蛋白局部 GFAP 阳性[7]，平均发病年龄为 32 岁，儿童较少见[8]，5 年生存率 73%，10 年生存率 58%，预后较好[7]。与 2016 版相比，2021 版 WHO CNS 肿瘤分类新增松果体区促纤维增生性黏液样肿瘤，SMARCB1 突变型[3]。此型肿瘤是 2020 年由德国明斯特大学 Thomas 医生发现并命名，具有独特组织学特点，由分布于疏松黏液样基质中的上皮样、梭形肿瘤细胞和明显胶原化的促纤维增生间质交替分布构成，同时具有 SMARCB1 缺失的分子遗传学特征[9]。迄今为止，该型肿瘤报道不过 10 例[9-11]，多发生于成人，全基因组 DNA 甲基化分析结果与 AT/RT-MYC 型和低分化脊索瘤相近，表明该肿瘤与非典型性畸胎瘤/横纹肌样肿瘤（AT/RT）关系密切[12]。

中分化的松果体实质性肿瘤 1993 年由美国梅奥诊所 Schild 提出[13]，2000 年纳入 WHO 分型[14]，介于松果体细胞瘤和松果体母细胞瘤[15]（CNS WHO 2～3 级），平均发病年龄为 37.9 岁，肿瘤级别越高，发病年龄越小[16]。手术全切是中分化松果体实质性肿瘤的首选治疗[17]。Raleigh 报道了 38 例松果体肿瘤，2 级 10 例和 3 级 8 例中分化松果体实质性肿瘤，各 4 例进行手术全切，肿瘤切除程度与预后显著正相关[18]。我院林松教授报道中分化松果体实质性肿瘤，2 级 18 例、3 级 9 例，16 例实现手术全切，全切患者无进展生存率（PFS）和总生存率（OS）均显著高于非全切患者[19]。Chatterjee 报道了 16 例中分化松果体实质性肿瘤（平均年龄 29 岁），2 级 6 例、3 级 10 例，采用手术加放疗。结果除 1 例因局部复发需追加化疗，2 级患者均存活，无复发；3 级患者存活率 57%，1 例超过 15 个月无进展生存[20]。韩国釜山大学 Ji Won Yi 报道了 1 例 37 岁中分化松果体实质性肿瘤患者，采用丙卡巴肼/洛莫司汀/长春新碱（PCV）方案联合部分手术切除及术后 1 个月放疗（54Gy；27 次分割），随访 6 个月未见复发。因此，本例针对中分化松果体实质性肿瘤，手术全切配合放疗，期望获得满意疗效[21]。

参考文献

[1] Abela L, Rushing EJ, Ares C, et al. Pediatric papillary tumors of the pineal region: to observe or to treat following gross total resection? [J]. Childs Nerv Syst, 2013, 29(2): 307–310.

[2] Echevarría ME, Fangusaro J, Goldman S. Pediatric central nervous system germ cell tumors: a review [J]. Oncologist, 2008, 13(6): 690–699.

[3] Louis DN, Perry A, Wesseling P, et al. The 2021 WHO Classification of Tumors of the Central Nervous System: a summary [J]. Neuro Oncol, 2021, 23(8): 1231–1251.

[4] Tamrazi B, Nelson M, Blüml S. Pineal Region Masses in Pediatric Patients [J]. Neuroimaging Clin N Am, 2017, 27(1): 85–97.

[5] Almahariq F, Raguz M, Romic D, et al. A biphasic tumor in posterior cranial fossa and the pineal region in young adult [J]. Surg Neurol Int, 2020, 11: 64.

[6] Liu APY, Gudenas B, Lin T, et al. Risk-adapted therapy and biological heterogeneity in pineoblastoma: integrated clinico-pathological analysis from the prospective, multi-center SJMB03 and SJYC07 trials [J]. Acta Neuropathol, 2020, 139(2): 259–271.

[7] Fèvre Montange M, Vasiljevic A, Champier J, et al. Papillary tumor of the pineal region: Histopathological characterization and review of the literature [J]. Neurochirurgie, 2015, 61(2–3): 138–142.

[8] Boßelmann CM, Gepfner-Tuma I, Schittenhelm J, et al. Papillary tumor of the pineal region: a single-center experience [J]. Neurooncol Pract, 2020, 7(4): 384–390.

[9] Thomas C, Wefers A, Bens S, et al. Desmoplastic myxoid tumor, SMARCB1–mutant: clinical, histopathological and molecular characterization of a pineal region tumor encountered in adolescents and adults [J]. Acta Neuropathol, 2020, 139(2): 277–286.

[10] Matsumura N, Goda N, Yashige K, et al. Desmoplastic myxoid tumor, SMARCB1–mutant: a new variant of SMARCB1–

deficient tumor of the central nervous system preferentially arising in the pineal region [J]. Virchows Arch, 2021, 479(4): 835–839.

[11] Wang YE, Chen JJ, Wang W, et al. A case of desmoplastic myxoid tumor, SMARCB1 mutant, in the pineal region [J]. Neuropathology, 2021, 41(1): 37–41.

[12] Hasselblatt M, Isken S, Linge A, et al. High-resolution genomic analysis suggests the absence of recurrent genomic alterations other than SMARCB1 aberrations in atypical teratoid/rhabdoid tumors [J]. Genes Chromosomes Cancer, 2013, 52(2): 185–190.

[13] Schild SE, Scheithauer BW, Schomberg PJ, et al. Pineal parenchymal tumors. Clinical, pathologic, and therapeutic aspects [J]. Cancer, 1993, 72(3): 870–880.

[14] Louis DN, Ohgaki H, Wiestler OD, et al. The 2007 WHO classification of tumours of the central nervous system [J]. Acta Neuropathol, 2007, 114(2): 97–109.

[15] Das P, Mckinstry S, Devadass A, et al. Are we over treating Pineal Parenchymal tumour with intermediate differentiation? Assessing the role of localised radiation therapy and literature review [J]. Springerplus, 2016, 5: 26.

[16] Fauchon F, Jouvet A, Paquis P, et al. Parenchymal pineal tumors: a clinicopathological study of 76 cases [J]. Int J Radiat Oncol Biol Phys, 2000, 46(4): 959–968.

[17] Kumar N, Srinivasa GY, Madan R, et al. Role of radiotherapy in residual pineal parenchymal tumors [J]. Clin Neurol Neurosurg, 2018, 166: 91–98.

[18] Raleigh DR, Solomon DA, Lloyd SA, et al. Histopathologic review of pineal parenchymal tumors identifies novel morphologic subtypes and prognostic factors for outcome [J]. Neuro Oncol, 2017, 19(1): 78–88.

[19] Yu T, Sun X, Wang J, et al. Twenty-seven cases of pineal parenchymal tumours of intermediate differentiation: mitotic count, Ki-67 labelling index and extent of resection predict prognosis [J]. J Neurol Neurosurg Psychiatry, 2016, 87(4): 386–395.

[20] Chatterjee D, Lath K, Singla N, et al. Pathologic Prognostic Factors of Pineal Parenchymal Tumor of Intermediate Differentiation [J]. Appl Immunohistochem Mol Morphol, 2019, 27(3): 210–215.

[21] Yi JW, Kim HJ, Choi YJ, et al. Successful treatment by chemotherapy of pineal parenchymal tumor with intermediate differentiation: a case report [J]. Cancer Res Treat, 2013, 45(3): 244–249.

八、儿童颅后窝肿瘤

病例 24　儿童小脑蚓部节细胞胶质瘤的外科治疗

【病例概述】

2021年8月接诊1例来自山东的14岁男性患儿（身高：189cm；体重：88kg）。主诉：外伤后偶然发现颅内占位50余天。患儿约50天前头部摔伤后于当地医院检查发现颅内占位，遂来我院就诊。门诊查体：神清语利，自主体位，神经系统查体未见明显阳性体征。头颅CT示：小脑蚓部混杂密度影，其内可见结节状钙化影。头颅MRI显示：小脑蚓部、右小脑见不规则长T_1长T_2信号，信号混杂、呈分叶状，边界尚清，大小约42mm×28mm×30mm，增强扫描见局部结节状强化。影像学初步诊断小脑蚓部占位性病变：髓母细胞瘤（？），胶质神经元肿瘤（？）（图2-70）。

本例颅后窝占位，手术指征明确，完善术前检查。于2021年8月6日全麻下行"后正中开颅肿瘤切除术"。导航及超声引导下，切开部分下蚓部，深达2cm，见肿瘤色灰、质软韧不均、包膜欠完整、血供中等，瘤周水肿不明显，与毗邻脑组织边界不清，与脑干无粘连，第四脑室顶部分开放，肿瘤大小约4.0cm×3.0cm×3.5cm，镜下全切。手术顺利，术中出血约200ml，未输血，术后安返病房监护。

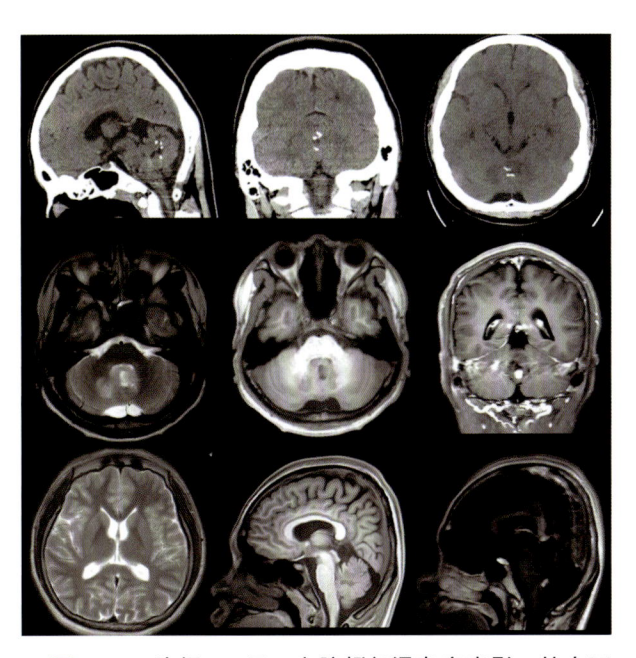

▲ 图2-70　头颅CT示：小脑蚓部混杂密度影，其内可见结节状钙化影；头颅MRI显示：小脑蚓部、右小脑见不规则长T_1长T_2信号，信号混杂、呈分叶状，边界尚清，大小约42mm×28mm×30mm，增强扫描见局部结节状强化。影像学初步诊断小脑蚓部占位性病变：髓母细胞瘤（？），胶质神经元肿瘤（？）

术后患儿状态好，神清语利，遵嘱活动。手术当晚头颅 CT 及术后 1 周头颅 MRI 显示肿瘤切除满意（图 2-71）。病理回报：节细胞胶质瘤。免疫组化：GFAP（+），Olig-2（+），Ki-67（1%～2%），CD34（局灶+），Syn（+），NeuN（散在+），H3K27M（-），IDH1（-）。基因检测：BRAF 基因突变。整合诊断：节细胞胶质瘤（CNS WHO 1 级）。术后恢复好，未见新增神经系统阳性体征，术后 7 天顺利出院（KPS：90 分），无须放化疗，随访中。

【治疗体会】

节细胞胶质瘤多位于颞叶，其次是额叶和顶叶，很少见于小脑等颅后窝部位。孙振荣报道 30 例节细胞胶质瘤，幕上 25 例、小脑 3 例、脊髓 2 例[1]。杨振华报道节细胞胶质瘤 14 例，幕上 10 例、小脑 2 例、脊髓 2 例[2]。Haddad 报道 17 例节细胞胶质瘤，幕上 14 例、脊髓 3 例[3]。总体而言，节细胞胶质瘤，幕上占比约 69%，小脑仅占 8%，可见其罕见性。

本例小脑蚓部占位伴散在钙化，从儿童常见脑肿瘤角度，首先应考虑髓母细胞瘤。若是髓母细胞瘤，多有头痛、呕吐等高颅压症状，很少是偶然发现。且病程进展快，一旦合并梗阻性脑积水，多剧烈头痛。据此，本例明显不符。门诊查体患儿一般状态好，颅内占位属偶然发现，病程进展缓慢，种种迹象，从临床角度考虑应是良性病变缓慢生长。再从影像学上分析，本例小脑蚓部占位伴钙化，但占位征象并不明显，第四脑室虽轻微受压、形态尚可辨认，不伴瘤周水肿。特别需要注意，本例颅后窝松弛，大枕大池发达，甚至感觉存在广泛的小脑萎缩。而髓母细胞瘤通常颅后窝饱满甚至肿胀、枕大孔拥挤，本例明显不符。据此，应首先考虑良性病变，髓母细胞瘤推至第二诊断。儿童颅后窝最常见的良性病变就是低级别胶质瘤，最终病理证实，这一推断合理准确。

2021 WHO CNS 肿瘤分类，节细胞胶质瘤属于胶质神经元和神经元肿瘤（CNS WHO 1 级），手术全切后无须放化疗即可临床治愈。美国爱荷华大学 Haddad[3]、杜克大学 Silver[4] 根据各自研究一致认为节细胞胶质瘤呈惰性生长，全切后不易复发，不建议术后再行放化疗。因为其不仅对存活率没有改善，反而会造成患者认知障碍，得不偿失[5]。

参考文献

[1] 孙振荣，赵继宗. 神经节胶质细胞瘤 [J]. 中华神经外科杂志，1995（06）：361-363.

[2] 杨振华，高培毅，陆荣庆. 中枢神经系统神经节细胞胶质瘤影像学诊断 [J]. 中国医学影像技术，2002, 18: 223-225.

[3] Haddad SF, Moore SA, Menezes AH, et al. Ganglioglioma: 13 years of experience [J]. Neurosurgery, 1992, 31(2): 171-178.

[4] Silver JM, Rawlings Iii CE, Rossitch Jr E, et al. Ganglioglioma: a clinical study with long-term follow-up [J]. Surgical neurology, 1991, 35(4): 261-266.

[5] Johannsson JH, Rekate HL, Roessmann U. Gangliogliomas: pathological and clinical correlation [J]. J Neurosurg, 1981, 54(1):58-63.

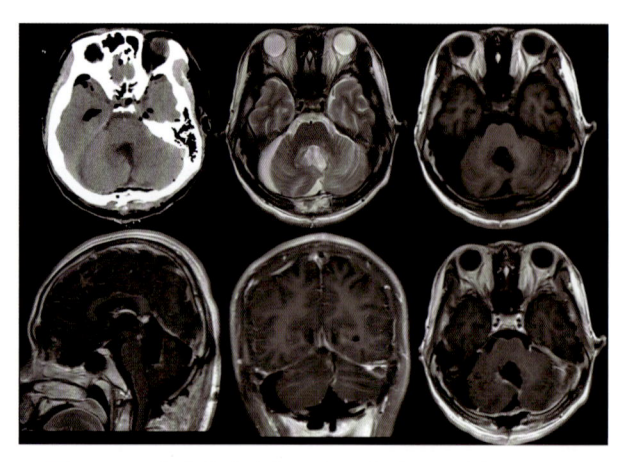

▲ 图 2-71 术后当晚头颅 CT 及术后 1 周头颅 MRI 显示肿瘤切除满意

病例 25 如何确定小脑蚓部肿瘤术后缄默

【病例概述】

2021 年 1 月接诊 1 例来自宁夏的 16 岁男性患儿（身高：179cm，体重：83kg），主诉偶然发现颅内占位 20 个月余，进行性增大。患儿于 20 个月前偶然发现颅内占位，当地医生建议手术，由于患儿无症状，家长顾虑手术风险，拒绝手术，随访期间，发现肿瘤进行性增大，遂来我院要求手术治疗。门诊查体示：神清语利，自主体位，无明显神经系统阳性体征。头颅 CT 显示：小脑蚓部占位，稍高密度团块影，含颗粒钙化，第四脑室受压变形。头颅 MRI 显示：小脑蚓部占位，大小约 37.50mm×19.69mm×16.95mm，等 T_1 稍长 T_2 混杂信号，不均匀强化。初步诊断：髓母细胞瘤；胶质瘤（图 2-72 和图 2-73）。

鉴于肿瘤体积进行性增大，手术指征明确，完善术前检查，于 2021 年 1 月 11 日行"后正中开颅肿瘤切除术"。术中见肿瘤位于小脑蚓部，色灰黄、质软、血供不丰富、边界欠清晰，瘤体腹侧未突破第四脑室，顶壁侵犯脑干。手术顺利，肿瘤镜下全切，脑干背侧保护完好（图 2-74）。术中冰冻回报：胶质瘤。术中出血约 100ml，未输血，术毕安返 ICU 监护。

术后患儿状态好，复查头颅 CT/MRI 显示肿瘤切除满意（图 2-75）。病理回报示：混合性神经元胶质肿瘤（WHO 1 级）。免疫组化：Olig-2（+），NeuN（颗粒细胞+），Syn（+），Ki-67（1%～3%，局灶 8%），P53（-），IDH1（-），CD34（血管+），BRAFV600E（±）。基因检测：*BRAF* 基因突变。患儿恢复好，无新增神经系统阳性体征，未出现小脑缄默综合征。术后 1 周顺利出院，定期随访中。

【治疗体会】

本例我院影像报告提示髓母细胞瘤可能性大。但结合病史，肿瘤进展缓慢，位于小脑蚓部，对第四脑室轻度压迫、对脑干无侵犯，应属低度恶性，最终证实为混合性神经元胶质肿瘤，而非髓母细胞瘤。反思影像科判断髓母细胞瘤，主要依据是本例肿瘤在 CT 上呈稍高密度伴点状钙化，是髓母细胞瘤常见影像特征。但若脱离病史，显然容易出现误诊漏诊，如前述病例提及，髓母细胞瘤 CT 影像可以呈现为罕见的低密度[1]；而如本例，胶质瘤在 CT 影像上也可以呈现为少见的稍高密度。在此，进一步思考，人工智能（AI）在影像学上的发展方兴未艾，但若脱离临床第一手资料，单纯从影像学上分析，极易误诊。期望人工智能完全代替经验丰富的影像学专家，还有漫长的道路需要探索。

颅后窝手术易合并小脑缄默综合征（cerebellar mutism syndrome，CMS）。近 40 年来，描述 CMS 的术语混乱，Thomale/Driever 总结常用语包括：小脑性缄默症（cerebellar mutism，CM）、小脑缄默综合征（CMS）、颅后窝综合征（posterior fossa syndrome，PFS）、短暂性小脑性缄默症（transient cerebellar mutism，TCM）、运动性缄默症（AM）和伴随构音障碍的缄默症等等[2]。由于术语不统一，国际报道儿童颅后窝肿瘤术后 CMS 发生率为 8%～32%[3-5]。

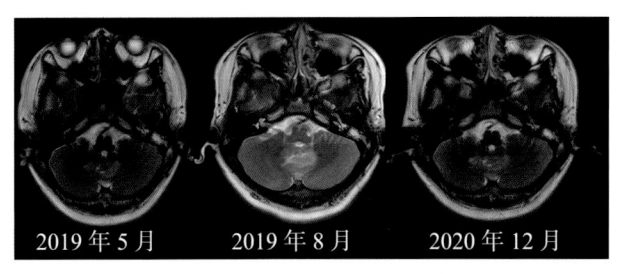

▲ 图 2-72 患儿偶然发现颅内占位，随访 20 个月，肿瘤体积进行性增大，遂来京要求手术治疗

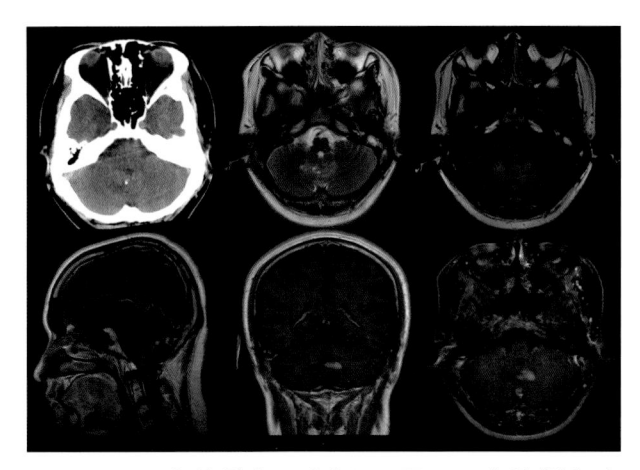

▲ 图 2-73 术前影像，头颅 CT 显示：小脑蚓部占位，稍高密度团块样影，含颗粒钙化，第四脑室受压变形；头颅 MRI 显示：小脑蚓部占位，大小约 37.50mm×19.69mm×16.95mm，等 T_1 稍长 T_2 混杂信号，不均匀强化。初步诊断：髓母细胞瘤；胶质瘤

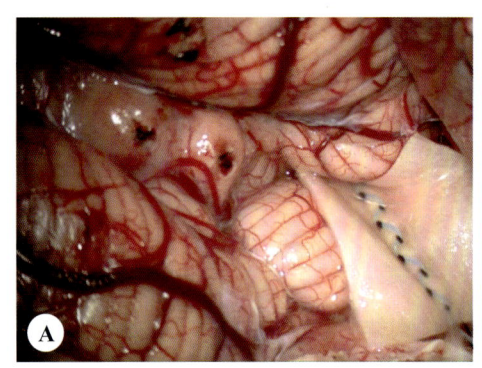

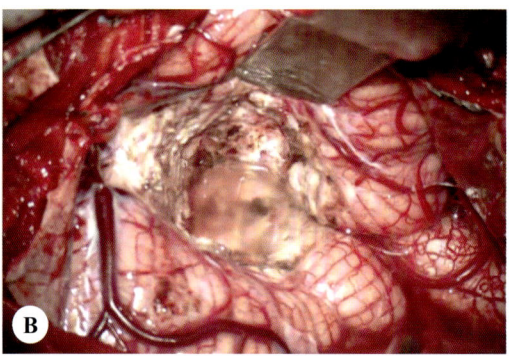

图 2-74 术中所见：A. 肿瘤位于小脑蚓部，色灰黄质软、血供不丰富，术中冰冻提示胶质瘤；B. 肿瘤全切，未突破第四脑室，脑干保护完好

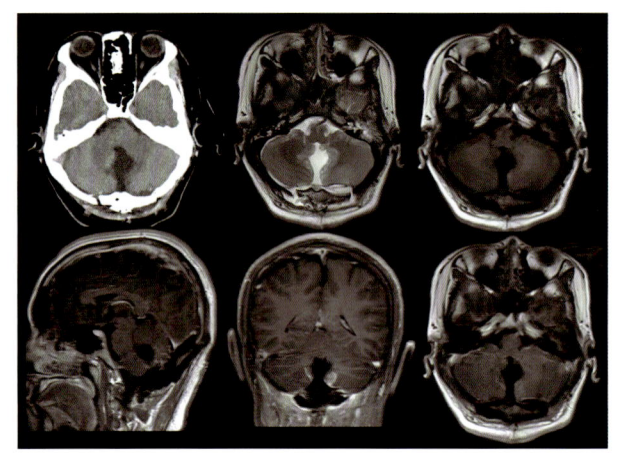

图 2-75 术后当晚头颅 CT 及术后 1 周头颅 MRI 显示肿瘤切除满意

在此，对两个临床易混淆概念简单梳理一下：①颅后窝综合征（posterior fossa syndrome，PFS），又称小脑缄默综合征（cerebellar mutism syndrome，CMS）。儿童髓母细胞瘤术后常见[5-7]，通常表现为短暂性语言障碍[8]，同时伴有共济失调、易怒、情绪不稳定等[5-7, 9, 10]。②中枢性球麻痹（central bulbar paralysis），则是后组脑神经受损表现。颅后窝手术若造成舌咽、迷走神经及共同起始核团受损，患儿术后表现为声音嘶哑、吞咽困难、饮水呛咳、咽反射消失等，我们称之为"真性球麻痹"；舌咽、迷走神经的运动核受双侧皮质脑干束支配，当一侧损害时不出现球麻痹症状，咽反射存在，称为"假性球麻痹"。简言之，真性球麻痹是舌咽/迷走等周围神经受损的表现，而假性球麻痹是舌咽/迷走中枢核团受损的表现。

对于 CMS 的成因，普遍认为是齿状核 - 丘脑 - 皮质通路（DTC pathway）受损[11]。DTC 通路是小脑皮质回路的上升部分，起源于齿状核，由穿过同侧小脑上脚的轴突、交叉于中脑被盖的轴突和对侧丘脑腹外侧核的突触组成[12]。该传导通路通过运动前区、运动区、前额叶和额叶皮质的二级神经元终止。因此，除了参与运动外，与儿童认知行为关系密切[13]。CMS 相关的风险因素包括：肿瘤侵犯部位（脑干、齿状核、小脑中脚等）、肿瘤类型（髓母多见、SHH 型少见[14]）、肿瘤体积（直径＞5cm）[15]等，年龄方面尚存在争议[16]。笔者体会，年龄偏大的学龄后儿童更易发生术后 CMS。大量研究证实脑干受侵与 CMS 密切相关[17, 18]，具体机制可能是：①术中操作及牵拉造成脑干及小脑脚的水肿；②术前肿瘤压迫引起脑干白质传导束受压弯曲，术后减压空腔形成，进一步导致传导束弯曲，引起白质传导束轴突受损，术后 CMS 发生。Doxey 等回顾了 20 例 CMS，脑干受累的患者术后 CMS 发生率为 100%[19]，而小脑蚓部的切开及脑积水是否导致 CMS 目前尚存争议。

本例患儿，起源于小脑蚓部的肿瘤切除，并未造成术后缄默。笔者认为，颅后窝手术造成缄默的影响因素，依次排序为：①肿瘤对脑干的侵犯；②来源于 PICA 的供血动脉的损伤；③瘤体巨大、瘤周水肿明显，切除肿瘤时对齿状核的损伤；④小脑上蚓部的损伤。本例肿瘤起源于下蚓部，与脑干无关，行根治性切除，不会造成术后缄默。需要指出，部分学者过分强调术中小脑蚓部的保护，仅通过小脑延髓裂切除颅后窝巨大肿瘤，既不利于肿瘤的全切，也说明该学者不了解儿童术后缄默产生的机制。特别是髓母细胞瘤等起源于小脑蚓部的肿瘤，对瘤体及下蚓部进行根治性切除是必要的。

CMS 患儿多数经过 1～3 个月的康复性训练，可自行恢复语言功能。当患儿术后即出现认知及运动功能障碍，语言功能恢复的时间会延长。术后出现 CMS，可能是齿状核损伤所致；而术后 2～3 天延期出现的 CMS，则可能是来源于 PICA 的供血动脉电凝切断，术后血流再分配，齿状核局部缺血、水肿引起[20]。前者恢复慢，CMS 持续时间长；后者恢复快，CMS 持续时间短。

参考文献

[1] 宫剑. 宫剑教授病例分享（三十八）：儿童髓母细胞瘤在 CT 影像上会表现为低密度占位吗？. 北京天坛医院小儿神经外科公众号，2021. https://mp.weixin.qq.com/s/v5_5XdOk3P6Po9unjKiuiwv

[2] Soelva V, Hernaiz Driever P, Abbushi A, et al. Fronto-cerebellar fiber tractography in pediatric patients following posterior fossa tumor surgery [J]. Childs Nerv Syst, 2013, 29(4): 597–607.

[3] Avula S, Mallucci C, Kumar R, et al. Posterior fossa syndrome following brain tumour resection: review of pathophysiology and a new hypothesis on its pathogenesis [J]. Childs Nerv Syst, 2015, 31(10): 1859–1867.

[4] Wibroe M, Cappelen J, Castor C, et al. Cerebellar mutism syndrome in children with brain tumours of the posterior fossa [J]. BMC Cancer, 2017, 17(1): 439.

[5] Gudrunardottir T, Sehested A, Juhler M, et al. Cerebellar mutism [J]. Child's Nervous System, 2011, 27(3): 355–363.

[6] Robertson PL, Muraszko KM, Holmes EJ, et al. Incidence and severity of postoperative cerebellar mutism syndrome in children with medulloblastoma: a prospective study by the Children's Oncology Group [J]. J Neurosurg, 2006, 105(6 Suppl): 444–451.

[7] Tamburrini G, Frassanito P, Chieffo D, et al. Cerebellar mutism [J]. Childs Nerv Syst, 2015, 31(10): 1841–1851.

[8] Khan RB, Patay Z, Klimo P, et al. Clinical features, neurologic recovery, and risk factors of post-operative posterior fossa syndrome and delayed recovery: A prospective study [J]. Neuro Oncol, 2021.

[9] Wickenhauser ME, Khan RB, Raches D, et al. Characterizing Posterior Fossa Syndrome: A Survey of Experts [J]. Pediatr Neurol, 2020, 104: 19–22.

[10] Gudrunardottir T, Morgan AT, Lux AL, et al. Consensus paper on post-operative pediatric cerebellar mutism syndrome: the Iceland Delphi results [J]. Childs Nerv Syst, 2016, 32(7): 1195–1203.

[11] Van Baarsen KM, Grotenhuis JA. The anatomical substrate of cerebellar mutism [J]. Med Hypotheses, 2014, 82(6): 774–780.

[12] Gadgil N, Hansen D, Barry J, et al. Posterior fossa syndrome in children following tumor resection: Knowledge update [J]. Surg Neurol Int, 2016, 7(Suppl 6): S179–183.

[13] Morris EB, Phillips NS, Laningham FH, et al. Proximal dentatothalamocortical tract involvement in posterior fossa syndrome [J]. Brain, 2009, 132(Pt 11): 3087–3095.

[14] Jabarkheel R, Amayiri N, Yecies D, et al. Molecular correlates of cerebellar mutism syndrome in medulloblastoma [J]. Neuro Oncol, 2020, 22(2): 290–297.

[15] Rorke LB. The cerebellar medulloblastoma and its relationship to primitive neuroectodermal tumors [J]. J Neuropathol Exp Neurol, 1983, 42(1): 1–15.

[16] Catsman-Berrevoets C, Patay Z. Cerebellar mutism syndrome [J]. Handb Clin Neurol, 2018, 155: 273–288.

[17] Parrish JB, Weinstock-Guttman B, Yeh EA. Cerebellar mutism in pediatric acute disseminated encephalomyelitis [J]. Pediatr Neurol, 2010, 42(4): 259–266.

[18] Yildiz O, Kabatas S, Yilmaz C, et al. Cerebellar mutism syndrome and its relation to cerebellar cognitive and affective function: Review of the literature [J]. Ann Indian Acad Neurol, 2010, 13(1): 23–27.

[19] Doxey D, Bruce D, Sklar F, et al. Posterior fossa syndrome: identifiable risk factors and irreversible complications [J]. Pediatr Neurosurg, 1999, 31(3): 131–136.

[20] Turgut M. Cerebellar mutism in pediatric acute disseminated encephalomyelitis [J]. Pediatr Neurol, 2010, 43(4): 303–304; author reply 304.

病例 26　儿童小脑发育不良性神经节细胞瘤（LDD）的外科治疗

【病例概述】

2021 年 9 月接诊 1 例来自河北的 9 岁男性患儿（身高：121cm，体重：25kg）。主诉：间断性头痛 2 周余。患儿 2 周前无明显诱因出现间断性头痛，不伴有恶心呕吐，于当地医院检查发现颅内占位，遂来我院就诊。门诊查体：神清语利，自主体位，共济征（+），余神经系统查体未见明显阳性体征。头颅 CT 示：左侧小脑半球不规则低密度影，边界欠清晰。头颅 MRI 示：左侧小脑半球团块状长 T_1 长 T_2 信号影，信号均匀、边界模糊，呈"虎纹"样条状排列，脑回样强化。初步诊断：小脑发育不良性神经节细胞瘤（图 2-76）。

患儿左侧小脑半球占位，手术指征明确，于 2021 年 9 月 16 日在全麻下行"后正中左拐小脑半球占位切除术"。术中切开硬膜，见小脑表面形态正常，张力不高，未见明显沟回增宽及水肿带。

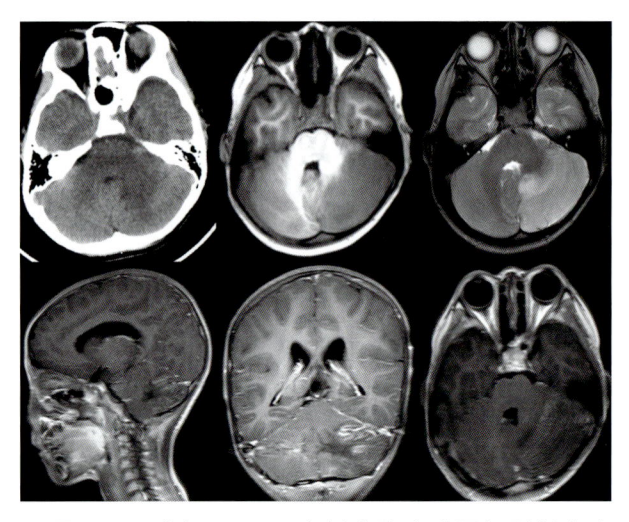

▲ 图 2-76 头颅 CT 示：左侧小脑半球不规则低密度影，边界欠清晰；头颅 MRI 示：左侧小脑半球团块状长 T_1 长 T_2 信号，信号均匀、边界模糊，呈"虎纹"样条状排列，脑回样强化。初步诊断：小脑发育不良性神经节细胞瘤

导航引导下判定切除范围，切开小脑皮质，皮质下 0.5cm 质地略韧、色白、缺乏正常组织结构，边界不清，血供不丰富，导航引导下尽量大范围切除，直至第四脑室开放，充分显露左侧桥臂，切除范围满意。手术顺利，脑干保护完好，术中出血约 100ml，未输血，术后安返 ICU 监护（图 2-77）。

术后患儿神清语利、状态好，当晚复查头颅 CT 及术后 1 周复查头颅 MRI 显示肿瘤切除满意（图 2-78）。病理回报：胶质细胞，局部明显异型核，少量 Ki-67 阳性核，小脑发育不良性神经节细胞瘤。免疫组化：CD3（+），CD20（+），Syn（+），NeuN（+），GFAP（+），Olig-2（+），Ki-67（散在少量+），NF（+），MBP（+）。基因检测：体细胞变异 0 个，胚系变异 0 个。整合诊断：小脑发育不良性神经节细胞瘤（CNS WHO 1 级）。患儿恢复好，术后 10 天顺利出院（KPS：90 分），无须放化疗，随访中。

【治疗体会】

小脑发育不良性神经节细胞瘤（dysplastic gangliocytoma of the cerebellum，DGC）由法国学者 Lhermitte 和 Duclos 于 1920 年首先提出，又称为 Lhermitte-Duclos 病（Lhermitte-Duclos disease，LDD）[1]，是一种罕见的起源于小脑皮质的神经节细胞瘤。依据第 5 版 WHO CNS 肿瘤分类，属于胶质神经元与神经元肿瘤[2]。LDD 发病机制不详，主要年龄分布于 30—40 岁，儿童相对少见[3]。主要临床表现包括阵发性头痛、步态不稳及部分脑神经功能缺失[4]，通常为单侧，好发于左侧小脑半球[5]。磁共振 T_1 像呈等、低信号相间的条纹状排列，T_2 像呈高、低信号相间的条纹状排列，这种脑回状改变称之为"虎纹征"（tiger-striped striation）[6]，是 LDD 的特征性影像学改变，具有重要的诊断意义。LDD 的病理特征是小脑皮质异常弥漫性肥大，颗粒层的浦肯野细胞与颗粒细胞被神经节细胞取代[7]，内层颗粒层增厚，外层分子层虽增厚但仍维持皮质结构伴白质萎缩，从而影像学上呈特征性"虎纹征"表现[8-10]。

有学者认为，成人 LDD 是 Cowden 综合征的颅内表现[11]。Cowden 综合征是一种由 PTEN 基

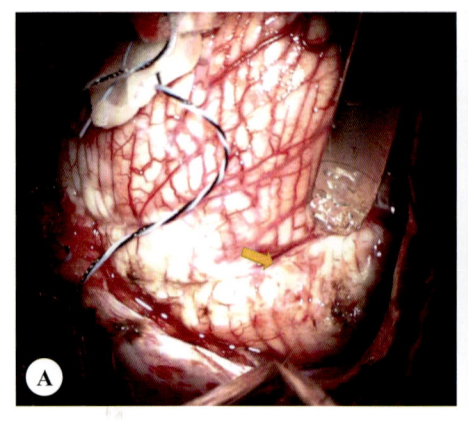

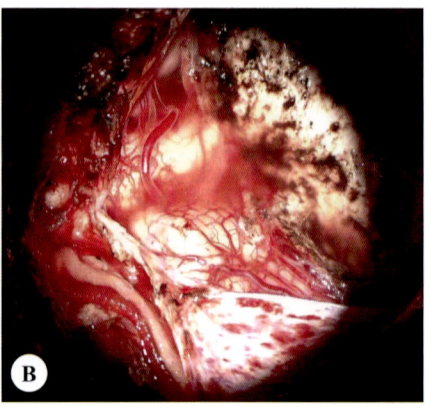

◀ 图 2-77 术中所见：A. 左侧小脑表面形态正常，张力不高，未见明显沟回增宽及水肿带，导航标定切除范围（箭）；B. 减压充分，切除范围满意

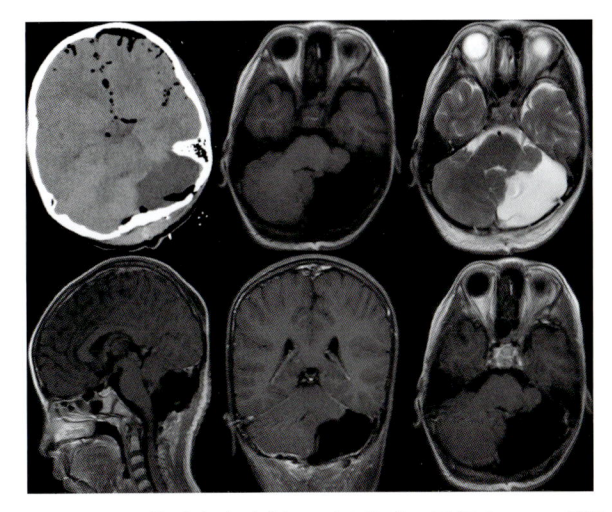

▲ 图 2-78　术后当晚头颅 CT 及术后 1 周复查 MRI 显示肿瘤切除满意

因胚系突变引起的常染色体显性遗传病[12]，人群发病率约 1/20 万[8]，表现为皮肤丘疹、肢端角化病、多发错构瘤等，与乳腺、甲状腺、泌尿生殖系统恶性肿瘤高度相关[4, 13]。在一项涉及 211 名 Cowden 综合征患者的研究中，有 32% 的患者可合并 LDD[8]。PTEN 基因突变在几乎所有 LDD 成人患者中都可发现，但在儿童病例中鲜有报道[8]。PTEN 基因是重要的抑癌基因，该基因的突变与缺失会通过多个路径影响肿瘤的生长与侵袭，在肿瘤发生发展过程中起着关键作用[4]。因此，儿童 LDD 由于多不伴 PTEN 基因胚系突变（如本例），预后明显好于成人[14]。

若 LDD 患者存在高颅压、小脑及脑神经功能障碍，首选手术治疗[15]。有学者认为 LDD 生长缓慢，可动态监测肿瘤进展[15, 16]，但部分病例最终因肿瘤生长、出现神经功能缺失而手术治疗[17]。LDD 与周围小脑组织往往分辨不清，术者应根据肿瘤质地尽量大范围切除，既要避免脑干等重要结构的损伤，又要避免肿瘤的残留。此时，术者的经验与导航超声等辅助设备显得尤为重要；否则，残余肿瘤极易复发[18, 19]。当然，对于合并梗阻性脑积水的患者，更应积极手术治疗，切除肿瘤的同时解除高颅压，挽救生命[20]。

在此，笔者明确提出，鉴于儿童预后明显好于成人，儿童 LDD 一经发现应积极手术治疗。一旦手术全切，复发率低，预后好，只需定期复查，无须放化疗。

参考文献

[1] Pregúntegui-Loayza I, Apaza-Tintaya A, Ramírez-Espinoza A, et al. Lhermitte-Duclos Disease in Pediatric Population: Report of 2 Cases [J]. Pediatr Neurosurg, 2021, 56(3): 279–285.

[2] Louis DN, Perry A, Wesseling P, et al. The 2021 WHO Classification of Tumors of the Central Nervous System: a summary [J]. Neuro Oncol, 2021, 23(8): 1231–1251.

[3] Puiseux C, Bretonnier M, Proisy M, et al. Dysplastic gangliocytoma of the cerebellum (Lhermitte-Duclos disease) presenting as a prenatally heterotopic hamartoma [J]. Childs Nerv Syst, 2021, 37(3): 1017–1020.

[4] Robinson S, Cohen AR. Cowden disease and Lhermitte-Duclos disease: characterization of a new phakomatosis [J]. Neurosurgery, 2000, 46(2): 371–383.

[5] Wolansky LJ, Malantic GP, Heary R, et al. Preoperative MRI diagnosis of Lhermitte-Duclos disease: case report with associated enlarged vessel and syrinx [J]. Surg Neurol, 1996, 45(5): 470–5; discussion 475–476.

[6] Meltzer CC, Smirniotopoulos JG, Jones RV. The striated cerebellum: an MR imaging sign in Lhermitte-Duclos disease (dysplastic gangliocytoma) [J]. Radiology, 1995, 194(3): 699–703.

[7] Murata J, Tada M, Sawamura Y, et al. Dysplastic gangliocytoma (Lhermitte-Duclos disease) associated with Cowden disease: report of a case and review of the literature for the genetic relationship between the two diseases [J]. J Neurooncol, 1999, 41(2): 129–136.

[8] Okamoto K, Natsumeda M, Oishi M, et al. Dysplastic Cerebellar Gangliocytoma(Lhermitte-Duclos Disease) [J]. No Shinkei Geka, 2021, 49(2): 395–399.

[9] Nowak DA, Trost HA. Lhermitte-Duclos disease (dysplastic cerebellar gangliocytoma): a malformation, hamartoma or neoplasm? [J]. Acta Neurol Scand, 2002, 105(3): 137–145.

[10] Biswas SN, Chakraborty PP, Patra S. Lhermitte-Duclos disease [J]. BMJ Case Rep, 2016. doi:10.1136/bcr-2015-214235.

[11] Padberg GW, Schot JD, Vielvoye GJ, et al. Lhermitte-Duclos disease and Cowden disease: a single phakomatosis [J]. Ann Neurol, 1991, 29(5): 517–523.

[12] Zhou XP, Marsh DJ, Morrison CD, et al. Germline inactivation of PTEN and dysregulation of the phosphoinositol-3-kinase/Akt pathway cause human Lhermitte-Duclos disease in adults [J]. Am J Hum Genet, 2003, 73(5): 1191–1198.

[13] Lopes S, Vide J, Moreira E, et al. Cowden syndrome: clinical case and a brief review [J]. Dermatol Online J, 2017, 23(8):13030/qt0023k3x0.

[14] Stępniak I, Trojanowski T, Drelich-Zbroja A, et al. Cowden syndrome and the associated Lhermitte-Duclos disease--Case presentation [J]. Neurol Neurochir Pol, 2015, 49(5): 339–343.

[15] Ma J, Jia G, Chen S, et al. Clinical Perspective on Dysplastic Gangliocytoma of the Cerebellum (Lhermitte-Duclos Disease) [J]. World Neurosurg, 2019, 122: 16–23.

[16] Okamoto K, Natsumeda M, Oishi M, et al. [Dysplastic Cerebellar Gangliocytoma(Lhermitte-Duclos Disease)] [J]. No Shinkei Geka, 2021, 49(2): 395–399.

[17] Uchida D, Nakatogawa H, Inenaga C, et al. An Unusual Case of Lhermitte-Duclos Disease Manifesting with Intratumoral Hemorrhage [J]. World Neurosurg, 2018, 114: 326–329.
[18] Prabhu SS, Aldape KD, Bruner JM, et al. Cowden disease with Lhermitte-Duclos disease: case report [J]. Can J Neurol Sci, 2004, 31(4): 542–549.
[19] Kumar R, Vaid VK, Kalra SK. Lhermitte-Duclos disease [J]. Childs Nerv Syst, 2007, 23(7): 729–732.
[20] Yang MS, Kim CH, Cheong JH, et al. Lhermitte-Duclos disease presenting with hydrocephalus [J]. Acta Neurochir Suppl, 2012, 113: 161–165.

病例 27 儿童第四脑室脉络丛乳头状瘤的外科治疗

【病例概述】

2021年5月接诊1例来自内蒙古的2岁女性患儿（身高：93cm，体重：14kg）。主诉：脑外伤后偶然发现颅内占位半个月余。患儿半个月前因脑外伤检查时偶然发现颅内占位，遂来我院就诊。门诊查体欠配合，神清可语，精神好，神经系统查体未见明显阳性体征。头颅CT示：颅后窝中线部位稍高密度影，大小约24mm×18mm×26mm，边界清，第四脑室受压变扁前移，髓母细胞瘤可能性大。头颅MRI示：第四脑室内可见团块状等T_1短T_2信号影，大小约24mm×16mm×29mm，增强扫描后显著不均匀强化，脉络丛乳头状瘤可能性大（图2-79）。

本例第四脑室占位，手术指征明确。我院影像学初步诊断，CT倾向于髓母细胞瘤，MRI倾向于脉络丛乳头状瘤。前者表现为高密度影，后者呈现"桑葚样"改变（分叶状肿瘤是脉络丛乳头状瘤的特征）。结合病史，本例颅后窝占位系偶然发现而没有症状，良性病变可能性大，诊断上笔者倾向于后者。完善术前检查，于2021年5月18日行"后正中开颅经小脑延髓裂入路肿瘤切除术"。剪开硬膜，抬起右侧小脑扁桃体，见肿瘤主体位于第四脑室，沿中孔突向枕大孔区，色红质韧、分叶状如桑葚，血供极为丰富，肿瘤基底及血供来源位于中孔及两侧孔脉络丛，电凝切断基

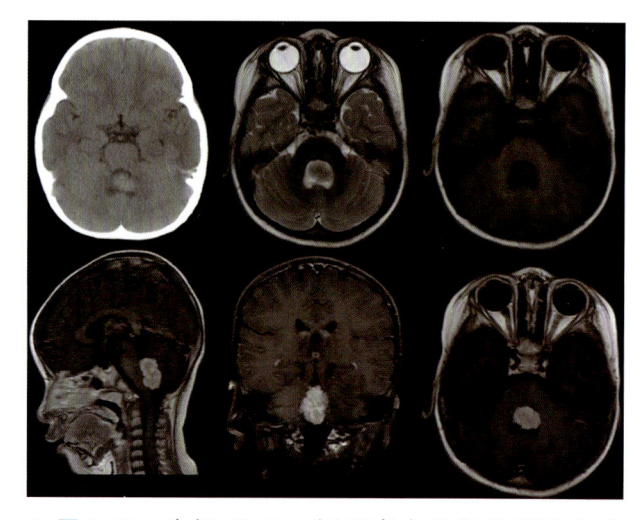

▲ 图2-79 头颅CT示：颅后窝中线部位稍高密度影，大小约24mm×18mm×26mm，边界清，第四脑室受压变扁前移，髓母细胞瘤可能性大。头颅MRI示：第四脑室内可见团块状等T_1短T_2信号影，大小约24mm×16mm×29mm，增强扫描后显著不均匀强化，脉络丛乳头状瘤可能性大

底后，出血明显减少，体积缩小、质地变软，肿瘤腹侧及上极与脑干无粘连，沿小脑延髓裂完整摘除（图2-80）。手术顺利，出血约200ml，输注异体红细胞1单位，血浆100ml，术毕安返ICU监护。

术后患儿状态好，无新增神经系统阳性体征，术后当晚头颅CT及术后1周头颅MRI显示肿瘤切除满意（图2-81）。病理回报：脉络丛乳头状瘤（CNS WHO 1级）。免疫组化：Ki-67（约2%，局灶5%）。术后10天顺利出院（KPS：90分），随访中。

【治疗体会】

脉络丛肿瘤（choroid plexus tumor，CPT）起源于脉络丛上皮[1]，占脑肿瘤0.4%[2]，占儿童脑肿瘤2%~4%[3]，多见于脑室内，脑室外也偶有报道[4, 5]。依据WHO CNS 2021第5版分类，脉络丛肿瘤分为脉络丛乳头状瘤（CPP，1级）、非典型脉络丛乳头状瘤（aCPP，2级）和脉络丛癌（CPC，3级）3个病理亚型[6]。脉络丛乳头状瘤（CPP）占比最高，脉络丛癌（CPC）次之，非典型脉络丛乳头状瘤（aCPP）最少见。美国学者统计了

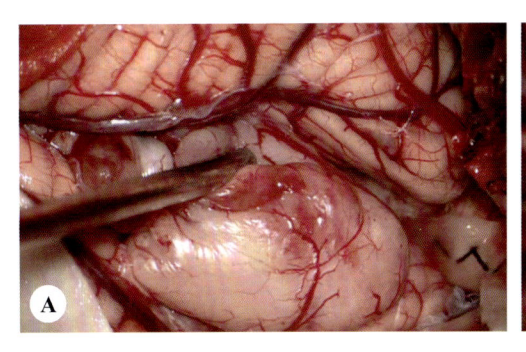

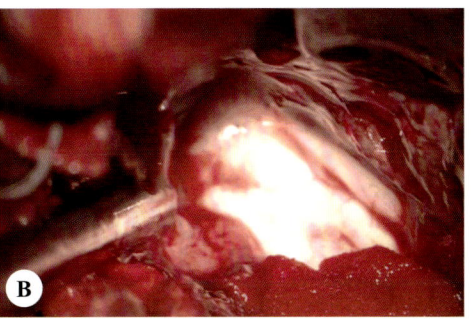

◀ 图 2-80 术中所见：A. 肿瘤主体位于第四脑室，沿中孔突向枕大孔区，色红质韧、分叶状如桑葚，血供极为丰富；B. 沿小脑延髓裂肿瘤完整摘除，脑干保护完好

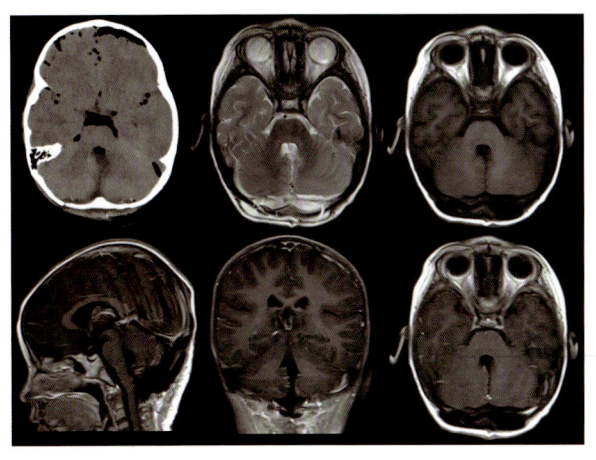

▲ 图 2-81 术后当晚头颅 CT 及术后 1 周头颅 MRI 显示肿瘤切除满意

1978—2009 年 SEER 数据库中脉络丛肿瘤患者共349 例，其中脉络丛乳头状瘤 203 例，脉络丛癌120 例，非典型脉络丛乳头状瘤 26 例[7]；法国一项回顾性研究统计了 2000—2012 年的儿童脉络丛肿瘤患者 102 例，其中脉络丛乳头状瘤 54 例，脉络丛癌 22 例，非典型脉络丛乳头状瘤 26 例[8]。脉络丛乳头状瘤常见于婴儿，中位年龄 3.5 岁，一般位于侧脑室，最常见于侧脑室三角区[9]；然而在成人中第四脑室最为常见[10]。脉络丛癌最具侵袭性，2 岁前易发病，WHO 分级属于 3 级，组织学表现为核多形性、高核质比、模糊的乳头状结构和坏死[11]，肿瘤可以表达癌胚抗原（CEA）、CD44 等特异性蛋白，CD44 也可以作为外周血标记物进行检测[12]。非典型脉络丛乳头状瘤是 WHO CNS 分类 2007 第 3 版之后新出现的亚型（CNS 2 级），恶性程度介于脉络膜丛乳头状瘤和脉络丛癌之间[13]，临床相对少见。

本例影像学表现，我院头颅 CT 提示髓母细胞瘤，而头颅 MRI 提示脉络丛乳头状瘤，该如何判断呢？① 从病史上，患儿颅内占位系偶然发现，无临床症状与体征，首先应考虑良性病变；② 头颅 CT 提示颅后窝高密度影，可除外星形细胞瘤，从常见病角度考虑，首先考虑髓母细胞瘤，室管膜瘤、脉络丛乳头状瘤待除外；③ 头颅 MRI 显示瘤体形态呈典型 "桑葚样" 改变、强化明显，脉络丛乳头状瘤可能性大。且仔细阅片会发现，肿瘤完全位于第四脑室内，小脑蚓部形态完好。若是髓母细胞瘤，由于起源于小脑蚓部，该部位的形态必有改变，至此髓母细胞瘤基本可除外。

在治疗方面，由于脉络丛乳头状瘤是良性肿瘤，手术全切是首选治疗，治愈率几乎达到 100%[9]。脉络丛癌预后较差，最大范围切除是影响总生存期和无进展生存期的重要因素[14-16]。放射治疗可使脉络丛癌患者获得更好的临床结果，全脑全脊髓放疗比肿瘤累及区域局部放疗会有更好的总生存率和无进展生存率[12, 14, 16, 17]。有报道提示 MGMT 甲基化的脉络丛癌患者可在替莫唑胺治疗中受益[18-20]。非典型脉络丛乳头状瘤病例少、概念新，普遍认为手术全切配合放化疗临床效果良好[21, 22]。

本例术中证实为典型的第四脑室脉络丛乳头状瘤，肿瘤基底位于中孔与侧孔脉络丛，肿瘤腹侧与脑干背侧呈光滑面、无粘连。离断肿瘤基底后，沿小脑延髓裂顺利将肿瘤完整摘除。在此需要强调，第四脑室内良性肿瘤（如本例），应沿自然裂隙摘除肿瘤而注意保护小脑蚓部的完整性；但对于髓母细胞瘤这种起源于小脑蚓部的恶性肿瘤，应扩大切除范围，其中包括下蚓部行根治性切除，以达到肿瘤全切。此时若过分强调小脑蚓部的保护而造成肿瘤残留，其实是舍本逐末，不做推荐。

参考文献

[1] Jaiswal S, Vij M, Mehrotra A, et al. Choroid plexus tumors: A clinico-pathological and neuro-radiological study of 23 cases [J]. Asian J Neurosurg, 2013, 8(1): 29–35.

[2] Brain Tumors: Their Biology and Pathology [J]. Postgraduate Medical Journal, 1967, 43(497): 185–185.

[3] Ogiwara H, Dipatri AJ, Jr. , Alden TD, et al. Choroid plexus tumors in pediatric patients [J]. Br J Neurosurg, 2012, 26(1): 32–37.

[4] Kimura M, Takayasu M, Suzuki Y, et al. Primary choroid plexus papilloma located in the suprasellar region: case report [J]. Neurosurgery, 1992, 31(3): 563–566.

[5] Steven DA, Mcginn GJ, Mcclarty BM. A choroid plexus papilloma arising from an incidental pineal cyst [J]. AJNR Am J Neuroradiol, 1996, 17(5): 939–942.

[6] Louis DN, Perry A, Wesseling P, et al. The 2021 WHO Classification of Tumors of the Central Nervous System: a summary [J]. Neuro Oncol, 2021, 23(8): 1231–1251.

[7] Cannon DM, Mohindra P, Gondi V, et al. Choroid plexus tumor epidemiology and outcomes: implications for surgical and radiotherapeutic management [J]. J Neurooncol, 2015, 121(1): 151–157.

[8] Siegfried A, Morin S, Munzer C, et al. A French retrospective study on clinical outcome in 102 choroid plexus tumors in children [J]. J Neurooncol, 2017, 135(1): 151–160.

[9] Dash C, Moorthy S, Garg K, et al. Management of Choroid Plexus Tumors in Infants and Young Children Up to 4 Years of Age: An Institutional Experience [J]. World Neurosurg, 2019, 121: e237–e245.

[10] Prasad GL, Mahapatra AK. Case series of choroid plexus papilloma in children at uncommon locations and review of the literature [J]. Surg Neurol Int, 2015, 6: 151.

[11] Jo IY, Yeo SG, Oh HJ, et al. Choroid plexus carcinoma with leptomeningeal spread in an adult: a case report and review of the literature [J]. J Med Case Rep, 2021, 15(1): 286.

[12] Hashizume A, Kodama Y, Hotta T, et al. Choroid plexus carcinoma in the lateral ventricle--case report [J]. Neurol Med Chir (Tokyo), 1995, 35(10): 742–744.

[13] Louis DN, Ohgaki H, Wiestler OD, et al. The 2007 WHO classification of tumours of the central nervous system [J]. Acta Neuropathol, 2007, 114(2): 97–109.

[14] Mallick S, Benson R, Melgandi W, et al. Effect of Surgery, Adjuvant Therapy, and Other Prognostic Factors on Choroid Plexus Carcinoma: A Systematic Review and Individual Patient Data Analysis [J]. Int J Radiat Oncol Biol Phys, 2017, 99(5): 1199–1206.

[15] Mazloom A, Wolff JE, Paulino AC. The impact of radiotherapy fields in the treatment of patients with choroid plexus carcinoma [J]. Int J Radiat Oncol Biol Phys, 2010, 78(1): 79–84.

[16] Wolff J E, Sajedi M, Brant R, et al. Choroid plexus tumours [J]. Br J Cancer, 2002, 87(10): 1086–1091.

[17] Wolff J E, Sajedi M, Coppes MJ, et al. Radiation therapy and survival in choroid plexus carcinoma [J]. Lancet, 1999, 353(9170): 2126.

[18] Fabi A, Salesi N, Di Cocco B, et al. Choroid plexus carcinoma in the adult: is there a role for chemotherapy? [J]. J Exp Clin Cancer Res, 2005, 24(3): 493–496.

[19] Lozier A P, Arbaje Y M, Scheithauer B W. Supratentorial, extraventricular choroid plexus carcinoma in an adult: case report [J]. Neurosurgery, 2009, 65(4): E816–817.

[20] Misaki K, Nakada M, Mohri M, et al. MGMT promoter methylation and temozolomide response in choroid plexus carcinoma [J]. Brain Tumor Pathol, 2011, 28(3): 259–263.

[21] Wrede B, Liu P, Ater J, et al. Second surgery and the prognosis of choroid plexus carcinoma--results of a meta-analysis of individual cases [J]. Anticancer Res, 2005, 25(6c): 4429–4433.

[22] Wrede B, Hasselblatt M, Peters O, et al. Atypical choroid plexus papilloma: clinical experience in the CPT-SIOP-2000 study [J]. J Neurooncol, 2009, 95(3): 383–392.

九、儿童脑干肿瘤

病例 28　儿童延髓胶质瘤的手术要点及治疗体会

【病例概述】

2021年4月接诊1例来自甘肃的5岁女性患儿（身高：102cm；体重：14kg）。主诉间断性头晕伴恶心、呕吐20余天，进行性加重。患儿20余天前无诱因出现头晕，伴恶心呕吐，进行性加重。近10天出现走路不稳、间断呛咳及吞咽困难，外院检查发现颅内占位，遂来我院就诊。门诊查体：神清、精神弱，声音嘶哑，步态不稳需搀扶，余查体欠配合。头颅CT：脑干背侧类圆形低密度影。头颅MRI显示：脑干背侧囊实性混杂信号，大小约32mm×27mm×26mm；实体部分等T_1等T_2信号影，强化明显（图2-82）。初步诊断：延髓胶质瘤。

患儿脑干背侧占位，病情进展快，术前已出现声音嘶哑、饮水呛咳等脑干损伤症状，延髓胶质瘤可能性大。手术风险大，减压为主、明确诊断，难以全切肿瘤，家长知情理解。完善术前检

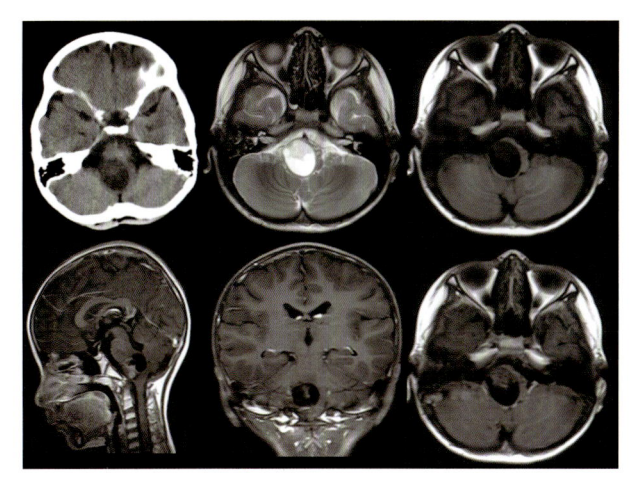

▲ 图 2-82 术前头颅 CT：脑干背侧类圆形低密度影；头颅 MRI 显示：脑干背侧囊实性混杂信号，大小约 32mm×27mm×26mm；实体部分等 T_1 等 T_2、强化明显。初步诊断：延髓胶质瘤

查，于 2021 年 4 月 7 日全麻下行"后正中入路脑干肿瘤切除术"。术中脑干功能电生理监测下，剪开颅后窝硬膜见延颈髓明显膨大、沿第四脑室中孔小脑延髓裂探查，见脑干背侧髓纹上下明显膨隆，神经导航确认位置后，沿脑干皮质最薄处锐性纵行分离，黄色清亮囊液涌出。扩大造瘘口至 0.5cm×0.5cm，见肿瘤色灰红、质软韧不均、部分呈胶冻样、血供中等，起源于延髓左侧、向右侧突出生长，瘤内充分减压，避免使用双极电凝、避免游离肿瘤边缘，术中一度血压飙升至收缩压 200mmHg、心率加快，暂停操作后逐渐恢复正常。术腔减压充分、肿瘤大部切除，手术顺利。术中出血约 150ml，输入悬浮红细胞 1 单位、血浆 100ml（图 2-83）。术中冰冻回报：毛细胞星形细胞瘤可能性大。术后生命体征平稳、自主呼吸好，保留经鼻气管插管安返 ICU 监护。

术后患儿意识清醒、自主呼吸好、四肢活动好，术后当晚 CT 显示肿瘤切除满意（图 2-84A）。术后病理：低级别胶质瘤，部分区域呈毛细胞星型细胞瘤形态。免疫组化：GFAP（+），Olig-2（+），IDH1（-），P53（弱+），Ki-67（5%~20%），BRAF V600E（-），CD34（血管+），H3K27M（-），H3K27me3（+）。基因检测：*BRAF* 基因突变，*KIAA1549-BRAF* 融合。根据新版 WHO CNS 分型整合诊断：局限性星形细胞胶质瘤，毛细胞型星形细胞瘤（CNS WHO 1 级）。术后 21 天患儿一般状态可，但呛咳反射差，无法拔除气管插管，遂行气管切开术，陈旧痰顺利吸除，肺功能恢复良好。术后 1 个月复查头颅 CT 示颅内压力不高，肿瘤切除满意（图 2-84B），回当地继续康复治疗。

术后 5 个月随访，患儿一般情况好，气切套管已拔除，吞咽功能已恢复，外院影像显示肿瘤切除满意，继续康复中（图 2-85）。

【治疗体会】

脑干胶质瘤（brainstem glioma，BSG）占儿童中枢神经系统肿瘤的 10%~20%[1]。儿童脑干胶质瘤大致可分为局灶性（focal brainstem glioma，FBSG）和弥漫性内生型（diffuse intrinsic pontine glioma，DIPG）两大类。FBSG 占 20%，经手术切除，预后良好；DIPG 占 80%，为高度侵袭性的恶性肿瘤，由于肿瘤弥散、与脑干无正常边界，手术的作用仅限于明确病理与减少瘤负荷，放射治疗是 DIPG 唯一已知的有效治疗方法[2]。DIPG 总体预后极差，是儿童脑肿瘤死亡的首要原因。

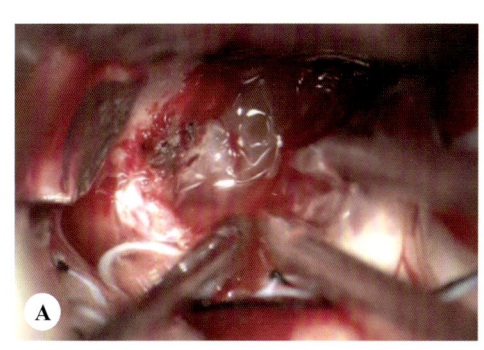

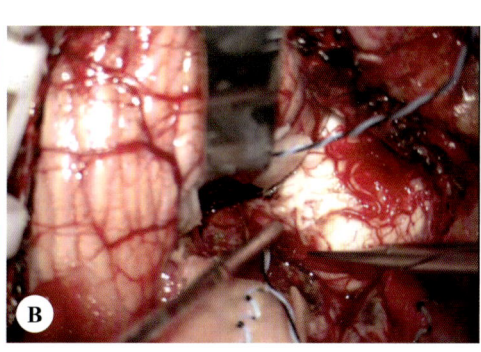

背侧外生型占儿 FBSG 的 10%~20%[1]，多

◀ 图 2-83 术中所见：A. 延颈髓明显膨大、脑干背侧髓纹处明显膨隆，沿脑干皮质最薄处锐性纵行分离，黄色清亮囊液涌出，见肿瘤色灰红、质软韧不均、部分呈胶冻样、血供中等；B. 术腔减压充分、肿瘤大部切除

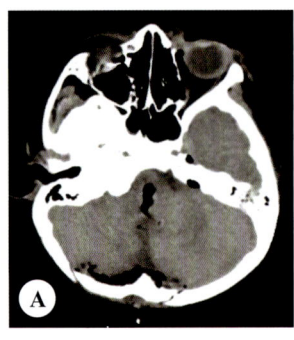

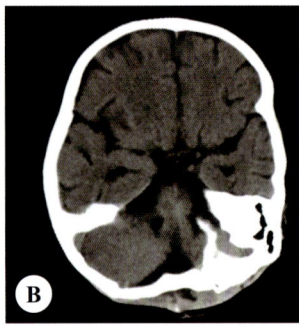

▲ 图 2-84 A. 术后当晚复查头颅 CT 示肿瘤切除满意；B. 术后 1 个月复查头颅 CT 示颅内压力不高，肿瘤切除满意

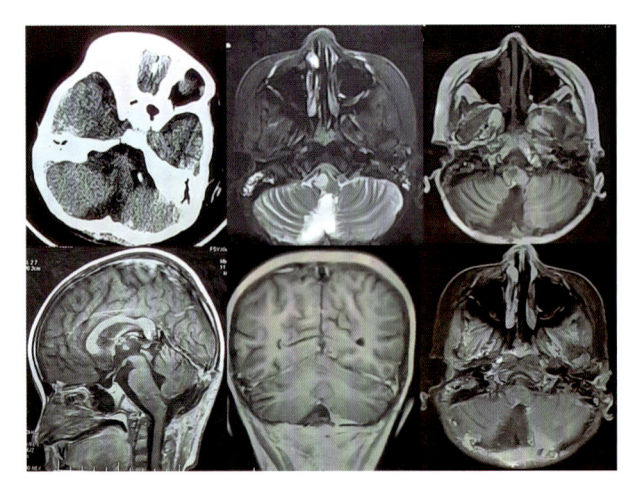

▲ 图 2-85 术后 5 个月随访，外院复查头颅 CT、MRI 显示肿瘤切除满意

起源于室管膜下胶质组织，组织学上多为毛细胞型星形细胞瘤，肿瘤沿阻力最小的路径生长，进入第四脑室而不是渗透到脑干[1]。

局灶性顶盖胶质瘤属于罕见肿瘤，占 BSG 不到 5%[3, 4]，多为星形细胞瘤，长期稳定、预后良好，无须手术切除，若合并梗阻性脑积水，建议行第三脑室底部造瘘术。

延颈髓 BSG 占儿童 FBSG 的 5%～10%[1]，组织学多为低级别胶质瘤或少见的神经节胶质瘤，这些肿瘤几乎没有浸润能力，生长受到皮质脊髓束等交叉纤维限制，将运动束和核团推向外围[5]。有报道称，BSG 囊性变是良好的预后因素之一[6-8]。

儿童与成人的 BSG 有明显区别，儿童脑干肿瘤更加常见[9]，成人脑干胶质瘤预后好于儿童，一个显著区别是成人的 DIPG 预后更好[4, 10, 11]。

手术是 FBSG 的首选治疗，低级别胶质瘤一旦全切，可以达到临床治愈。但手术切除范围的把握，对术者的经验要求极高。本例延髓胶质瘤，术前已出现声音嘶哑、饮水呛咳等延髓核团损伤症状，若过分强调肿瘤全切，必将导致灾难性后果：轻则呼吸中枢受损，术后无自主呼吸，长期呼吸机辅助通气；重则损伤循环中枢，严重者危及生命。本例优点是肿瘤囊性变，手术可达到充分减压，有利于临床症状的改善；缺点是肿瘤位于延髓，是脑干胶质瘤最凶险的位置。因此，术前制订的手术方案是减压为主、明确病理、肿瘤部分切除以保证患儿术后的良好状态。手术要点是肿瘤囊内减压，不要试图游离肿瘤边缘，尽量不使用双极电凝以避免热传导损伤，即使如此谨慎，术中操作时也仍然出现一过性血压骤升、心率加快，暂停手术后逐渐缓解。术后患儿状态好，但呛咳反射差，气管插管难以拔除，仍旧不能避免气管切开。

参考文献

[1] Ramos A, Hilario A, Lagares A, et al. Brainstem gliomas [J]. Semin Ultrasound CT MR, 2013, 34(2): 104–112.

[2] Green AL, Kieran MW. Pediatric brainstem gliomas: new understanding leads to potential new treatments for two very different tumors [J]. Curr Oncol Rep, 2015, 17(3): 436.

[3] Sousa P, Hinojosa J, Muñoz M J, et al. [Brainstem gliomas] [J]. Neurocirugia (Astur), 2004, 15(1): 56–66.

[4] Guillamo JS, Monjour A, Taillandier L, et al. Brainstem gliomas in adults: prognostic factors and classification [J]. Brain, 2001, 124 (Pt 12): 2528–2539.

[5] Jallo GI, Biser-Rohrbaugh A, Freed D. Brainstem gliomas [J]. Childs Nerv Syst, 2004, 20(3): 143–153.

[6] Mauffrey C. Paediatric brainstem gliomas: prognostic factors and management [J]. J Clin Neurosci, 2006, 13(4): 431–437.

[7] Wagner S, Warmuth-Metz M, Emser A, et al. Treatment options in childhood pontine gliomas [J]. J Neurooncol, 2006, 79(3): 281–287.

[8] Hargrave D, Bartels U, Bouffet E. Diffuse brainstem glioma in children: critical review of clinical trials [J]. Lancet Oncol, 2006, 7(3): 241–248.

[9] Bornhorst M, Frappaz D, Packer R J. Pilocytic astrocytomas [J]. Handb Clin Neurol, 2016, 134: 329–344.

[10] Landolfi J C, Thaler HT, Deangelis LM. Adult brainstem gliomas [J]. Neurology, 1998, 51(4): 1136–1139.

[11] Selvapandian S, Rajshekhar V, Chandy MJ. Brainstem glioma: comparative study of clinico-radiological presentation, pathology

and outcome in children and adults [J]. Acta Neurochir (Wien), 1999, 141(7): 721–6; discussion 726–727.

病例 29　儿童脑干海绵状血管瘤的手术治疗

【病例概述】

2021 年 5 月接诊 1 例来自河北的 7 岁女性患儿（身高：120cm；体重：20kg）。主诉：突发呕吐伴面部麻木、口角歪斜 1 个月余。患儿 1 个月前无明显诱因频繁呕吐，伴右侧面部麻木、口角左侧歪斜。当地医院检查发现脑干病变，遂来我院就诊。门诊查体示：神清语利、右眼睑闭合不全、口角左斜、额纹右侧变浅、鼓腮右侧漏气、头左偏、向左转颈无力，余神经系统查体（–）。头颅 CT：右侧桥臂团块状混杂密度影，边界不清，大小约 16mm×16mm×19mm；头颅 MRI：右侧桥臂类圆形短 T_1 长 T_2 信号影，增强后未见明显强化，右侧桥臂出血灶，海绵状血管瘤可能性大（图 2-86）。

患儿右侧桥臂出血灶，海绵状血管瘤可能性大，手术指征明确，完善术前检查，于 2021 年 5 月 8 日行"导航辅助脑干功能电生理监测下后正中入路脑干病变切除术"。后正中入路见延颈髓明显膨大，沿小脑延髓裂向第四脑室探查，见桥延交界髓纹以上脑干背侧偏右明显膨隆、突入第四脑室，导航确认病变位置，沿最薄处锐性切开，见淡黄色黏稠泥汤样液体涌出，继而探查深方，囊腔含紫红色陈旧血块，囊腔壁黄色厚韧、纤维样机化，囊腔大小 0.5cm×1.0cm×1.0cm。锐性

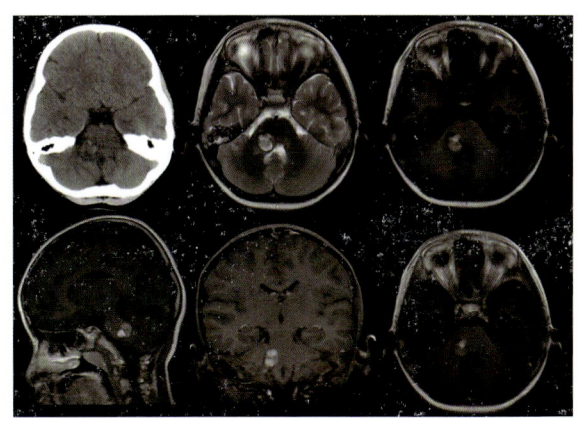

▲ 图 2-86　头颅 CT：右侧桥臂团块状混杂密度影，边界不清，大小约 16mm×16mm×19mm；头颅 MRI：右侧桥臂类圆形短 T_1 长 T_2 信号影，增强后未见明显强化，右侧桥臂出血灶，海绵状血管瘤可能性大

游离囊壁，附着少量血管，低功率双极电凝切断。囊壁周围脑干明显水肿，全程锐性游离，严禁暴力牵拉及频繁使用双极电凝，囊变完整摘除。术中一度收缩压飙升至 200mmHg，停止操作后逐渐恢复正常。病变全切后脑干功能监测未见明显异常，术中出血约 100ml，未输血，保留气管插管，术毕安返 ICU 监护（图 2-87）。

术后患儿状态好，第 2 天气管插管顺利拔除，未见新增神经系统阳性体征。术后病理回报：血管畸形，伴新鲜及陈旧性出血。免疫组化回报：CD34（血管 +）。结合临床，脑干海绵状血管畸形诊断明确。术后 CT/MRI 显示脑干病变切除满意（图 2-88），术后 10 天顺利出院，随访中。

【治疗体会】

海绵状血管畸形（cavernous malformation，CM），又称海绵状血管瘤（cavernous hemangioma，CA），为非瘤性病变，是由血窦状细小血管组成

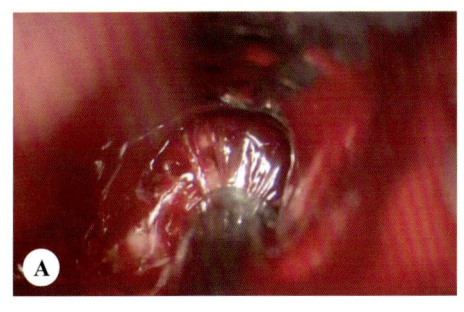

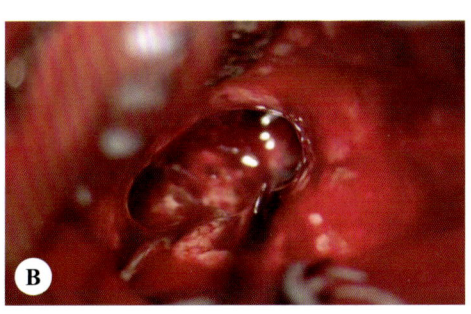

◀ 图 2-87　术中照片：A. 病变囊壁黄韧机化，附着滋养血管，低功率双极电凝切断；B. 囊壁周围脑干明显水肿，全程锐性游离，严禁暴力牵拉及频繁使用双极电凝，囊变完整摘除，囊腔大小约 0.5cm×1.0cm×1.0cm

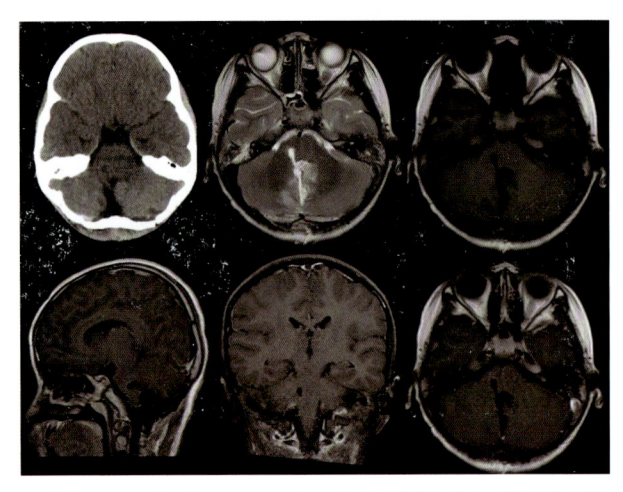

▲ 图 2-88　术后 CT/MRI 显示脑干海绵状血管畸形切除完整，患儿恢复好

的致密团块，边界清晰、无包膜，紫红色分叶状、可伴钙化，内含陈旧出血，毗邻胶质细胞组织被染成黄色或棕色[1]。只有一个病变称为散发性 CM，通常无症状、非遗传性；多发病变是由常染色体显性遗传基因突变引起，称为家族性脑海绵状血管畸形（familial cerebral cavernous malformation，FCCM），具有遗传性[2]。据统计，30%~50% 的 CM 是家族性的[3]，至少有 3 个基因位点变异与家族性海绵状血管畸形有关：染色体 7q 上的 CCM1、染色体 7p 上的 CCM2、染色体 3q 上的 CCM3[4-10]。

CM 的人群年发病率（annual incidence）为（0.15~0.56）/10 万[11]，性别无差异[12]，成人多见，发病高峰年龄为 30—40 岁[13, 14]；儿童发病年龄多分布在两个阶段，3 岁以下婴幼儿与 12—16 岁青少年[15, 16]；病变多位于大脑半球，小脑与脑干少见（约 20%），脊髓仅占 5%[11, 17]；儿童脑干 CM 少见，仅占脑干 CM 患者总数的 13.3%~14.5%[18, 19]；脑桥体积大、处于中心位置，脑桥 CM 约占脑干 CM 的 61%[20]；癫痫是幕上患者、局灶性神经功能缺失是幕下患者最常见的临床表现[17]。

关于自然进程，脑干 CM 患者若伴有出血、局灶性神经功能缺失，5 年内再出血率约为 30.8%[21]；脑干 CM 患者若无出血史、无局灶性神经功能缺失，5 年内出血率约为 8.0%。Porter 等[22]研究表明 CM 位置与出血发生率相关：丘脑、基底节、脑干等深部病变年出血率约为 10.6%，而浅表病变年出血率约为 0.4%，小脑半球 CM 年出血率约为 2.9%[23]。

CM 内血液产物的持续渗漏和分解，导致了病变周围脑组织中含铁血黄素的聚集沉积，在小鼠模型中证明是致痫灶[24]。因此，与慢性微出血相关的铁积聚可能诱发癫痫，特别是位于幕上，CM 患者癫痫年发作率约为 40.6%[22, 25-29]。

笔者认为，就手术指征而言，若颅内 CM 诊断明确，幕上病变导致过癫痫发生、幕下病变有过出血史并伴局灶性神经功能缺失、属脑干外生型 CM 者，均应积极手术切除[1, 12, 30-32]。反之，若为偶然发现且无症状、位置深在、功能区病变、脑干内生型 CM，应充分评估手术风险，慎重选择手术治疗，避免造成难以接受的副损伤[12, 30, 32]。

脑干 CM 的手术原则是通过尽可能小的脑干损伤达到病变全切。此时，术前磁共振弥散张量成像（diffusion tensor imaging，DTI）可清晰显示重要神经传导束与脑干病变位置关系，通过导航、超声、电生理监测等多模态技术规划手术路径，以确保手术成功。就手术技巧而言，应选择病变距脑干皮质最薄处切开，引流出陈旧血，待充分减压后，先行囊内切除，随着囊壁塌陷加以锐性游离，整个过程极为轻柔，以锐性游离代替牵拉。尽量避免使用双极电凝，正常血管应严格保留，宁可明胶海绵压迫止血也避免电凝烧灼，以最大限度保护脑干功能。

在此需要强调，类似脑干病变这种高难度手术，绝不是外科医生单打独斗能解决的，需要专业团队与设备加以配合，在此，北京天坛医院具有独特的优势，拥有国内顶级的麻醉团队、手术室团队、电生理监测团队、导航超声团队、神经 ICU 团队、术后护理团队，多学科全力协作，以确保手术的成功。这就是为什么笔者反复强调，国家级神经外科中心具有无可比拟的专业团队协作优势，这恰恰是高难度手术成功的有力保障。

参考文献

[1] Smith ER, Scott RM. Cavernous malformations [J]. Neurosurg Clin N Am, 2010, 21(3): 483–90.

[2] Zafar A, Quadri S A, Farooqui M, et al. Familial Cerebral Cavernous Malformations [J]. Stroke, 2019, 50(5): 1294–1301.

[3] Rigamonti D, Spetzler RF. The association of venous and cavernous malformations. Report of four cases and discussion of the pathophysiological, diagnostic, and therapeutic implications [J]. Acta Neurochir (Wien), 1988, 92(1–4): 100–105.

[4] Günel M, Awad IA, Anson J, et al. Mapping a gene causing cerebral cavernous malformation to 7q11. 2–q21 [J]. Proc Natl Acad Sci U S A, 1995, 92(14): 6620–6624.

[5] Dubovsky J, Zabramski JM, Kurth J, et al. A gene responsible for cavernous malformations of the brain maps to chromosome 7q [J]. Hum Mol Genet, 1995, 4(3): 453–458.

[6] Gil-Nagel A, Dubovsky J, Wilcox KJ, et al. Familial cerebral cavernous angioma: a gene localized to a 15–cM interval on chromosome 7q [J]. Ann Neurol, 1996, 39(6): 807–810.

[7] Johnson EW, Iyer LM, Rich SS, et al. Refined localization of the cerebral cavernous malformation gene (CCM1) to a 4–cM interval of chromosome 7q contained in a well-defined YAC contig [J]. Genome Res, 1995, 5(4): 368–380.

[8] Notelet L, Chapon F, Khoury S, et al. Familial cavernous malformations in a large French kindred: mapping of the gene to the CCM1 locus on chromosome 7q [J]. J Neurol Neurosurg Psychiatry, 1997, 63(1): 40–45.

[9] Craig HD, Günel M, Cepeda O, et al. Multilocus linkage identifies two new loci for a mendelian form of stroke, cerebral cavernous malformation, at 7p15–13 and 3q25. 2–27 [J]. Hum Mol Genet, 1998, 7(12): 1851–1858.

[10] Mindea SA, Yang BP, Shenkar R, et al. Cerebral cavernous malformations: clinical insights from genetic studies [J]. Neurosurg Focus, 2006, 21(1): e1.

[11] Goldstein H E, Solomon R A. Epidemiology of cavernous malformations [J]. Handb Clin Neurol, 2017, 143: 241–247.

[12] Atwal GS, Sarris CE, Spetzler RF. Brainstem and cerebellar cavernous malformations [J]. Handb Clin Neurol, 2017, 143: 291–295.

[13] Gault J, Sarin H, Awadallah NA, et al. Pathobiology of human cerebrovascular malformations: basic mechanisms and clinical relevance [J]. Neurosurgery, 2004, 55(1): 1–16; discussion 16–17.

[14] Baumann S B, Noll D C, Kondziolka D S, et al. Comparison of functional magnetic resonance imaging with positron emission tomography and magnetoencephalography to identify the motor cortex in a patient with an arteriovenous malformation [J]. J Image Guid Surg, 1995, 1(4): 191–197.

[15] Mottolese C, Hermier M, Stan H, et al. Central nervous system cavernomas in the pediatric age group [J]. Neurosurg Rev, 2001, 24(2–3): 55–71; discussion 72–73.

[16] Fortuna A, Ferrante L, Mastronardi L, et al. Cerebral cavernous angioma in children [J]. Childs Nerv Syst, 1989, 5(4): 201–207.

[17] Washington CW, Mccoy KE, Zipfel GJ. Update on the natural history of cavernous malformations and factors predicting aggressive clinical presentation [J]. Neurosurgical Focus FOC, 2010, 29(3): E7.

[18] Abla AA, Lekovic GP, Garrett M, et al. Cavernous malformations of the brainstem presenting in childhood: surgical experience in 40 patients [J]. Neurosurgery, 2010, 67(6): 1589–98; discussion 1598–1599.

[19] Li D, Yang Y, Hao SY, et al. Hemorrhage risk, surgical management, and functional outcome of brainstem cavernous malformations [J]. J Neurosurg, 2013, 119(4): 996–1008.

[20] Abla AA, Benet A, Lawton MT. The far lateral transpontomedullary sulcus approach to pontine cavernous malformations: technical report and surgical results [J]. Neurosurgery, 2014, 10 Suppl 3: 472–80.

[21] Horne MA, Flemming KD, Su IC, et al. Clinical course of untreated cerebral cavernous malformations: a meta-analysis of individual patient data [J]. The Lancet Neurology, 2016, 15(2): 166–173.

[22] Porter PJ, Willinsky RA, Harper W, et al. Cerebral cavernous malformations: natural history and prognosis after clinical deterioration with or without hemorrhage [J]. J Neurosurg, 1997, 87(2): 190–197.

[23] Wu H, Yu T, Wang S, et al. Surgical Treatment of Cerebellar Cavernous Malformations: A Single-Center Experience with 58 Cases [J]. World Neurosurg, 2015, 84(4): 1103–1111.

[24] Willmore LJ, Sypert GW, Munson J B. Recurrent seizures induced by cortical iron injection: A model of posttraumatic epilepsy [J]. Annals of Neurology, 1978, 4(4): 329–336.

[25] Del Curling O, Jr. , Kelly DL, Jr. , Elster AD, et al. An analysis of the natural history of cavernous angiomas [J]. J Neurosurg, 1991, 75(5): 702–708.

[26] Robinson JR, Awad IA, Little JR. Natural history of the cavernous angioma [J]. J Neurosurg, 1991, 75(5): 709–714.

[27] Kondziolka D, Lunsford LD, Kestle JR. The natural history of cerebral cavernous malformations [J]. J Neurosurg, 1995, 83(5): 820–824.

[28] Kim DS, Park YG, Choi JU, et al. An analysis of the natural history of cavernous malformations [J]. Surg Neurol, 1997, 48(1): 9–17; discussion 17–18.

[29] Moriarity JL, Wetzel M, Clatterbuck RE, et al. The natural history of cavernous malformations: a prospective study of 68 patients [J]. Neurosurgery, 1999, 44(6): 1166–71; discussion 1172–1173.

[30] Stapleton C J, Barker FG, 2nd. Cranial Cavernous Malformations: Natural History and Treatment [J]. Stroke, 2018, 49(4): 1029–1035.

[31] Mouchtouris N, Chalouhi N, Chitale A, et al. Management of cerebral cavernous malformations: from diagnosis to treatment [J]. ScientificWorldJournal, 2015, 2015: 808314.

[32] Ene C, Kaul A, Kim L. Natural history of cerebral cavernous malformations [J]. Handb Clin Neurol, 2017, 143: 227–232.

病例 30 儿童脑干功能术后自修复能力出人预料

【病例概述】

2021年6月接诊1例来自河北的5岁女性患

儿（身高：113cm，体重：20kg）。主诉：口角右偏2个月余，进行性加重。患儿2个月前无明显诱因出现口角右侧歪斜，外院检查发现颅内占位，遂来我院就诊。门诊查体：神清、精神好，左侧鼻唇沟变浅、口角右偏，余未见明显神经系统阳性体征。头颅CT示左侧桥臂团块状混杂密度影，大小约37mm×21mm×20mm。头颅MRI示左侧桥臂可见片状长T_1长T_2信号影，含囊腔、边缘欠清晰，大小约27mm×26mm×19mm，明显强化（图2-89）。

患儿左侧桥臂占位，胶质瘤可能性大，手术指征明确，完善术前检查，于2021年6月23日导航辅助、电生理监测下行后正中左拐开颅肿瘤切除术。导航精确定位后，经小脑皮质造瘘，见肿瘤位于左侧桥臂、小脑中脚，色灰黄、质软、血供中等、边界欠清晰，含小囊腔，切开后见黄色清亮囊液涌出，导航精确引导下，切除肿瘤大小2.0cm×2.0cm×2.5cm。手术操作要点是动作轻柔、避免暴力牵拉、尽量避免双极电凝使用、分块切除。肿瘤切除满意，电生理监测证实脑干功能保护完好（图2-90）。手术顺利，术中出血约300ml，输红细胞2单位，新鲜血浆200ml，术后安返ICU监护。

术后患儿神情、状态好，保留气管插管，当晚及术后1周复查头颅CT显示肿瘤切除满意，颅后窝减压充分（图2-91）。术后病理：低级别胶质瘤，符合星形细胞瘤（WHO Ⅱ级）。免疫组化：GFAP（+），Olig-2（+），Ki-67＜5%，H3K27M（-）。基因检测：*BRAF*基因突变，*KIAA1549-BRAF*融合。术后3周，患儿痰多、被动呛咳反射弱，行气管切开术。气管切开后，患儿痰易吸除，肺功能明显改善，术后第4周顺利出院，继续康复治疗。出院时神情、精神好，四肢肌力、肌张力正常，KPS评分70分。

患儿出院回当地继续康复治疗，术后3个月门诊复查，恢复好、自主活动，气切套管已拔除，饮食吞咽恢复正常。复查头颅MRI示肿瘤切除满意（图2-92），随访中。

【治疗体会】

如前文多次提到，脑干胶质瘤（brainstem glioma，BSG）在儿童较常见（占10%～20%）[1]，分为局灶性（约占20%，FBSG）和弥漫性内生型（约占80%，DIPG）两大类，本例属于局灶外生型，最大安全范围切除肿瘤，预后良好[2]。

本例肿瘤切除满意，但术后一度脑干功能（吞咽与呛咳功能）损伤明显，被迫行气管切开。出院后患儿积极康复，3个月后恢复之好出人意料。据此，再次说明了儿童神经系统自修复功能的强大，同时提升了医生与家长战胜病魔的信心与决心，令人欣慰。

中枢神经系统具有再生能力，自修复基础来源于神经元可塑性，即神经元回路在结构和功能水平上进行适应性变化，从分子、突触和细胞变化到更广泛的网络变化[3]。威廉·詹姆斯（William James）1890年在《心理学原理》中首次将"可塑性"一词用于行为学；波兰科学家Jerzy Konorski最早使用"神经元可塑性"这一术语[4,5]；西班牙神经解剖学家Cajal在19世纪末提出神经元学说，将神经元描述为神经系统的基本单位，成为神经元可塑性概念的基础[6]。由于一些"教条"的神经病

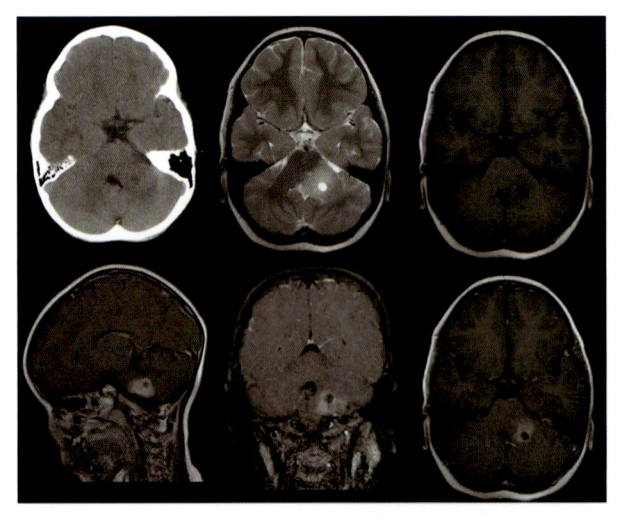

▲ 图2-89 头颅CT示左侧桥臂团块状混杂密度影，大小约37mm×21mm×20mm；头颅MRI示左侧桥臂可见片状长T_1长T_2信号影，含囊腔、边缘欠清晰，大小约27mm×26mm×19mm，明显强化，胶质瘤可能性大

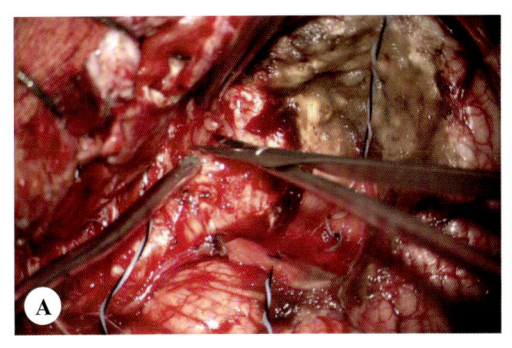

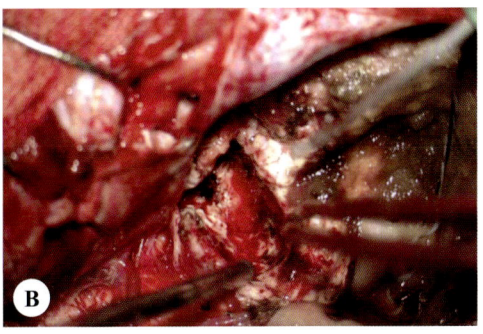

▲ 图 2-90 术中所见：A. 暴露肿瘤，起源于左侧桥臂；B. 肿瘤切除满意，脑干减压充分、保护完好

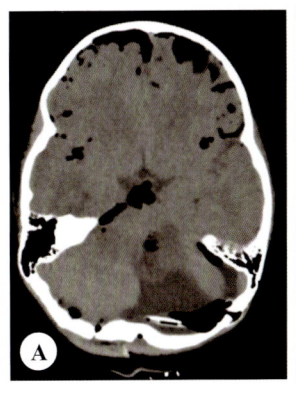

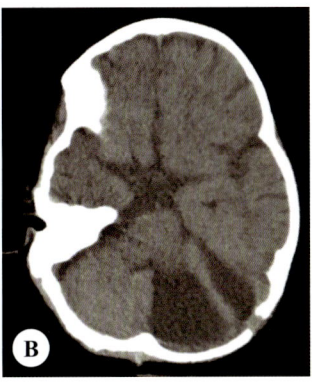

▲ 图 2-91 A. 术后当晚头 CT；B. 术后 1 周头颅 CT 均显示肿瘤切除满意，颅后窝减压充分

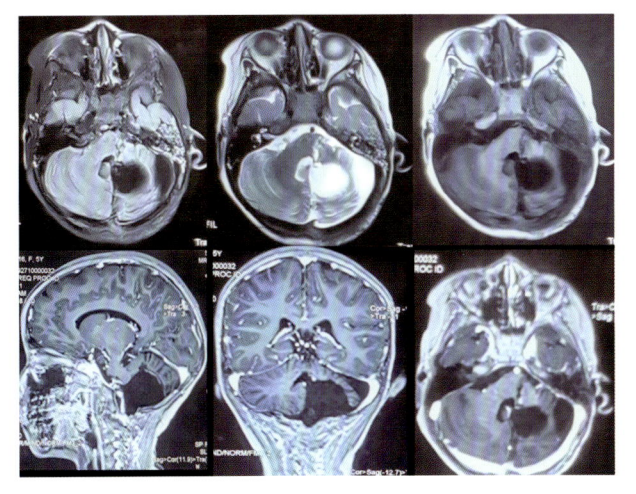

▲ 图 2-92 术后 3 个月复查头颅 MRI 显示肿瘤切除满意，进一步随访中

理学家坚持认为神经元不可再生，"神经元可塑性"这一术语曾引发激烈争论[7]。

关于儿童脑损伤，玛格丽特·肯纳德（Margaret Kennard）首先提出年龄可能对损伤后恢复产生影响，即肯纳德原则（Kennard principle），认为儿童发育中的大脑在受伤后能够进行重组和恢复[8]。Berger[9] 回顾了 37 名脑外伤儿童，发现这些儿童的功能恢复比成人更好、残疾更少。

美国佛罗里达大学杰克逊维尔健康中心的 Beier 等[10] 曾报道 2 例儿童脑干出血的患者（5 岁和 14 岁）奇迹般存活，仅有轻度神经功能损伤，据此推测儿童脑干具有强大的可塑性。加拿大 MacLean 等报道 1 例 16 岁儿童经眶脑干贯通伤成功存活，6 个月后完全康复，再次证明了儿童脑干功能旺盛的自修复能力[11]。

目前，神经元可塑性已得到广泛认可，西班牙学者 Maier 等[12] 制订了 15 个针对脑损伤修复的学习原则。据此，针对儿童脑干损伤的康复训练值得深入研究。

参考文献

[1] Ramos A, Hilario A, Lagares A, et al. Brainstem gliomas [J]. Semin Ultrasound CT MR, 2013, 34(2): 104–112.
[2] Green AL, Kieran MW. Pediatric brainstem gliomas: new understanding leads to potential new treatments for two very different tumors [J]. Curr Oncol Rep, 2015, 17(3): 436.
[3] Sophie SY, Veeravagu A, Grant G. Frontiers in Neuroscience Neuroplasticity after Traumatic Brain Injury. Boca Raton: CRC Press, 2016.
[4] Livingston RB. Brain mechanisms in conditioning and learning[C]. Washington: NASA, 1966.
[5] Warren J. Synaptic Self: How Our Brains Become Who We Are [J]. Journal of the Royal Society of Medicine, 2002, 95(7): 373–374.
[6] Mateos-Aparicio P, Rodríguez-Moreno A. The Impact of Studying Brain Plasticity [J]. Front Cell Neurosci, 2019, 13: 66.
[7] Fuchs E, Flugge G. Adult neuroplasticity: more than 40 years of research [J]. Neural Plast, 2014, 2014: 541870.
[8] Kolb B, Gibb R. Brain plasticity and behaviour in the developing brain [J]. J Can Acad Child Adolesc Psychiatry, 2011, 20(4): 265–276.
[9] Berger MS, Pitts LH, Lovely M, et al. Outcome from severe head injury in children and adolescents [J]. J Neurosurg, 1985, 62(2): 194–199.

[10] Beier AD, Dirks PB. Pediatric brainstem hemorrhages after traumatic brain injury [J]. J Neurosurg Pediatr, 2014, 14(4): 421–424.
[11] Maclean MA, Mukhida K, Shankar JJS, et al. Complete recovery following transorbital penetrating head injury traversing the brainstem: case report [J]. J Neurosurg Pediatr, 2019: 1–5.
[12] Maier M, Ballester BR, Verschure P. Principles of Neurorehabilitation After Stroke Based on Motor Learning and Brain Plasticity Mechanisms [J]. Front Syst Neurosci, 2019, 13: 74.

十、儿童脑血管疾病

病例 31　小脑蚓部血管性病变，手术全切是根本原则

【病例概述】

2021年5月接诊1例来自山东的3岁女性患儿（身高：100cm，体重：15kg）。主诉：因高热惊厥发现颅内占位3个月余。患儿3个月前突发高热惊厥，于当地医院检查发现颅内占位，遂来我院进一步治疗。门诊查体：神清语利，自主体位，状态好，神经系统查体（-）。头颅CT示：左侧小脑半球、蚓部不规则团块状稍高密度影，内见多发点状钙化灶，边界不清，大小约30mm×21mm×24mm。头颅MRI显示：左侧小脑半球、蚓部见不规则混杂信号影，长T_1混杂T_2，SWI表现为不规则混杂低信号影，病灶边缘可见水母头状低信号影，增强扫描病灶周围可见粗大血管影。影像学初步诊断为海绵状血管畸形伴静脉发育异常。由于CT显示散在钙化，MRI有明确粗大的引流静脉，为除外脑动静脉畸形并指导手术，行DSA检查，未见明确畸形血管团，仅见静脉发育异常（图2-93）。

据此，小脑蚓部海绵状血管瘤伴静脉畸形诊断明确。鉴于多发小液平，亚急性出血为主，手术指征明确，完善术前检查，于2021年5月21日在神经导航、脑干电生理监测下行"后正中入路病变切除术"。术中切开小脑皮质，皮质下1cm见病灶，色紫红、质地软韧不均，大小约

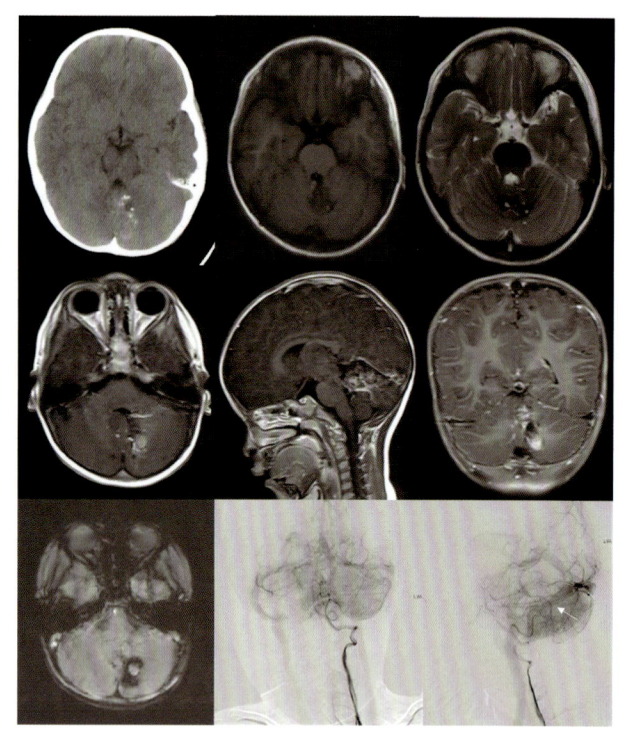

▲ 图2-93　术前头颅CT示：左侧小脑半球、蚓部不规则团块状稍高密度影，内见多发点状钙化灶，边界不清，大小约30mm×21mm×24mm；头颅MRI显示：左侧小脑半球、蚓部见不规则混杂信号影，长T_1混杂T_2信号，SWI表现为不规则混杂低信号影，病灶边缘可见水母头状低信号影，增强扫描病灶周围可见粗大血管影。影像学初步诊断为海绵状血管畸形伴静脉发育异常。由于CT显示散在钙化，MRI有明确粗大的引流静脉，为除外脑动静脉畸形并指导手术，行DSA检查，未见明确畸形血管团，仅见静脉发育异常

3.0cm×3.0cm×3.5cm，血供极丰富。病灶周围见多支细小供血动脉及引流静脉，头端一支静脉异常粗大，向第三脑室后部引流，毗邻脑组织黄染，可见机化的血肿腔。手术顺利，病灶全切（图2-94）。术中出血约200ml，输异体红细胞1单位，血浆100ml，术毕安返ICU监护。

术后患儿状态好，神清语利、遵嘱活动，未见新增神经系统阳性体征。术后当晚头颅CT及术后1周头颅MRI显示病变切除满意（图2-95）。病理回报：血管畸形，局灶呈海绵状血管瘤形态，伴钙化，周围脑组织可见含铁血黄素沉积，胶质细胞增生。依据WHO-CNS新版分型[1]，属血管来源肿瘤中的血管畸形，最终诊断：海绵状血管瘤伴静脉畸形。患儿恢复好，术后2周顺利出院（KPS：90分），随访中。

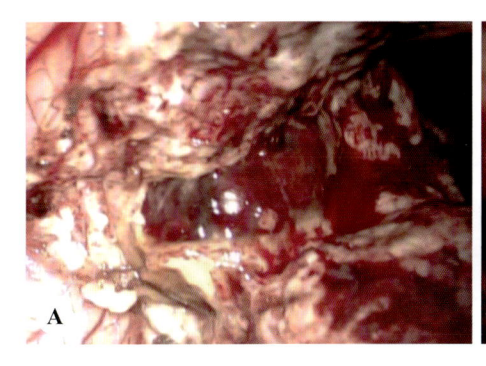

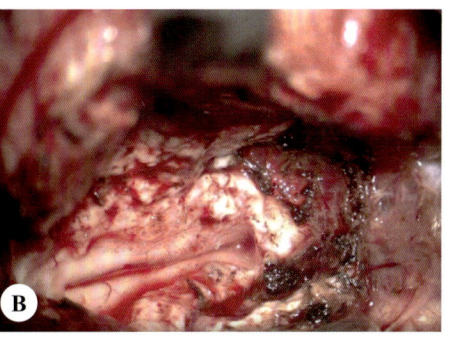

◀ 图 2-94 术中所见：A：皮质下约 1cm 见病灶，色紫红、质地软韧不均，大小约 3.0cm×3.0cm×3.5cm，血供极丰富，病灶周围见多支细小供血动脉及引流静脉，头端一支静脉异常粗大，向第三脑室后部引流，毗邻脑组织黄染，可见机化的血肿腔；B：病灶切除满意，脑干保护完好

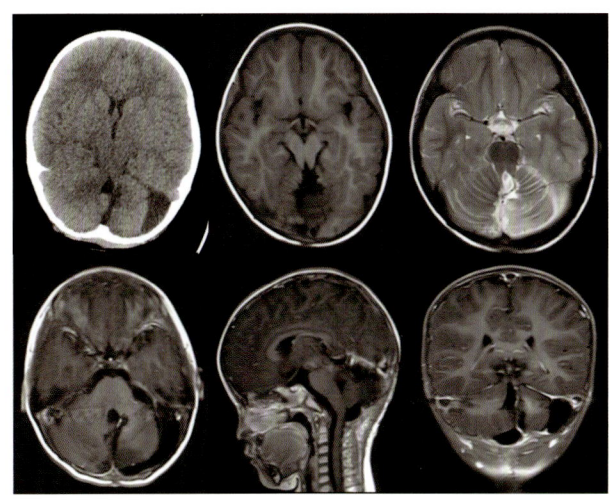

▲ 图 2-95 术后当晚头颅 CT 及术后 1 周头颅 MRI 显示病变切除满意

【治疗体会】

本例 CT 显示左侧小脑半球、蚓部不规则团块状稍高密度影，内含多发点状钙化。MRI 显示为左侧小脑半球、蚓部不规则混杂信号影（长 T_1 混杂 T_2 信号），SWI 混杂低信号影，增强扫描病灶周围可见粗大血管影。因不能除外脑动静脉畸形，遂行 DSA 检查，未见畸形血管团，仅显示静脉发育异常。脑血管造影（digital subtraction angiography，DSA）是区分动静脉畸形（arteriovenous malformation，AVM）与海绵状血管瘤（CM）的金标准[2]。前者是由动脉、静脉、动脉化静脉血管团组成，动脉与静脉直通，其间无毛细血管网形成[3]。迂曲缠绕、粗细不等的畸形血管团血流速度极快，造影剂在 DSA 动脉期能清晰显影[4]。然而，海绵状血管瘤是由众多薄壁血管组成的海绵状异常血管团，这些血管缺乏动脉弹力成分，血管间无脑组织成分，供血动脉和引流静脉均为正常管径，血流速度慢，显影剂多被稀释，故 DSA 不能显示海绵状血管瘤中的异常血管团[5]。需要指出，8%～33% 海绵状血管瘤合并发育性静脉畸形（developmental venous anomaly，DVA）[6-8]，这种静脉畸形在 MRA 加 MRV、DSA 静脉期明确显影，显示一个或多个扩张的髓质静脉聚集到一个中心静脉，然后通过半球浅、深静脉引流到毗邻静脉窦，形成典型的水母头外观。本例高度相符，应属于海绵状血管瘤合并发育性静脉畸形[9]。

此类儿童血管性病变，包括海绵状血管瘤与脑动静脉畸形。若无症状且位于功能区、深部、脑干等，均应慎重选择手术治疗。对于单发、非功能区、浅部，有出血及癫痫病史者，则应积极手术治疗。手术应采用根治性完整切除，一旦病变残留，再出血率高达 40%，甚至远高于选择保守治疗患儿的再出血率[10]。因此，我们要充分认识到儿童血管性病变手术全切的重要意义。

参考文献

[1] Louis DN, Perry A, Wesseling P, et al. The 2021 WHO Classification of Tumors of the Central Nervous System: a summary [J]. Neuro Oncol, 2021, 23(8):1231-1251.

[2] Anzalone N, Scomazzoni F, Strada L, et al. Intracranial vascular malformations [J]. Eur Radiol, 1998, 8(5):685-690.

[3] Pan P, Weinsheimer S, Cooke D, et al. Review of treatment and therapeutic targets in brain arteriovenous malformation [J]. J Cereb Blood Flow Metab, 2021, 41(12):3141-3156.

[4] Loo JK, Hu YS, Lin TM, et al. Shortened cerebral circulation time correlates with seizures in brain arteriovenous malformation: a cross-sectional quantitative digital subtraction angiography study [J]. Eur Radiol, 2022, 32: 5402-5412.

[5] Atwal GS, Sarris CE, Spetzler RF. Brainstem and cerebellar

cavernous malformations [J]. Handb Clin Neurol, 2017, 143:291–295.
[6] Zhang S, Ma L, Wu C, et al. A rupture risk analysis of cerebral cavernous malformation associated with developmental venous anomaly using susceptibility-weighted imaging [J]. Neuroradiology, 2020, 62(1):39–47.
[7] Saito Y, Kobayashi N. Cerebral venous angiomas: clinical evaluation and possible etiology [J]. Radiology, 1981, 139(1):87–94.
[8] Brinjikji W, El-Masri A E, Wald J T, et al. Prevalence of cerebral cavernous malformations associated with developmental venous anomalies increases with age [J]. Childs Nerv Syst, 2017, 33(9):1539–1543.
[9] Das KK, Rangari K, Singh S, et al. Coexistent Cerebral Cavernous Malformation and Developmental Venous Anomaly: Does an Aggressive Natural History Always Call for Surgical Intervention? [J]. Asian J Neurosurg, 2019, 14(1):318–321.
[10] Snellings DA, Hong CC, Ren AA, et al. Cerebral Cavernous Malformation: From Mechanism to Therapy [J]. Circ Res, 2021, 129(1):195–215.

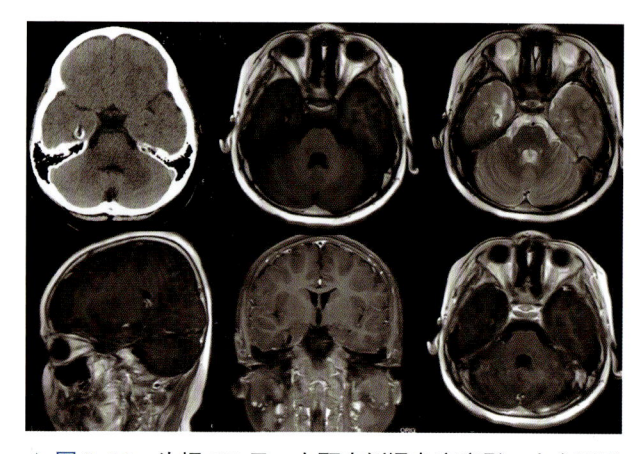

▲ 图 2-96 头颅 CT 示：右颞内侧混杂密度影，内含弧形钙化；头颅 MRI 示：右颞内侧可见长 T_1 长 T_2 信号，大小约 15mm×11mm×18mm，邻近脑回肿胀，右侧颞角受压，病灶囊壁轻度强化，混合性胶质神经元肿瘤不除外

十一、儿童症状性癫痫

病例 32　儿童颅内肿瘤引发症状性癫痫，手术扩大切除是首要原则

【病例概述】

2021 年 7 月接诊 1 例来自辽宁的 5 岁男性患儿（身高 135cm，体重 50kg）。主诉：间断性肢体抽搐 3 年余，左侧为著。患儿 3 年前无明显诱因突发意识丧失伴左侧肢体抽搐，双眼右上方凝视，牙关紧闭、口吐白沫，于当地医院检查发现颅内占位，仅口服抗癫痫药控制症状，未行手术治疗。3 个月前患儿突发愣神，伴左侧肢体不自主运动，不伴幻嗅及胃肠道症状，持续 2 分钟后自行缓解，遂来我院就诊。门诊查体：神清语利、自主体位，发育正常，神经系统查体（–）。头颅 CT 示：右颞内侧混杂密度影，内含弧形钙化。头颅 MRI 示：右颞内侧可见长 T_1 长 T_2 信号，大小约 15mm×11mm×18mm，邻近脑回肿胀，右侧颞角受压，病灶囊壁轻度强化，混合性胶质神经元肿瘤不除外（图 2-96）。24 小时视频脑电（VEEG）显示：右侧前中颞区可见棘波、棘慢波发放。

患儿癫痫病史 3 年余，局灶性发作，VEEG 提示右侧前中颞区异常放电，头颅 CT/MRI 显示右侧颞叶内侧病变伴钙化灶，颞叶新皮质灰白质交界不清，考虑为儿童长期癫痫相关性肿瘤，节细胞胶质瘤可能性大。手术指征明确。鉴于肿瘤及周围皮质发育不良，为更好的治疗癫痫，切除肿瘤同时切除周围发育不良皮质，拟采用颞前叶、海马、病灶扩大切除。完善术前检查，于 2021 年 7 月 27 日在电生理监测下行右额颞开颅病变扩大切除术。术中见颞叶皮质外观正常，皮质脑电提示棘波广泛发放，导航、超声确定病变位置后，行右侧颞前叶切除，明显感觉颞叶变性、水肿明显。大范围切除后，颞角开放，见右侧海马肿胀、色白、质地硬韧，血供来源于同侧大脑后动脉（PCA）分支，电凝切断，海马完整切除，直至伞部、内达环池。向后方探查，颞叶内侧黄韧组织、边界不清、血供不丰富，扩大切除后，冰冻提示低级别胶质瘤。超声再次探查未见钙化灶残留。病变及颞前叶、海马切除满意，术野冲洗清亮，手术顺利（图 2-97）。术中出血约 200ml，未输异体血，术后安返病房监护。

患儿术后状态好，未见新增神经系统阳性体征。当晚头颅 CT 及术后 1 周头颅 MRI 提示病灶及颞前叶、海马切除范围满意（图 2-98）。病理回报：皮质发育不良，白质合并节细胞胶质瘤

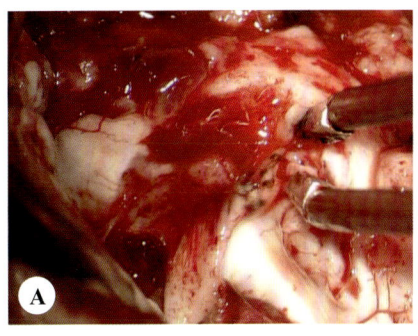

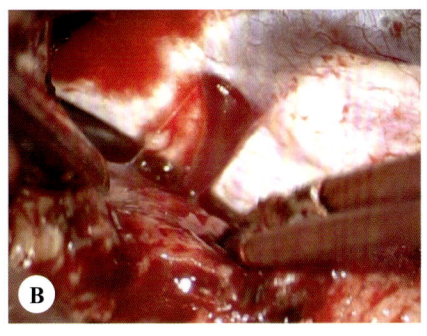

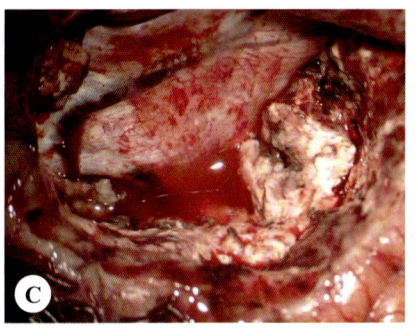

▲ 图 2-97　术中所见：**A.** 右侧颞角开放，见海马明显肿胀，色白、质地硬韧；**B.** 血供来源于同侧大脑后动脉（PCA）分支，电凝切断，海马完整切除，直至伞部，内达环池；**C.** 向后方探查，颞叶内侧黄韧组织、边界不清，血供不丰富，扩大切除后，冰冻提示低级别胶质瘤。超声再次探查未见钙化灶残留

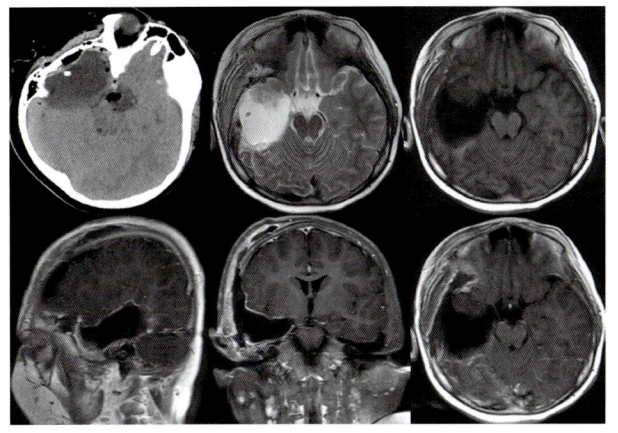

▲ 图 2-98　当晚头颅 CT 及术后 1 周头颅 MRI 提示病灶及颞前叶、海马切除范围满意

（WHO Ⅰ级）。免疫组化：GFAP（+），Olig-2（+），Ki-67（1%～2%），Syn（+），NeuN（神经元+），CD34（灶+）。基因检测：*BRAFV600E* 突变。整合诊断：节细胞肿瘤，伴 MAPK 通路变异（CNS WHO 1 级）。患儿术后 10 天顺利出院（KPS：90分），无须放化疗，口服抗癫痫药，随访中。

【治疗体会】

癫痫是儿童颅内肿瘤常见并发症，10%～40% 幕上肿瘤可发生症状性癫痫[1]。颞叶癫痫是常见发作形式，占儿童症状性癫痫的 15%～20%[2]。症状性颞叶癫痫常见原因包括：皮质发育不良、肿瘤、缺血性改变、血管畸形等[3]。其中肿瘤导致的颞叶癫痫占 10%～30%[4]，皮质内生长缓慢的良性胶质肿瘤较白质内的恶性胶质肿瘤致痫率更高[4]。最常见的病理类型为低级别胶质瘤（约占 74%）[1]。最常见的肿瘤部位是颞叶海马结构。海马（Hippocampus）属于大脑古皮质，由颞叶皮质向内下翻折形成，主要由海马及其附近的齿状回、束状回、胼胝体上回、海马回钩和下脚组成，参与学习、记忆、情绪等神经认知的形成与功能处理[5]。海马胶质瘤是除海马硬化外最常见的致痫原因，往往生长缓慢、合并钙化、癫痫起病，影像提示颞叶内侧海马区占位伴钙化，术中可见海马明显肿胀、硬韧，均与本例高度相符。

本例患儿 3 年前即发现颞叶肿瘤合并症状性癫痫，因顾虑手术风险，仅口服抗癫痫药物治疗。近期，肿瘤进展、致痫灶泛化，病情明显加重。研究表明，超过 50% 的颞叶癫痫患者药物治疗效果不佳，尤其节细胞胶质瘤药物治疗效果更差。与之对应，70%～90% 的节细胞胶质瘤患者术后癫痫发作消失[4,6,7]。我们之前已反复强调，儿童发现颅内肿瘤，一定要早发现早治疗[8]，即使是偏良性的节细胞胶质瘤，也有 1%～2% 恶变可能。本病例因迁延至肿瘤进展、致痫灶泛化，再行手术，难度显著增加，治疗效果大打折扣。

肿瘤引发的症状性癫痫，手术切除是首选治疗[9-11]。最重要的原则是明确肿瘤及致痫灶切除范围，确保肿瘤及毗邻致痫灶一并切除[7]。长程视频脑电图（VEEG）是定位致痫区域的金标准，但由于视觉分析的局限性，仍有约 25% 的患者致痫区定位存在明显误差，术后效果不佳[12]。近年来，正电子发射断层扫描 - 计算机断层扫描（PET-CT）定位在临床中得到广泛应用，敏感性高，^{18}F-FDG-PET 可准确定位致痫区域[13-15]。通过严格的术前评估，脑电图、MRI、MRI 和 PET-CT 融合，确定致痫区域，将肿瘤与边缘异常病灶一并切除，有效控制癫痫。

Englot 等的一项儿童颞叶癫痫术后控制结果的 Meta 分析显示[2]，患者的性别、年龄、病程对于术后癫痫控制无明显影响；致痫原因（明确病变较无病变者控制更佳）、症状（部分性发作较全身性发作控制更佳）、频率（非每日发作较每日发作控制更佳）等因素均对手术效果影响显著。其中切除范围影响最大，病灶扩大切除对癫痫的治疗效果明显好于次全切除[6, 11, 16-18]。

总之，患儿若发现颅内肿瘤合并症状性癫痫，应尽早手术治疗。结合影像、MRI 和 PET-CT 融合及术中脑电监测，精准定位肿瘤及毗邻致痫灶，在保证安全的基础上尽量扩大切除范围，可获得满意的疗效。

参考文献

[1] Cataltepe O, Turanli G, Yalnizoglu D, et al. Surgical management of temporal lobe tumor-related epilepsy in children [J]. J Neurosurg, 2005, 102(3 Suppl): 280–287.

[2] Englot DJ, Rolston JD, Wang DD, et al. Seizure outcomes after temporal lobectomy in pediatric patients [J]. J Neurosurg Pediatr, 2013, 12(2): 134–141.

[3] Ramey WL, Martirosyan NL, Lieu CM, et al. Current management and surgical outcomes of medically intractable epilepsy [J]. Clin Neurol Neurosurg, 2013, 115(12): 2411–2418.

[4] Bauer R, Dobesberger J, Unterhofer C, et al. Outcome of adult patients with temporal lobe tumours and medically refractory focal epilepsy [J]. Acta Neurochir (Wien), 2007, 149(12): 1211–6; discussion 1216–1217.

[5] Knierim JJ. The hippocampus [J]. Curr Biol, 2015, 25(23): R1116–1121.

[6] Mcintosh AM, Wilson SJ, Berkovic SF. Seizure outcome after temporal lobectomy: current research practice and findings [J]. Epilepsia, 2001, 42(10): 1288–1307.

[7] Varatharajaperumal RK, Arkar R, Arunachalam VK, et al. Comparison of T2 relaxometry and PET CT in the evaluation of patients with mesial temporal lobe epilepsy using video EEG as the reference standard [J]. Pol J Radiol, 2021, 86: e601–e607.

[8] 宫剑. 宫剑 小儿神经外科手术笔记（1）[M]. 中国科学技术出版社, 2021: 96–97.

[9] Sarmento SA, Rabelo NN, Figueiredo EG. Minimally Invasive Technique (Nummular Craniotomy) for Mesial Temporal Lobe Epilepsy: A Comparison of 2 Approaches [J]. World Neurosurg, 2020, 134: e636–e641.

[10] Rathore C, Jeyaraj MK, Dash GK, et al. Outcome after seizure recurrence on antiepileptic drug withdrawal following temporal lobectomy [J]. Neurology, 2018, 91(3): e208–e216.

[11] Raiyani V, Singh S, Sardhara J, et al. Seizure Outcome after Lesionectomy With or Without Concomitant Anteromedial Temporal Lobectomy for Low-Grade Gliomas of the Medial Temporal Lobe [J]. Asian J Neurosurg, 2021, 16(3): 518–524.

[12] De Tisi J, Bell GS, Peacock JL, et al. The long-term outcome of adult epilepsy surgery, patterns of seizure remission, and relapse: a cohort study [J]. Lancet, 2011, 378(9800): 1388–1395.

[13] Aparicio J, Carreno M, Bargallo N, et al. Combined (18)F-FDG-PET and diffusion tensor imaging in mesial temporal lobe epilepsy with hippocampal sclerosis [J]. Neuroimage Clin, 2016, 12: 976–989.

[14] Cahill V, Sinclair B, Malpas C B, et al. Metabolic patterns and seizure outcomes following anterior temporal lobectomy [J]. Ann Neurol, 2019, 85(2): 241–250.

[15] Tian M, Watanabe Y, Kang KW, et al. International consensus on the use of [(18)F]–FDG PET/CT in pediatric patients affected by epilepsy [J]. Eur J Nucl Med Mol Imaging, 2021, 48(12): 3827–3834.

[16] Srikijvilaikul T, Najm IM, Hovinga C A, et al. Seizure outcome after temporal lobectomy in temporal lobe cortical dysplasia [J]. Epilepsia, 2003, 44(11): 1420–1424.

[17] Foldvary N, Nashold B, Mascha E, et al. Seizure outcome after temporal lobectomy for temporal lobe epilepsy: a Kaplan-Meier survival analysis [J]. Neurology, 2000, 54(3): 630–634.

[18] Sylaja P N, Radhakrishnan K, Kesavadas C, et al. Seizure outcome after anterior temporal lobectomy and its predictors in patients with apparent temporal lobe epilepsy and normal MRI [J]. Epilepsia, 2004, 45(7): 803–808.

十二、儿童颅骨病变

病例 33　儿童神经母细胞瘤伴颅骨转移

【病例概述】

2021 年 12 月接诊 1 例来自河北的 3 岁男性患儿（身高：108cm，体重：20kg）。主诉：间断头痛伴呕吐 1 周余，进行性加重。患儿 1 周前无明显诱因出现间断性头痛伴呕吐，每日呕吐 1～2 次，呕吐物为胃内容物，持续不缓解。于当地医院检查发现颅内占位，遂来我院就诊。门诊查体：神清语利，自主体位，双瞳等大等圆、光敏，四肢肌力肌张力正常，神经系统查体粗测（－）。头颅 CT 示：后枕部骨板下团块状稍高密度影，边界清晰，大小约51mm×34mm×46mm。周围脑实质受压，相邻枕骨骨质破坏，局部内板呈毛刺样日射征。头颅MRI示：后枕部团块状长T₁长T₂信号影，病变累及窦汇及幕上下，大小约49mm×38mm×31mm，显著强化，可见脑膜尾征。影像学初步诊断：血管外皮细胞瘤（？），脑膜瘤（？），骨源性肿瘤（？）（图2-99）。患儿在进行肺部CT术前检查时发现：左侧腹膜后肾前间隙内巨大软组织密度肿块，肿块内散在钙化，边界尚清楚，不均匀强化，大小约5.9cm×4.5cm×7.3cm。影像考虑神经母细胞瘤可能性大（图2-100）。

本例腹膜后占位合并枕骨病变，神经母细胞瘤颅骨转移可能性大，依据美国儿童肿瘤协作组（Children's Oncology Group，COG）诊疗规范，此类高危组患儿，应明确病理后先行化疗，待原发病灶与转移病灶缩小后再行手术治疗。据此，完善术前检查，于2021年12月13日在全麻下行"后正中入路枕骨开窗病变活检术"。术中见枕骨局部呈虫蚀样改变，近枕大孔处肿瘤组织已突于外板，瘤体呈灰红色、质软、烂鱼肉样，血供丰富，肿瘤包膜部分存在。枕骨铣切骨瓣2cm×2cm，部分内板骨质呈针刺样，瘤体位于硬膜外骨板下，色紫红、质地硬韧，血供极其丰富，留取足够病理，电凝止血确切，骨蜡封闭骨缘出血处。手术顺利，术中出血约100ml，输异体红细胞1单位，术后安返病房监护。

术后患儿神清语利、状态好，当晚复查头颅CT显示肿瘤活检窦道清晰，无异常（图2-101）。术后病理回报：胚胎性肿瘤，局部分化出神经毡，符合神经母细胞瘤，浸润破坏骨组织。免疫组化：GFAP（-），Olig-2（-），Ki-67（70%～90%），ATRX（+），P53（散在+），IDH1（-），H3K27me3（部分+），H3.3G34R（-），H3.3G34V（-），Fli-1（+），Syn（+），CD99（-），INI-1（+），NKX2.2（-）。最终整合诊断：神经母细胞瘤颅骨转移（4期）。患儿恢复好，术后3天顺利出院（KPS：90分），后续治疗随访中。

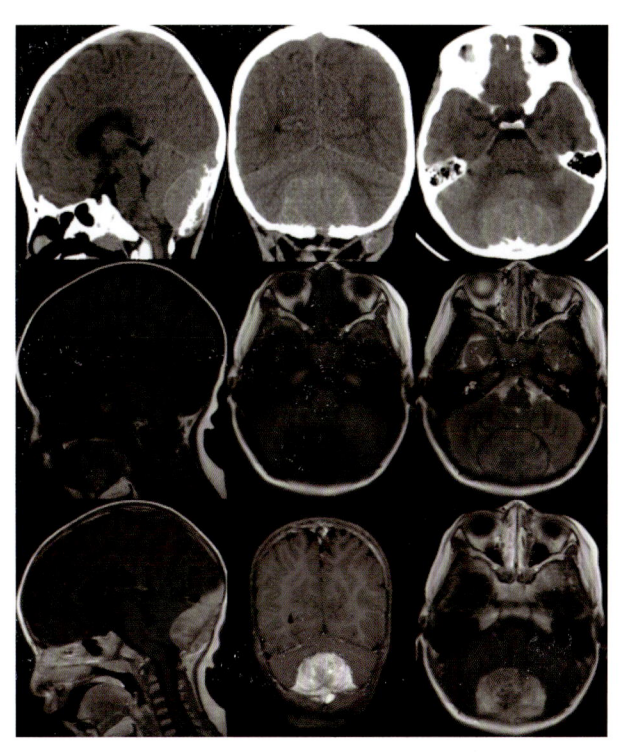

▲ 图2-99 头颅CT示：后枕部骨板下团块状稍高密度影，边界清晰，大小约51mm×34mm×46mm。周围脑实质受压，相邻枕骨骨质破坏，局部内板呈毛刺样日射征。头颅MRI示：后枕部团块状长T₁长T₂信号影，病变累及窦汇及幕上下，大小约49mm×38mm×31mm，显著强化，可见脑膜尾征。影像学初步诊断：血管外皮细胞瘤（？），脑膜瘤（？），骨源性肿瘤（？）

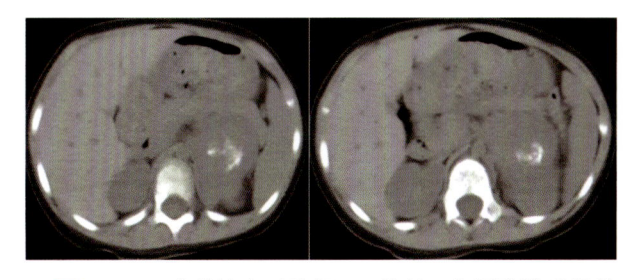

▲ 图2-100 术前检查时肺部CT发现：左侧腹膜后肾前间隙内巨大软组织密度肿块，肿块内散在钙化，边界尚清楚，不均匀强化，大小约5.9cm×4.5cm×7.3cm，影像考虑神经母细胞瘤可能性大

【治疗体会】

神经母细胞瘤（简称"神母"，neuroblastoma，NB）是源于神经嵴的胚胎性肿瘤，是儿童最常见的颅外实体性瘤[1]，人群发病率8/100万[2]，占儿童癌症死亡病例15%[2,3]。临床统计，46%的神母源于肾上腺，18%源于肾上腺以外腹部其他部位，14%源于纵隔，其他源于颈部、骨盆等，中枢神

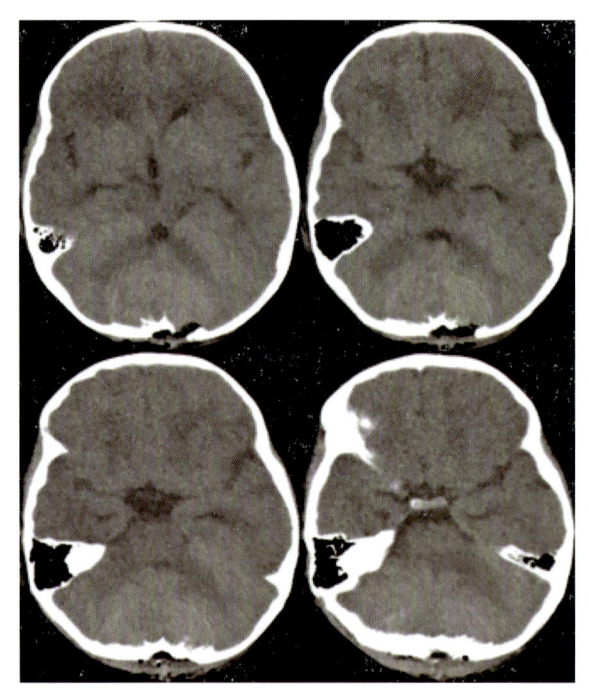

▲ 图 2-101 术后当晚头颅 CT 显示肿瘤活检窦道清晰，无异常

经系统神经母细胞瘤（CNS-NB）则极为罕见[4]。神母诊断中位年龄19月龄，约41%的患儿出生后3个月内即被诊断[5]，预后因年龄而异，发现治疗越早，预后越好[5,6]。神母的临床表现多样，肿瘤在腹部常表现为便秘和腹胀，纵隔病变可引起呼吸道症状，全身症状常表现为发热、贫血和体重减轻等。病理特征表现为：小圆细胞，细胞核染色质丰富、胞质少、核仁不清，部分神经母细胞围绕嗜酸性神经纤维网，形成特异性Homer-Wright假性玫瑰花结[7]。在骨髓涂片和肿瘤活检中发现特征性神经母细胞（小圆细胞、巢状或菊花状排列、GD2抗体性）有助于诊断。分子水平，N-MYC基因扩增与神母的发生关系密切，是预后不良的独立危险因素，抑制N-MYC基因扩增有望成为治疗神母的新思路[8,9]。

美国华盛顿大学儿科系于1988年提出国际神经母细胞瘤分期系统（International Neuroblastoma Staging System，INSS）[10]并于1993年进行第一次修订[11]（表2-5）。挪威奥斯陆大学儿科系于2009年提出神经母细胞瘤危险度分期系统（International Neuroblastoma Risk Group Staging System，INRGSS），基于影像危险因子进行临床分期[12]。同年，美国芝加哥大学儿科系提出了神经母细胞瘤国际委员会危险度分组分级系统（International Neuroblastoma Risk Group，INRG）[13]（表2-6），根据INRG分期、年龄、组织病理、分化程度、MYCN扩增、11q缺失、DNA倍性等7个指标进行评估，将儿童神母分为极低危、低危、中危、高危组[13]。该分级系统可帮助医生对患儿预后做出准确预判，从而针对不同危险组进行精准治疗。

中枢神经系统神经母细胞瘤（central nervous system neuroblastoma，CNS-NB）分为原发性与转移性。原发性极为罕见，好发于幕上，以额叶、顶叶为主，平均发病年龄5岁，女性略多于男性，手术切除辅以放化疗，可获得长期生存[14]。转移性中枢神经系统神经母细胞瘤属于神经母细胞瘤4期，通过脑实质、软膜或脑脊液转移，亦属罕见。2003年加利福尼亚大学儿科学系总结434例神母患儿，仅23例中枢神经系统转移；2010年波兰儿科研究所报道了58例1岁以上神母4期患儿，出现中枢神经系统转移5例（8.6%）[15]；北京同仁医院10年264例神母患儿仅15例发生中枢神经系统转移。本例患儿属于神经母细胞瘤颅骨转移（4期）。颅骨转移瘤成人多见于乳腺癌、肺癌、前列腺癌颅骨转移[16]，儿童多见于神经母细胞瘤颅骨转移。如本例骨破坏呈特征性溶骨性改变，颅骨全层破坏伴软组织肿块。需要指出，儿童神母头颈骨转移多见于下颌骨，颅骨转移相对少见。

美国儿童肿瘤协作组（COG）提出高危神经母细胞瘤治疗的3个阶段[12]。①诱导阶段：化疗和手术。化疗共计6个疗程——第一、二疗程：环磷酰胺、拓扑替康和G-CSF；第三、五疗程：依托泊苷、顺铂和G-CSF；第四、六疗程：长春新碱、环磷酰胺、多柔比星、G-CSF和美司钠。通常在第二个疗程完成干细胞采集；②巩固阶段：自体干细胞移植和放疗。干细胞移植采用BuMel方案，放疗采用IMRT，总剂量为21.6Gy[12]；③维持阶段：高危患者需要接受5次Ch14.18免疫治疗[17]。按照上述方案，高危神经母细胞瘤治疗后

表 2-5 神经母细胞瘤国际委员会临床分期（INSS）

分 期	定 义
1	局部肿瘤完全切除，有或无微小残留灶，镜下同侧淋巴结阴性（即与原发肿瘤相连或切除的淋巴结可能是阳性的）
2A	局部肿瘤完全切除；镜下肿瘤同侧非粘连淋巴结阳性
2B	局部肿瘤完全或不完全切除，肿瘤的同侧非粘连淋巴结阳性，对侧肿大淋巴结镜下阴性
3	不能切除的单侧肿瘤超过中线，伴/不伴有局部淋巴结侵犯；或局限性单侧肿瘤伴对侧区域淋巴结受累；或中线肿瘤伴对侧延长浸润（不可切除）或淋巴结受累
4	转移到远处淋巴结、骨、骨髓、肝、皮肤或其他器官（除 4S 期）
4S	Ⅰ期或Ⅱ期的局限性肿瘤，有肝、皮肤和（或）骨髓等远处转移，年龄＜12 个月。骨髓涂片或活检，肿瘤细胞应该＜10%，MIBG 扫描骨髓应该是阴性。若骨髓更广泛受累，则为 4 期

表 2-6 神经母细胞瘤国际委员会危险度分组

INRG 分期	诊断年龄（月）	组织学类型	肿瘤分化程度	MYCN	11q 缺失	DNA 倍性	危险度分组
L1/L2	–	GN 成熟型，GNB 混杂型	–	–	–	–	极低危
L1	–	除 GN 或 GNB 混杂型以外任何类型	–	不扩增	–	–	极低危
L1	–	除 GN 或 GNB 混杂型以外任何类型	–	扩增	–	–	高危
L2	＜18	除 GN 或 GNB 混杂型以外任何类型	–	不扩增	无	–	低危
L2	＜18	除 GN 或 GNB 混杂型以外任何类型	–	不扩增	有	–	中危
L2	≥18	GNB 结节型、NB	分化型	不扩增	无	–	低危
L2	≥18	GNB 结节型、NB	分化型	不扩增	有	–	中危
L2	≥18	GNB 结节型、NB	分化差或未分化型	不扩增	–	–	中危
L2	≥18	GNB 结节型、NB	–	扩增	–	–	高危
M	＜18	–	–	不扩增	–	超二倍体	低危
M	＜12	–	–	不扩增	–	二倍体	中危
M	12～18	–	–	不扩增	–	二倍体	中危
M	＜18	–	–	扩增	–	–	高危
M	＞18	–	–	–	–	–	高危
MS	＜18	–	–	不扩增	无	–	极低危
MS	＜18	–	–	不扩增	有	–	高危
MS	＜18	–	–	扩增	–	–	高危

GN. 神经节细胞瘤；GNB. 节细胞性神经母细胞瘤；NB. 神经母细胞瘤；"–"表示任何

的 5 年总生存率（OS）可达到 43.9%。近年来，针对 GD2 抗体的免疫疗法逐渐应用于临床[18]。本例为神经母细胞瘤颅骨转移（4 期）、高危组，依据美国儿童肿瘤协作组（COG）推荐的诊疗规范[17, 19]，先行化疗，待原发肿瘤和转移病灶缩小后，再行手术切除。术后再行放化疗和免疫治疗，以期获得良好的预后。

参考文献

[1] Gurney JG, Ross JA, Wall DA, et al. Infant cancer in the U. S. : histology-specific incidence and trends, 1973 to 1992 [J]. J Pediatr Hematol Oncol, 1997, 19(5): 428–432.

[2] Ward E, Desantis C, Robbins A, et al. Childhood and adolescent cancer statistics, 2014 [J]. CA Cancer J Clin, 2014, 64(2): 83–103.

[3] Mueller S, Matthay KK. Neuroblastoma: biology and staging [J]. Curr Oncol Rep, 2009, 11(6): 431–438.

[4] David R, Lamki N, Fan S, et al. The many faces of neuroblastoma [J]. Radiographics, 1989, 9(5): 859–882.

[5] Henderson TO, Bhatia S, Pinto N, et al. Racial and ethnic disparities in risk and survival in children with neuroblastoma: a Children's Oncology Group study [J]. J Clin Oncol, 2011, 29(1): 76–82.

[6] London WB, Castleberry RP, Matthay KK, et al. Evidence for an age cutoff greater than 365 days for neuroblastoma risk group stratification in the Children's Oncology Group [J]. J Clin Oncol, 2005, 23(27): 6459–6465.

[7] Rajwanshi A, Srinivas R, Upasana G. Malignant small round cell tumors [J]. J Cytol, 2009, 26(1): 1–10.

[8] Otte J, Dyberg C, Pepich A, et al. MYCN Function in Neuroblastoma Development [J]. Front Oncol, 2020, 10: 624079.

[9] Kerosuo L, Neppala P, Hsin J, et al. Enhanced expression of MycN/CIP2A drives neural crest toward a neural stem cell-like fate: Implications for priming of neuroblastoma [J]. Proc Natl Acad Sci U S A, 2018, 115(31): e7351–e7360.

[10] Brodeur GM, Seeger RC, Barrett A, et al. International criteria for diagnosis, staging, and response to treatment in patients with neuroblastoma [J]. J Clin Oncol, 1988, 6(12): 1874–1881.

[11] Brodeur GM, Pritchard J, Berthold F, et al. Revisions of the international criteria for neuroblastoma diagnosis, staging, and response to treatment [J]. J Clin Oncol, 1993, 11(8): 1466–1477.

[12] Monclair T, Brodeur GM, Ambros PF, et al. The International Neuroblastoma Risk Group (INRG) staging system: an INRG Task Force report [J]. J Clin Oncol, 2009, 27(2): 298–303.

[13] Cohn SL, Pearson AD, London WB, et al. The International Neuroblastoma Risk Group (INRG) classification system: an INRG Task Force report [J]. J Clin Oncol, 2009, 27(2): 289–297.

[14] Bianchi F, Tamburrini G, Gessi M, et al. Central nervous system (CNS) neuroblastoma. A case-based update [J]. Childs Nerv Syst, 2018, 34(5): 817–823.

[15] Wieczorek A, Balwierz W, Wyrobek Ł, et al. [Central nervous system involvement at diagnosis and at relapse in children with neuroblastoma] [J]. Przegl Lek, 2010, 67(6): 399–403.

[16] Shen J, Wang S, Zhao X, et al. Skull metastasis from follicular thyroid carcinoma: report of three cases and review of literature [J]. Int J Clin Exp Pathol, 2015, 8(11): 15285–15293.

[17] Yu AL, Gilman AL, Ozkaynak MF, et al. Long-Term Follow-up of a Phase III Study of ch14. 18 (Dinutuximab) + Cytokine Immunotherapy in Children with High-Risk Neuroblastoma: COG Study ANBL0032 [J]. Clin Cancer Res, 2021, 27(8): 2179–2189.

[18] Gholamin S, Mirzaei H, Razavi S M, et al. GD2-targeted immunotherapy and potential value of circulating microRNAs in neuroblastoma [J]. J Cell Physiol, 2018, 233(2): 866–879.

[19] Liu KX, Naranjo A, Zhang FF, et al. Prospective Evaluation of Radiation Dose Escalation in Patients With High-Risk Neuroblastoma and Gross Residual Disease After Surgery: A Report From the Children's Oncology Group ANBL0532 Study [J]. J Clin Oncol, 2020, 38(24): 2741–2752.

病例 34　儿童颅骨尤因肉瘤的外科治疗

【病例概述】

2022 年 4 月接诊 1 例来自浙江的 5 岁女性患儿（身高：117cm，体重：17kg）。主诉：间断性头痛头晕 2 个月余，进行性加重 1 周。患儿 2 个月前无明显诱因出现间断性头痛伴头晕，1 周前明显加重。于当地医院检查发现颅内占位，遂来我院就诊。门诊查体：神清、精神弱，痛苦面容，自主体位，查体欠配合，粗测神经系统查体（－）。头颅 CT 示：左枕部半圆形稍高密度影，含点片状钙化影，大小约 75mm×55mm，毗邻颅骨可见"虫蚀样"改变，骨板外亦可见异常密度影。头颅 MRI 示：左顶枕部团块状长 T_1 长 T_2 信号影，边界清晰，大小约 56mm×59mm×72mm，局部颅骨骨质破坏明显，增强扫描见显著不均匀强化。影像学初步诊断：间叶性肿瘤（？），胚胎性肿瘤（？）（图 2-102）。

患儿骨源性恶性肿瘤可能性大，原计划先行开窗活检，明确病理后再制订治疗方案。但患儿住院后病情迅速恶化，出现剧烈头痛并嗜睡朦胧，为彻底解除颅高压，挽救生命，于 2022 年 4 月 2 日在全麻下行"左顶枕开颅肿瘤切除术"。取左顶枕马蹄形大骨瓣，见颅骨被肿瘤侵蚀明显，肿瘤部分跨横窦突出于颅骨表面，色红、质韧，血

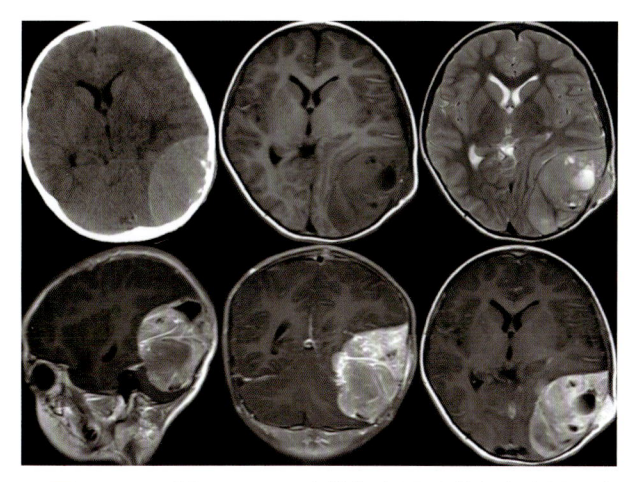

▲ 图 2-102 头颅 CT 示：左枕部半圆形稍高密度影，含点片状钙化影，大小约 75mm×55mm，毗邻颅骨可见"虫蚀样"改变，骨板外亦可见异常密度影；头颅 MRI 示：左顶枕部团块状长 T_1 长 T_2 信号影，边界清晰，大小约 56mm×59mm×72mm，局部颅骨骨质破坏明显，增强扫描见显著不均匀强化。影像学初步诊断：间叶性肿瘤（？），胚胎性肿瘤（？）

供极其丰富，迅速铣切取下骨瓣，见肿瘤位于硬膜外，基底对硬膜侵蚀明显，横跨幕上下，边界不清。瘤体内部可见坏死组织及陈旧出血，瘤体出血极其凶猛，明胶海绵与纱布压迫瘤体，未强行剥离肿瘤与硬膜界面，而是果断剪开硬膜，脑表面完好，硬膜完全剪开离断肿瘤血供后，出血得到控制（图 2-103）。肿瘤完整切除，横窦部分被肿瘤侵蚀破损，明胶海绵压迫止血。手术顺利，术中出血约 1500ml，输异体红细胞 650ml、异体血浆 400ml，术后安返 ICU 监护。

术后患儿状态好，神清语利、遵嘱活动。当晚复查头颅 CT 及术后 1 周复查头颅 MRI 显示肿瘤切除满意（图 2-104）。病理回报：小细胞恶性肿瘤，结合免疫组化，考虑为尤因肉瘤，浸润骨组织。免疫组化：GFAP（-），Olig-2（-），Ki-67（30%～70%），EMA（-），Syn（散在+），L1CAM（-），CD99（+），Fli-1（±），CK（散在+），INI-1（+），BRG-1（+），NKX2.2（+），NF（散在+），PHH3（核分裂+）。基因检测：*EWSR1-FLI1* 基因融合。最终整合诊断：颅骨尤因肉瘤。患儿恢复好，术后 10 天顺利出院（KPS：90 分），后续治疗随访中。

【治疗体会】

尤因肉瘤（Ewing sarcoma，EWS）1921 年由美国病理学家 James Ewing 首次提出，并以他的名字命名[1]。尤因肉瘤是一种侵袭性骨和软组织肿瘤，好发于儿童和青少年，年发病率 1.5/100 万，占原发恶性骨肿瘤的 10%，仅次于骨肉瘤，是第二常见的骨肿瘤[2-4]。发病年龄高峰为 15 岁，男女比例为 3∶2[4]，可发生在身体的任何部位，最常见的是骨盆和长骨近端[5]，颅骨尤因肉瘤相对少见。临床症状多非特异性，主要表现为间歇性隐痛，随肿瘤生长发展为持续性剧痛、夜间尤甚。随着病情进一步恶化，出现低热、全身不适、食欲下降，白细胞增高、血沉增快等全身症状[6, 7]。影像学特征：长骨骨干或扁骨广泛侵蚀性破坏，即虫蛀样溶骨性改变，伴"葱皮样"骨膜反

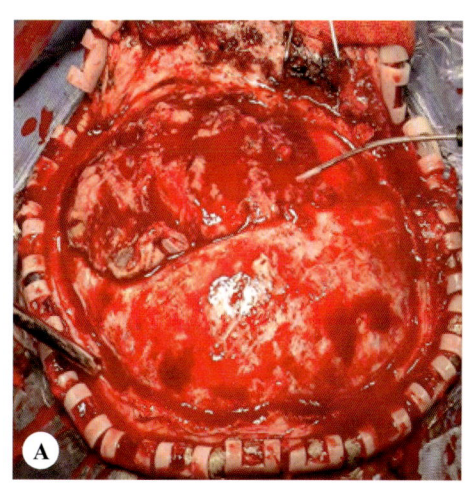

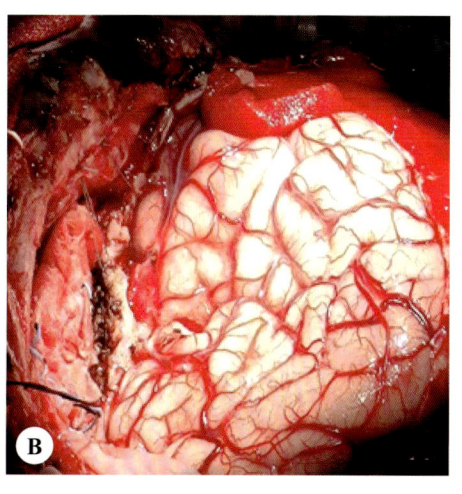

◀ 图 2-103 A. 肿瘤位于硬膜外，基底对硬膜侵蚀明显，横跨幕上下，边界不清，瘤体内部可见坏死组织及陈旧出血；B. 鉴于肿瘤出血凶猛，未强行剥离肿瘤与硬膜界面，而是果断剪开硬膜，脑表面完好，硬膜完全剪开离断肿瘤血供后，出血得到控制

应[8, 9]。病理学表现为小圆细胞肿瘤，呈片状或巢状分布，空泡状、染色质均匀、细颗粒，常可见小核仁、胞质稀少，部分病例可见 Homer-Wright 菊形团[10]。免疫组化方面，超过 90% 病例的瘤细胞弥漫 CD99 膜阳性表达[11]。分子遗传学方面，约 85% 尤因肉瘤病例携带染色体转位 t（11；22）（q24；q12），导致 *EWSR1-FLI1* 基因融合[12, 13]。针对尤因肉瘤的治疗，2021 新版 NCCN 指南建议遵循初级治疗→重新分期→局部控制→辅助治疗 / 额外治疗→监测进展的治疗方案，以期获得理想预后（表 2-7）。

原发性颅骨尤因肉瘤极为罕见，占所有尤因肉瘤的 1%～6%[14]，多发生于额骨和顶骨，常因颅内压增高表现为剧烈头痛[15]。美国梅奥诊所总结了 1972—2015 年 554 例尤因肉瘤患者，仅 3 例（5‰）属于原发性颅骨尤因肉瘤[16]。美国奥克兰大学回顾全球近百例颅面骨尤因肉瘤患者[17]，平均随访时间为 31.8 个月，结果如下：① 36 例进行手术联合放化疗，其中 22 例（66.6%）无进展生存，另外 6 例（16.6%）局部复发、2 例（5.5%）转移、8 例（22.2%）死亡；② 15 例手术加化疗，其中 13 例（86.6%）无进展生存，另外 2 例（13.3%）局部复发；③ 15 例放疗加化疗，其中 13 例（86.6%）无进展生存，另外 2 例（13.3%）死亡；④ 8 例只进行手术，其中 7 例（87.5%）无进展生存，另外 1 例（12.5%）因转移而死亡；⑤ 5 例只进行化疗，其中 3 例（60%）无进展生存，另外 2 例（40%）死亡。作者认为，颅骨尤因肉瘤的治疗，应采用手术加放化疗多学科联合治疗[17]。化疗可用于术前消除肿瘤播散转移、缩小肿瘤体积，便于肿瘤全切。如果肿瘤难以全

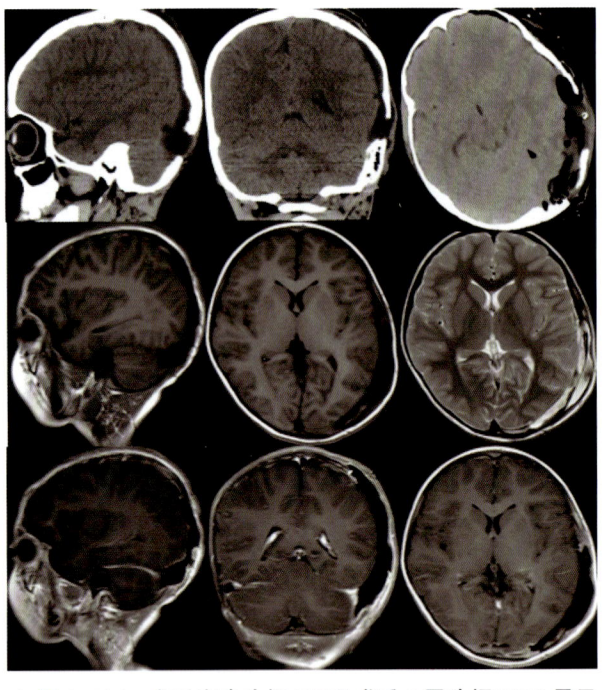

▲ 图 2-104 术后当晚头颅 CT 及术后 1 周头颅 MRI 显示肿瘤切除满意

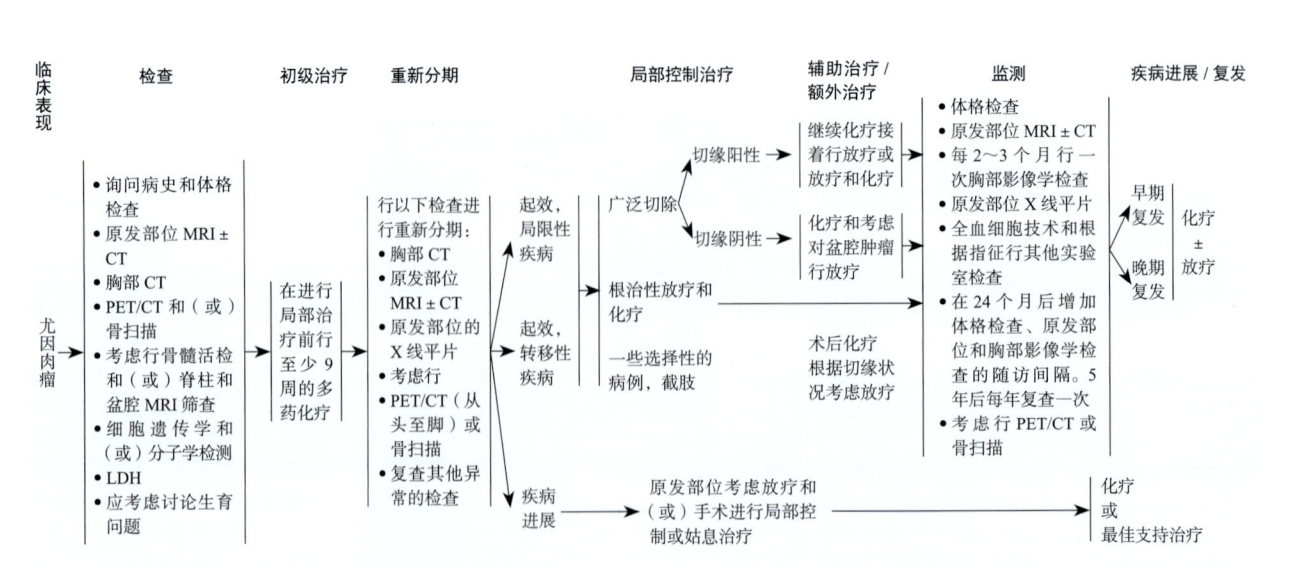

表 2-7 2021NCCN 尤因肉瘤诊疗指南

切，应结合新辅助放疗[18]。

本例术前即考虑硬膜外恶性肿瘤，如前报道，不能除外神经母细胞瘤[19]。若直接手术，患儿幼小、肿瘤巨大、血供丰富，手术易造成急性失血性休克危及生命。安全起见，拟先行开窗活检，明确性质再制订后续治疗方案。但患儿自入院以来，病情进展快、头痛剧烈、高颅压症状明显，单纯活检难以解除高颅压，随时有生命危险，后续治疗无从谈起。至此，在充分备血的前提下，冒险选择颅骨肿瘤全切，以充分降低颅压。术中瘤体出血凶猛，对颅骨、硬膜均广泛侵蚀，果断选择切开硬膜而不是游离肿瘤与硬膜界面，大大加快了手术进度、减少出血。手术有惊无险，肿瘤顺利全切。术后患儿状态好，高颅压症状彻底解除，迅速进入后续治疗，期待获得最佳疗效。

参考文献

[1] Ewing J. Classics in oncology. Diffuse endothelioma of bone. James Ewing. Proceedings of the New York Pathological Society, 1921 [J]. CA Cancer J Clin, 1972, 22(2): 95–98.

[2] Hadfield MG, Quezado MM, Williams RL, et al. Ewing's family of tumors involving structures related to the central nervous system: a review [J]. Pediatr Dev Pathol, 2000, 3(3): 203–210.

[3] Mirabello L, Troisi R J, Savage S A. Osteosarcoma incidence and survival rates from 1973 to 2004: data from the Surveillance, Epidemiology, and End Results Program [J]. Cancer, 2009, 115(7): 1531–1543.

[4] Lind MI, Spagopoulou F. Evolutionary consequences of epigenetic inheritance [J]. Heredity (Edinb), 2018, 121(3): 205–209.

[5] Grünewald TGP, Cidre-Aranaz F, Surdez D, et al. Ewing sarcoma [J]. Nat Rev Dis Primers, 2018, 4(1): 5.

[6] Widhe B, Widhe T. Initial symptoms and clinical features in osteosarcoma and Ewing sarcoma [J]. J Bone Joint Surg Am, 2000, 82(5): 667–674.

[7] Biswas B, Shukla NK, Deo SV, et al. Evaluation of outcome and prognostic factors in extraosseous Ewing sarcoma [J]. Pediatr Blood Cancer, 2014, 61(11): 1925–1931.

[8] Patnaik S, Yarlagadda J, Susarla R. Imaging features of Ewing's sarcoma: Special reference to uncommon features and rare sites of presentation [J]. J Cancer Res Ther, 2018, 14(5): 1014–1022.

[9] O'keeffe F, Lorigan JG, Wallace S. Radiological features of extraskeletal Ewing sarcoma [J]. Br J Radiol, 1990, 63(750): 456–460.

[10] Perlman EJ, Dickman PS, Askin FB, et al. Ewing's sarcoma–routine diagnostic utilization of MIC2 analysis: a Pediatric Oncology Group/Children's Cancer Group Intergroup Study [J]. Hum Pathol, 1994, 25(3): 304–307.

[11] Riggi N, Stamenkovic I. The Biology of Ewing sarcoma [J]. Cancer Lett, 2007, 254(1): 1–10.

[12] Delattre O, Zucman J, Plougastel B, et al. Gene fusion with an ETS DNA-binding domain caused by chromosome translocation in human tumours [J]. Nature, 1992, 359(6391): 162–165.

[13] Bashir MR, Pervez S, Hashmi AA, et al. Frequency of Translocation t(11;22)(q24;q12) Using Fluorescence In Situ Hybridization (FISH) in Histologically and Immunohistochemically Diagnosed Cases of Ewing's Sarcoma [J]. Cureus, 2020, 12(8): e9885.

[14] Moschovi M, Alexiou GA, Tourkantoni N, et al. Cranial Ewing's sarcoma in children [J]. Neurol Sci, 2011, 32(4): 691–694.

[15] Ahdevaara P, Kalimo H, Törmä T, et al. Differentiating intracerebral neuroblastoma: report of a case and review of the literature [J]. Cancer, 1977, 40(2): 784–788.

[16] Olson MD, Van Abel KM, Wehrs RN, et al. Ewing sarcoma of the head and neck: The Mayo Clinic experience [J]. Head Neck, 2018, 40(9): 1999–2006.

[17] Rehman R, Osto M, Parry N, et al. Ewing Sarcoma of the Craniofacial Bones: A Qualitative Systematic Review [J]. Otolaryngol Head Neck Surg, 2022, 166(4): 608–614.

[18] Ozaki T. Diagnosis and treatment of Ewing sarcoma of the bone: a review article [J]. J Orthop Sci, 2015, 20(2): 250–263.

[19] 宫剑. 宫剑教授病例分享（2022-17）：儿童神经母细胞瘤颅骨转移一例.（2022-05-01）[2022–08–22]. https://mp.weixin.qq.com/s/NvyW4OkLWtCuSY1vHTjuMQ.

十三、儿童脑外伤相关治疗

病例 35　婴幼儿颅骨生长性骨折的治疗策略

【病例概述】

2020 年 12 月接诊 1 例来自河南的 3 岁女性患儿（身高：87cm，体重：12.5kg）。主诉：脑外伤后 11 个月，额顶部皮下囊性隆起 1 个月余，进行性增大。患儿 11 个月前因车祸头部致伤，于当地医院行保守治疗，昏迷半个月后转清醒，左侧肢体力弱、右眼视力下降，行高压氧康复治疗。治疗期间，额顶部皮下囊性隆起进行性增大，哭闹时更为显著，遂来我院就诊。门诊查体：神清可语、烦躁哭闹，口角右偏，查体欠配合，额顶皮下隆起明显、囊性、张力高，触诊额顶骨质不连续，左侧肢体活动差，肌力Ⅳ级，余神经系统查体阴性。头颅 CT：右侧额顶部骨质不完整，皮下积液与颅内沟通，左侧额骨线样骨折。头颅 MRI：

脑内多发软化灶，右额可见斑片状水肿信号影。双侧脑室扩张，右侧为著；右侧额角与硬膜下腔沟通，脑脊液信号突至右额顶部皮下，张力性积液形成（图2-105）。

患儿重度颅脑损伤，右侧额顶叶脑软化灶合并脑室穿通畸形，张力性硬膜下积液并骨折线扩大，生长性骨折已形成，手术指征明确。鉴于脑室穿通畸形合并张力性积液，若强行修补破损硬膜并颅骨成形，势必因颅腔封闭进一步增加颅内压，一旦脑疝形成危及患儿生命。安全起见，决定分两步走：先于2020年12月16日行"右侧脑室-腹腔分流术"，缓解颅压（图2-106），术后患儿烦躁状态明显改善，张力性积液消失；再于2021年1月25日行"冠切额顶开颅硬脑膜修补+颅骨成型术"。术中可见冠状缝未闭合，额顶骨间隙宽达2.5cm，硬膜破损范围3.5cm×5.5cm，右侧额顶叶软化灶形成，色黄质软，有窦道与深方脑室沟通。显微镜下清除部分坏死灶，人工硬膜严密修补破损硬膜，三维钛网修补破损颅骨，固定良好，皮下留置引流管。手术顺利，术中出血约200ml，输注异体红细胞1单位、血浆100ml，安返病房监护。

术后患儿精神状态明显好转，皮下积液消失，余神经系统查体同前，术后2周顺利出院。术后3个月门诊复诊，硬膜下积液消失，颅骨塑性满意，进一步康复中（图2-107）。

【治疗体会】

本例3岁幼儿，脑外伤后，张力性皮下积液，提示硬膜破损，继而颅骨骨折线进行性扩大，提示生长性骨折形成。

颅骨生长性骨折（growing skull fracture）是婴幼儿颅骨骨折后特有的并发症，成因是颅内容物从骨折及硬膜缺损处疝出，随着婴幼儿的大脑不断发育、脑脊液搏动不断压迫破损骨缘，骨折线处逐渐扩大，形成生长性骨折[1]。

生长性骨折占儿童颅骨骨折的0.05%～1.60%[2]，高空坠落及交通事故是引发婴幼儿生长性骨折常

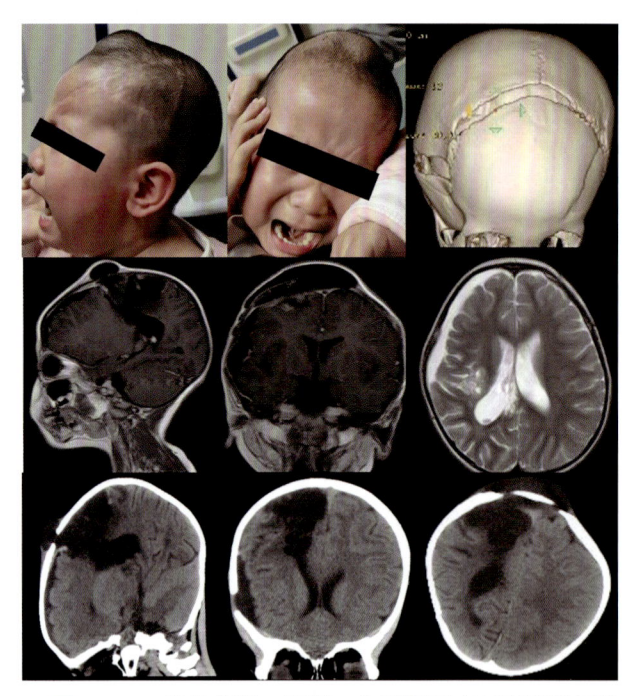

▲ 图2-105 患儿烦躁、哭闹，右侧额顶皮下囊性隆起明显，张力性积液形成。头颅CT/MRI提示右额顶骨骨折，右额叶多发软化灶，右侧脑室额角与硬膜下、皮下沟通，形成穿通畸形

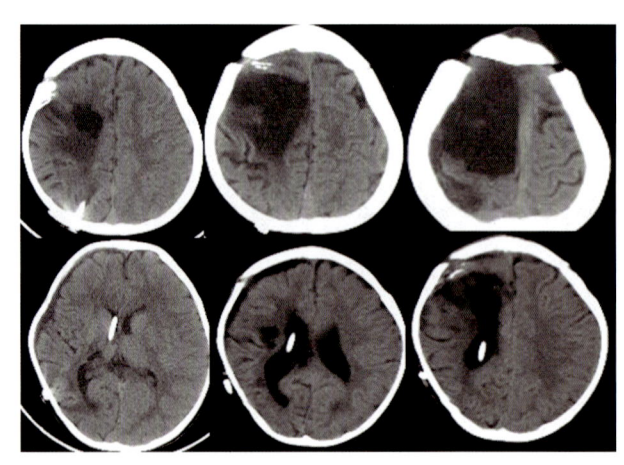

▲ 图2-106 脑室-腹腔分流术后，颅内压缓解明显，脑组织松弛，脑池、脑沟回显示好，皮下积液消失，患儿精神状态明显改善

见原因，其他也见于产伤及颅面手术并发症[3]。需要指出，并不是所有儿童颅骨骨折都会发展为生长性骨折，需要满足3个条件：①颅骨骨折；②硬膜破损；③颅脑膨胀性生长的驱动力。因此，90%发生于0—3岁婴幼儿，尤其好发于1岁以下婴儿[4]，此时大脑处于急速发育阶段，对硬膜及颅骨缺损处可产生强大的推挤力。

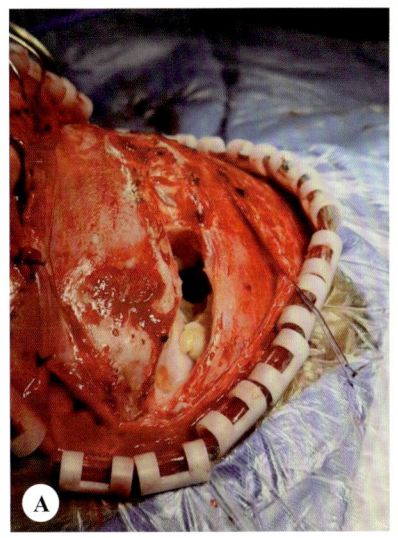

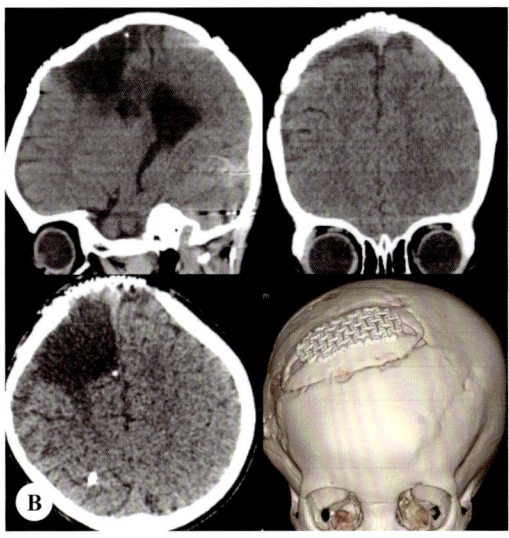

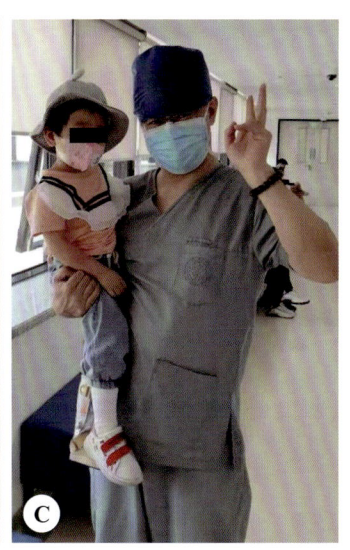

▲ 图 2-107 术中所见：**A.** 术中见骨折线明显扩张，宽达 **2.5cm**，硬膜破损严重，脑软化灶形成，有窦道与脑室沟通；**B.** 硬膜严密修补，复查三维 CT 颅骨重塑满意，皮下张力性积液消失；**C.** 术后 3 个月门诊复查，患儿生长性骨折修补与重塑满意，合影留念

生长性骨折按发展进程可分为 3 个时期：Ⅰ期，骨折形成至骨折线增宽前，此时不容易诊断；Ⅱ期，骨折线增宽后 2 个月内，此时颅骨缺损较小，及时手术封闭破损硬膜效果好；Ⅲ期，骨折线增宽超过 2 个月，此时无论硬膜还是颅骨，缺损明显扩大，若不及时手术封闭，脑组织疝出嵌顿可导致明显的神经功能缺失[5]。

婴幼儿生长性骨折一经确诊，应尽早手术，争取在Ⅰ～Ⅱ期内完成。手术关键点是封闭破损硬膜，此阶段利用自体组织即可完成修补，效果好。本例患儿已属于Ⅲ期，脑室穿通畸形合并张力性硬膜下积液，颅压高、患儿烦躁，治疗复杂性大大提高。因此，先行脑室 - 腹腔分流的目的是缓解颅高压、解除张力性积液；继而再次手术，目的是封闭破损硬膜、重塑颅骨。经两次手术，效果满意，随访中。

参考文献

[1] Tamada I, Ihara S, Hasegawa Y, et al. Surgical Treatment of Growing Skull Fracture: Technical Aspects of Cranial Bone Reconstruction [J]. J Craniofac Surg, 2019, 30 (1): 61–65.

[2] 孙骇浪，赵凤毛，冀园琦. 婴幼儿颅骨生长性骨折的手术治疗 [J]. 中华神经外科杂志，2014 (12): 1258–1261.

[3] Miranda P, Vila M, Alvarez-Garijo JA, et al. Birth trauma and development of growing fracture after coronal suture disruption [J]. Childs Nerv Syst, 2007, 23 (3): 355–358.

[4] Ersahin Y, Gülmen V. Growing skull fractures: a clinical study of 41 patients [J]. Acta Neurochir (Wien), 1998, 140 (5): 519.

[5] Liu XS, You C, Lu M, et al. Growing skull fracture stages and treatment strategy [J]. J Neurosurg Pediatr, 2012, 9 (6): 670–675.

十四、儿童颅内先天性疾病

病例 36　儿童鞍上池囊肿的手术治疗亟待规范

【病例概述】

2021 年 11 月接诊 1 例来自山东的 5 岁女性患儿（身高：115cm，体重 19.5kg）。主诉：蛛网膜囊肿术后 8 个月，右额颅骨膨隆 2 个月。患儿 8 个月前偶然发现鞍区囊性病变，于当地医院行"右额外侧入路蛛网膜囊肿切除术"，具体不详。2 个月前术区骨质明显膨隆，遂来我院就诊。门诊查体示：神清语利，自主体位，发育正常，右额手术瘢痕、颅骨明显膨隆，余神经系统查体阴性。三维 CT 示：鞍上池、桥前池异常低密度影，边界清，范围 43mm×33mm×33mm，蛛网膜囊肿可能性大；幕上脑积水；右额开颅术后颅骨膨隆。头颅 MRI 示：鞍区及鞍上不规则囊性信号影，长 T_1 长 T_2，FLAIR 像低信号，DWI 像无弥散受限，无显著强化，边界清，大小约 4.3cm×3.3cm×3.3cm，双侧脑室明显扩大。初步诊断：鞍上占位，蛛网膜囊肿（图 2-108）。

患儿鞍上池囊肿伴梗阻性脑积水诊断明确，且局部张力高、右额骨瓣明显膨隆，手术指征明确。由于原骨瓣位置偏低偏外，需另行设计切口。完善术前检查，于 2021 年 11 月 23 日在全麻下行内镜辅助经右额鞍上池囊肿造瘘术。术中见右额硬脑膜张力高，内镜观测至室间孔区，见室间孔明显扩张，鞍上池囊肿壁层膨隆状贴附于室间孔区，半透明淡蓝色，表面密布细小血管。锐性造瘘满意后，沿囊肿腔进抵脏层，鞍背、垂体、基底动脉，双侧大脑后动脉，动眼神经清晰可见，囊肿脏层锐性造瘘，基底动脉暴露充分，术野冲洗清亮，造瘘满意（图 2-109）。撤除内镜后，颅压不高，搏动良好，自体筋膜硬脑膜修补，原有膨隆的骨瓣复位，确切固定。手术顺利，出血约 50ml，未输血，术毕安返病房监护。

患儿术后状态好，术后当晚三维 CT 及术后 1 周 MRI 显示造瘘满意，骨瓣复位良好，外形明显改善（图 2-110）。术后 1 周查体未见新增神经系统阳性体征，KPS 评分 100 分，顺利出院，随访中。

【治疗体会】

儿童颅内蛛网膜囊肿多系先天性，常偶然发现，90% 无须手术干预，最常见的为颞叶蛛网膜囊肿[1]。鞍上池囊肿约占颅内蛛网膜囊肿的 9%~15%[2]，形成机制存在争议：有学者认为基底动脉穿越桥前池蛛网膜时形成一个裂隙状活瓣，随着动脉的搏动蛛网膜逐渐扩大形成一个充满脑脊液的囊腔，因此鞍上池囊肿不是起源于鞍隔，而是起自桥前池；但是，相当多的鞍上蛛网膜囊肿观察不到裂隙活瓣，因此活瓣假说存疑。鞍上池囊肿通常是由于 Liliequist 膜或脚间池、桥前池蛛网膜异常增大，向上推挤第三脑室底部，垂体柄、视交叉，乳头体明显上抬，甚至呈直立状态[3]。随着囊肿进一步增大，阻塞室间孔，90.3%~100% 的患儿合并梗阻性脑积水[4, 5]，往往因高颅压症状就诊，可合并视力障碍（19.2%~20.6%）、性早熟（6.5%~12.3%）等[4-10]。影像学主要与单纯梗阻性脑积水相鉴别。笔者体会，关键鉴别点如下：①鞍上池囊肿将第三脑室底部顶向上方，因此乳头体等第三脑室底部结构明显上抬甚至直立；而单纯梗阻性脑积水由于第三脑室扩张，乳头体等第三脑室底部结构呈水平或下压；②由于鞍上池囊肿生长到一定程度才会堵塞室间孔造成梗阻性脑积水，因此，第三脑室扩张程度较侧脑室更为显著，这种不对称性扩张是鞍上池囊肿又一特征性表现；反之，单纯梗阻性脑积水，第三脑室、侧脑室多表现为同步对称性扩张。掌握上述两个鉴别点，临床诊疗过程中可准确区分鞍上池囊肿与梗阻性脑积水，为制订手术方案奠定基础。

鞍上池蛛网膜囊肿合并梗阻性脑积水，手术指征明确。迄今为止，术式包括囊肿 - 腹腔分流术或脑室 - 腹腔分流术、开颅囊肿摘除术或造瘘

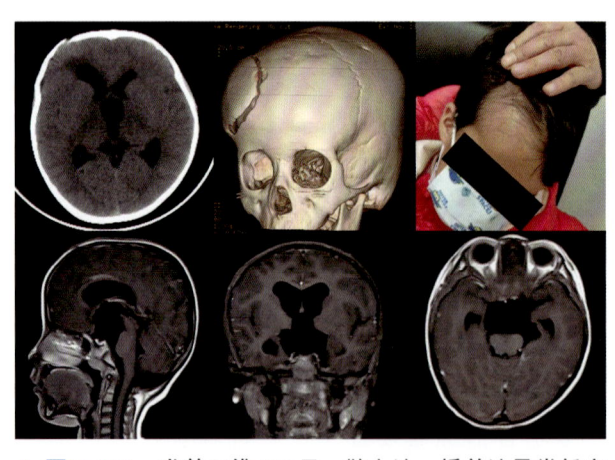

▲ 图 2-108　术前三维 CT 示：鞍上池、桥前池异常低密度影，边界清，范围 43mm×33mm×33mm，蛛网膜囊肿可能性大；幕上脑积水；右额开颅术后颅骨膨隆；头颅 MRI 示：鞍区及鞍上不规则囊性信号影，长 T_1 长 T_2，FLAIR 像呈低信号，DWI 像无弥散受限，无显著强化，边界清，大小约 4.3cm×3.3cm×3.3cm，双侧脑室明显扩大。查体示：右额手术瘢痕，颅骨明显膨隆。初步诊断：鞍上占位，蛛网膜囊肿

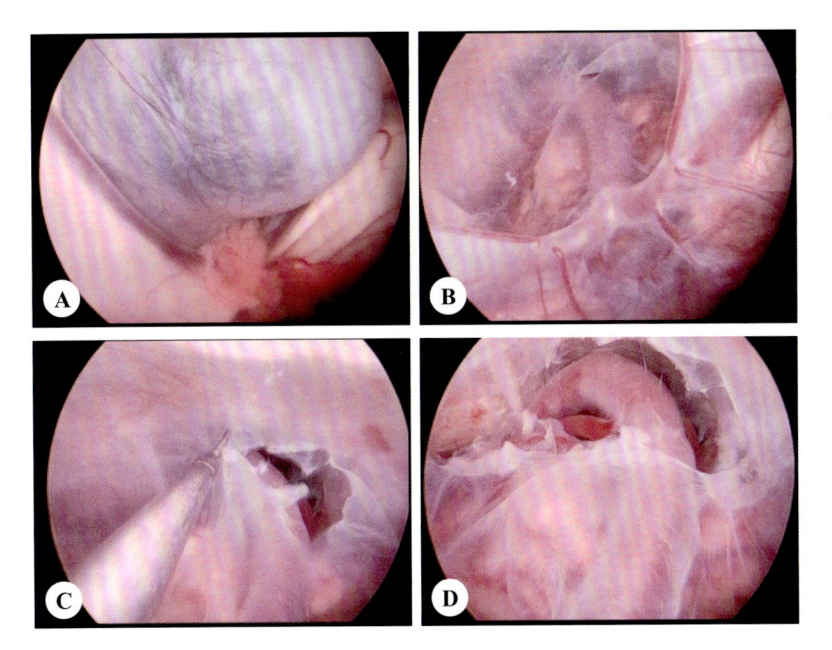

◀ 图 2-109 术中所见：A. 室间孔明显扩张，鞍上池囊肿壁层膨隆状贴附于室间孔区，半透明淡蓝色，表面密布细小血管；B. 囊肿壁层锐性造瘘满意后，沿囊肿腔进抵脏层，鞍背、垂体、基底动脉，双侧大脑后动脉，动眼神经清晰可见；C. 囊肿脏层锐性造瘘，基底动脉充分暴露；D. 囊肿脏层造瘘满意、充分

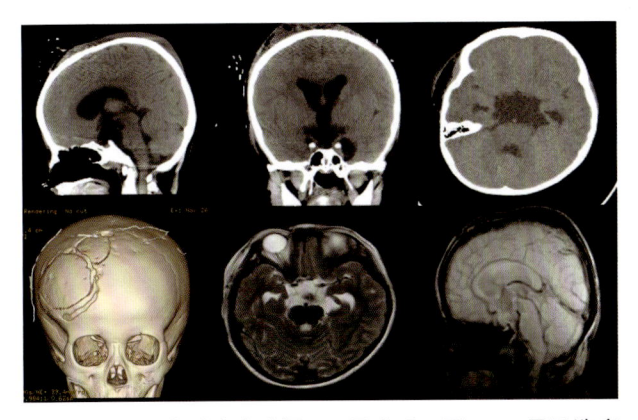

▲ 图 2-110 术后当晚头颅 CT 及术后 1 周 MRI 显示造瘘满意，颅压显著降低，骨瓣复位良好，外形明显改善

术、内镜辅助囊肿造瘘术等[7, 11, 12]。

1. 囊肿 – 腹腔分流术或脑室 – 腹腔分流术：前者盲穿囊肿，风险大、位置不确切；后者按脑积水治疗，不能根本抑制囊肿生长，属姑息手术。两者均需异物植入，甚至终身带管，不做推荐[5]。

2. 开颅囊肿摘除术或造瘘术：鞍上池囊肿沿生长方向将下丘脑顶向上方，囊壁密布细小血管，均与下丘脑密切相关。若贸然摘除囊肿，将对下丘脑造成致命损伤，我们有血的教训。而开颅囊肿造瘘术，创伤大，很难在囊肿深方囊壁脏层确切造瘘。若形成张力性硬膜下积液，局部张力高（如本例），严重者出现脑疝、危及生命[4, 13]。

3. 内镜辅助鞍上池囊肿造瘘术（大家常说的微创手术）：通过囊肿双造口，将封闭的囊腔与基底池脑脊液内循环相沟通，有效消除囊肿、缓解梗阻性脑积水[14]。在此，我们明确指出，内镜下鞍上池囊肿的双造瘘术是国内外公认的标准术式[4]，创伤小、疗效确切，应予推广。

参考文献

[1] 宫剑. 宫剑 小儿神经外科手术笔记 1[M]. 北京：中国科学技术出版社, 2021: 121-127.

[2] Tamburrini G, D'angelo L, Paternoster G, et al. Endoscopic management of intra and paraventricular CSF cysts [J]. Childs Nerv Syst, 2007, 23(6): 645-651.

[3] Miyajima M, Arai H, Okuda O, et al. Possible origin of suprasellar arachnoid cysts: neuroimaging and neurosurgical observations in nine cases [J]. J Neurosurg, 2000, 93(1): 62-67.

[4] Gui SB, Wang XS, Zong XY, et al. Suprasellar cysts: clinical presentation, surgical indications, and optimal surgical treatment [J]. BMC Neurol, 2011, 11: 52.

[5] Ma G, Li X, Qiao N, et al. Suprasellar arachnoid cysts: systematic analysis of 247 cases with long-term follow-up [J]. Neurosurg Rev, 2021, 44(5): 2755-2765.

[6] Desai K I, Nadkarni T D, Muzumdar D, et al. Suprasellar arachnoid cyst presenting with bobble-head doll movements: a report of 3 cases [J]. Neurol India, 2003, 51(3): 407-409.

[7] Erşahin Y, Kesikçi H, Rüksen M, et al. Endoscopic treatment of suprasellar arachnoid cysts [J]. Childs Nerv Syst, 2008, 24(9): 1013-1020.

[8] Hagebeuk EE, Kloet A, Grotenhuis J A, et al. Bobble-head doll syndrome successfully treated with an endoscopic ventriculocystocisternostomy. Case report and review of the

literature [J]. J Neurosurg, 2005, 103(3 Suppl): 253–259.
[9] Nakahara Y, Koga H, Maeda K, et al. Neuroendoscopic transventricular surgery for suprasellar cystic mass lesions such as cystic craniopharyngioma and Rathke cleft cyst [J]. Neurol Med Chir (Tokyo), 2004, 44(8): 408–13; discussion 414–415.
[10] Gupta SK, Gupta VK, Khosla VK, et al. Suprasellar arachnoid cyst presenting with precocious puberty: report of two cases [J]. Neurol India, 1999, 47(2): 148–151.
[11] Yadav YR, Parihar V, Sinha M, et al. Endoscopic treatment of the suprasellar arachnoid cyst [J]. Neurol India, 2010, 58(2): 280–283.
[12] Shim KW, Lee YH, Park EK, et al. Treatment option for arachnoid cysts [J]. Childs Nerv Syst, 2009, 25(11): 1459–1466.
[13] Miyamoto T, Ebisudani D, Kitamura K, et al. Surgical management of symptomatic intrasellar arachnoid cysts--two case reports [J]. Neurol Med Chir (Tokyo), 1999, 39(13): 941–945.
[14] Wang JC, Heier L, Souweidane MM. Advances in the endoscopic management of suprasellar arachnoid cysts in children [J]. J Neurosurg, 2004, 100(5 Suppl Pediatrics): 418–426.

第3章 罕见病例诊疗体会

病例 37 儿童血吸虫脑病的综合治疗

【病例概述】

2021年8月接诊1例来自四川的3岁女性患儿（身高：90cm，体重：16.0kg）。主诉：步态不稳3个月，左侧面瘫伴嗜睡2个月余，进行性加重。患儿3个月前无明显诱因步态不稳，2个月前口角右偏，同时出现嗜睡及间断发热。既往自学会走路起，即行走缓慢、言语迟缓，跑跳等剧烈运动较少。外院检查发现颅内巨大占位，遂来我院就诊。门诊查体：神清，精神弱，左侧面神经功能 HB 分级：Ⅱ～Ⅲ级，余神经系统查体阴性。头颅 CT/MR 示：右侧颞顶枕多囊腔巨大占位伴多发钙化，脑脓肿伴室管膜炎可能性大（图3-1）。

患儿右侧颞顶枕叶多囊腔巨大占位，手术指征明确，结合影像及 MRS，首先考虑肿瘤，其次为脑脓肿。鉴于患儿幼小，病变巨大，广泛侵袭，拟采用分期手术，先切除相对安全的右侧颞顶枕病变，目的是明确病理，充分减压。完善入院检查后于2021年8月24日导航辅助下行"右侧颞顶枕开颅病变部分切除术"。术中见病变充满右侧颞顶枕叶，色黄、多囊、厚壁，内含米汤样囊液，对毗邻脑组织呈侵袭性生长，囊壁密布新生细小血管，弹性差、血供丰富、止血困难（图3-2）。右侧顶枕区病变切除满意，减压充分，右颞、下丘脑、基底池部位病变残留。手术顺利，出血约600ml，输异体红细胞3个单位，血浆300ml，术后安返 ICU 监护。

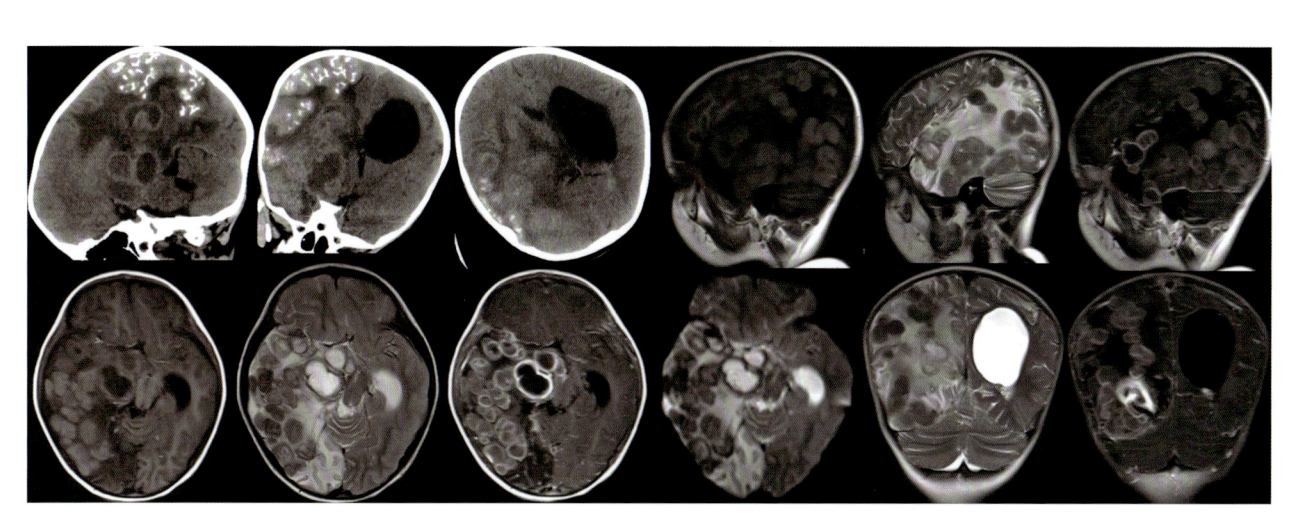

▲ 图 3-1 头颅 CT：右侧大脑半球、右侧脑室见巨大不规则团块状混杂密度影，内含多发结节状钙化及多发类圆形囊性病变；头颅 MRI：右颞顶枕多囊腔巨大占位病变，短 T_1 长 T_2 信号，病变周围大片水肿影；MRS：病灶感兴趣区 Cho/Cr 为 3.72，NAA/Cr 为 1.07；正常对照区域 Cho/Cr 为 1.02，NAA/Cr 为 1.20。Cho 峰明显升高，NAA 峰降低，可见乳酸峰

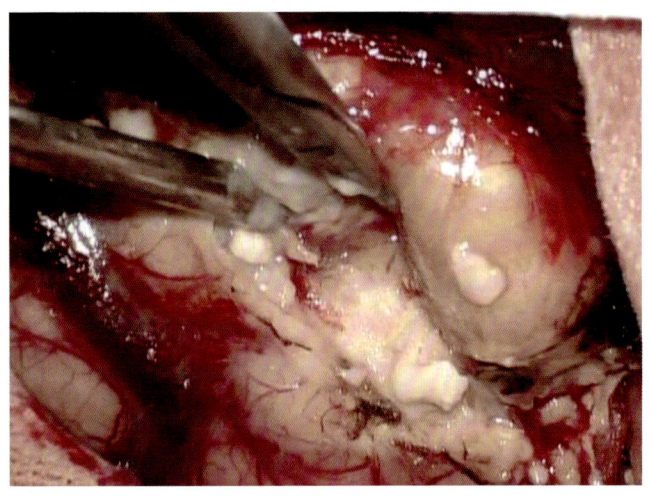

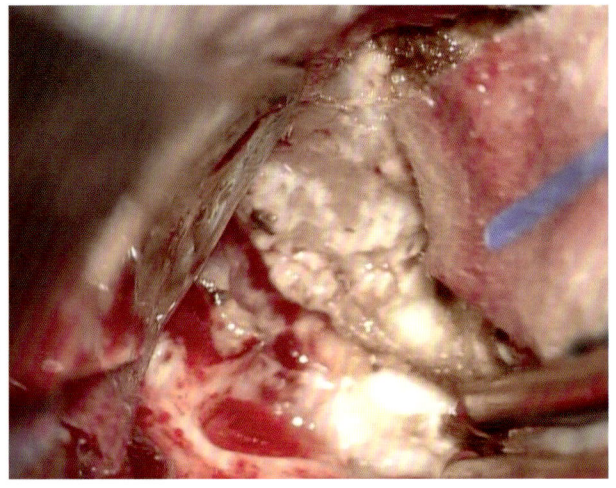

▲ 图 3-2　术中所见。左图：厚壁虫卵，内有米汤样白色囊液；右图：虫卵周围增生的纤维结缔组织

术后患儿状态好，当晚头颅 CT 及术后 2 周头颅 MRI 显示病变切除满意（图 3-3）。术后病理回报：寄生虫性肉芽肿，广泛多灶性坏死，周围纤维性组织增生，炎性细胞浸润，散在虫体大部分已死亡，形态符合血吸虫虫卵（图 3-4）。患儿恢复好，双上肢肌力正常，双下肢肌力Ⅳ级，KPS 评分 70 分。行直肠黏膜活检、脑脊液虫卵筛查均未检出虫卵，血清血吸虫 IgG 抗体阴性，肺吸虫 IgG 抗体阳性，考虑为抗体交叉反应。综合判断，血吸虫脑病（脑瘤型）诊断明确，术后 3 周顺利出院，于首都儿科研究所继续杀虫治疗。

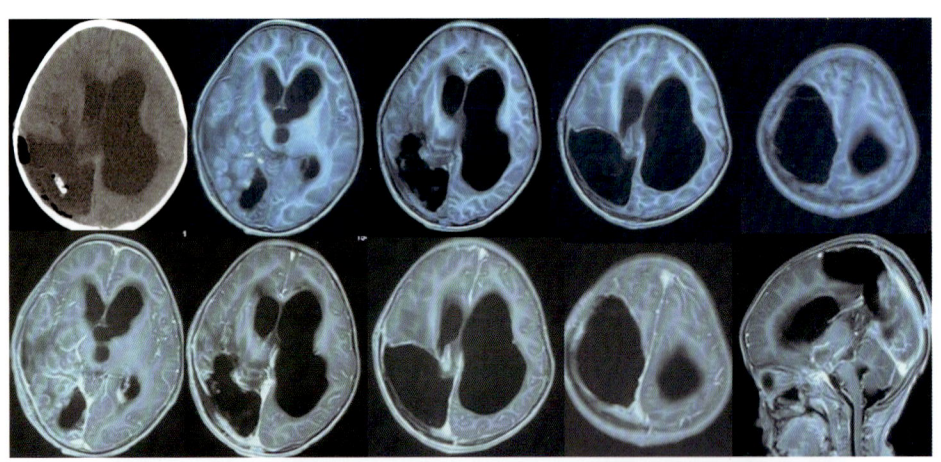

◀ 图 3-3　术后当晚头颅 CT 及术后 2 周头颅 MRI 显示病变切除满意

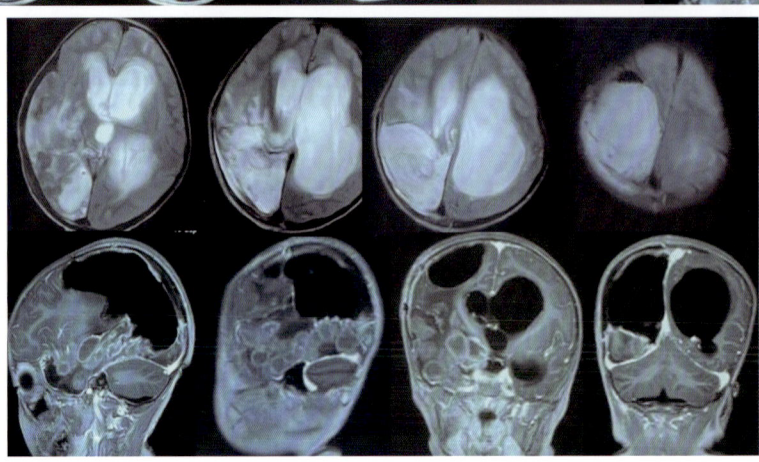

第 3 章 罕见病例诊疗体会

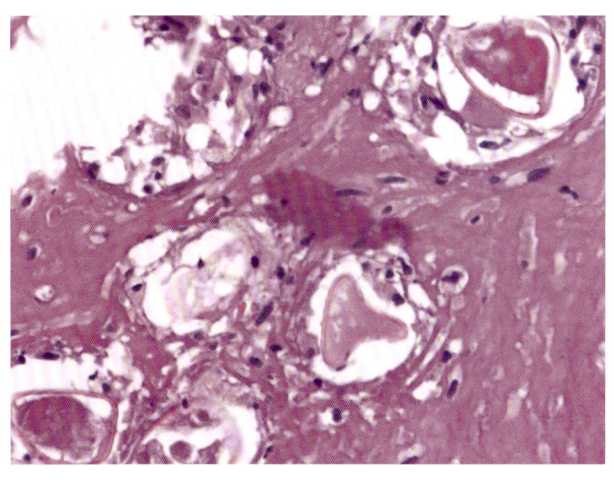

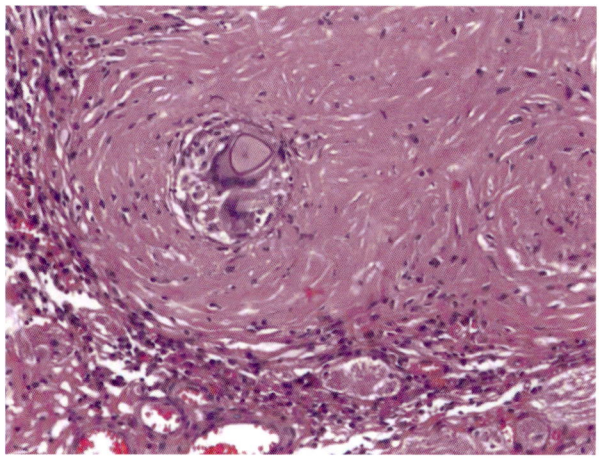

▲ 图 3-4 病理 HE 染色切片。左图：镜下可见多个强折光性的虫卵荚膜，呈结节状（20×20）；右图：结节内可见吞噬了一个虫卵多核巨细胞，周围纤维化，炎细胞浸润（10×10）

【治疗体会】

脑寄生虫病以脑囊虫病多见，除此之外还包括脑棘球蚴病、脑血吸虫病和脑肺吸虫病等。其中脑血吸虫病发病率低，仅见个案报道。血吸虫包括日本血吸虫、曼氏血吸虫、埃及血吸虫等，我国主要为日本血吸虫，历史上曾在中国长江流域（湖南、湖北、江西、安徽、江苏等 12 个省市）流行，现全国已达血吸虫病传播控制标准[1]。日本血吸虫主要寄生在门静脉系统，阻塞肝及肠系膜静脉，也可出现在全身脏器，以肺和脑为主[2]。血吸虫病属于乙类传染病，传染源为患者、病畜和野生动物的粪便，传播媒介为钉螺，传播途径为接触含血吸虫尾蚴的疫水。

血吸虫脑病是血吸虫卵经血液循环沉积于脑组织引起的一种脑寄生虫病。在我国血吸虫感染者中，3%～5% 出现血吸虫脑病[3]。根据国家 CDC 资料，2020 年我国血吸虫病年发病率为 0.0031/10 万，患者总数仅 43 例，血吸虫脑病患者极为罕见。世界范围内，仅报道儿童神经系统血吸虫病 13 例，其中儿童血吸虫脑病 1 例（曼氏血吸虫感染）、儿童脊髓血吸虫病 12 例（曼氏或埃及血吸虫感染），尚无儿童日本血吸虫脑病的报道。本例若最终证实为日本血吸虫，将为全球首次报道。

血吸虫脑病，临床分为脑膜脑炎型、癫痫型、脑瘤型和脑卒中型[4]。本例属于典型的脑瘤型，临床表现以颅高压和局灶性神经损害为特征。病灶常位于大脑皮质，头颅 CT 可见虫卵外壳散在钙化。头颅磁共振检查，虫卵及肉芽肿呈长 T_1 信号，长 T_2 病灶常被水肿掩盖，增强扫描虫卵肉芽肿呈结节状均一强化，本例影像特征基本符合[4]。

直肠黏膜检出血吸虫虫卵、血清 IgG 抗体阳性，均为非必要诊断。血吸虫脑病需要结合病史、临床表现、实验室检查、影像学特点、流行病史及病理特征综合判断[5]。本例病理证实为血吸虫性肉芽肿，属必要诊断，据此可确诊为血吸虫脑病。

血吸虫脑病，确诊患者可采用吡喹酮进行杀虫治疗。对于鉴别诊断困难的患者亦可采用吡喹酮进行诊断性治疗，若服药 2 周，病灶明显缩小者，基本可以确诊[2]。对于病变巨大且占位征明显者、药物治疗无效者、合并顽固性癫痫患者，则选择手术治疗[6]。本例先行手术切除，充分减压、明确诊断后，再行杀虫治疗，方法得当、效果好，进一步随访中。

参考文献

[1] 张利娟, 徐志敏, 杨帆, 等. 2020 年全国血吸虫病疫情通报 [J]. 中国血吸虫病防治杂志, 2021, 33(03): 225–233.

[2] Gryseels B. Schistosomiasis [J]. Infect Dis Clin North Am, 2012, 26(2): 383–397.

[3] Hayashi M. Clinical features of cerebral schistosomiasis, especially

in cerebral and hepatosplenomegalic type [J]. Parasitol Int, 2003, 52(4): 375–383.
[4] Carod Artal FJ. Cerebral and spinal schistosomiasis [J]. Curr Neurol Neurosci Rep, 2012, 12(6): 666–674.
[5] Pittella JE. Neuroschistosomiasis [J]. Brain Pathol, 1997, 7(1): 649–662.
[6] Ahmed MMZ, Osman HHM, Mohamed AHA, et al. Surgical management outcome of cerebral schistosomiasis: a case report and review of the literature [J]. J Med Case Rep, 2021, 15(1): 268.

病例 38　儿童内胚层上皮囊肿

【病例概述】

2020年12月接诊1例来自辽宁的2岁女性患儿（身高：92cm，体重：13kg）。主诉：左侧眼睑下垂1个月，持续不缓解。患儿1个月前无明显诱因出现左侧上睑下垂，当地医院检查发现颅内病变，遂来我院就诊。门诊查体：神清语利、自主体位，左侧上睑下垂，瞳孔左：右＝4mm：2mm，左侧光反应消失，右侧光反应灵敏，余神经系统查体阴性。头颅CT：桥前池左侧占位，大小约19mm×15mm×16mm，蛛网膜囊肿（？）。头部MRI：脑桥及中脑左前方脑池内可见囊状长T_1长T_2信号占位，FLAIR序列呈低信号，DWI/ADC未见明显弥散受限；占位大小约12mm×13mm×15mm，边界清楚、光滑；左侧大脑脚、脑桥受压变形、脑干轻度移位。初步诊断：脑桥及中脑左前方脑池内占位，蛛网膜囊肿可能性大（图3-5）。

本例桥前池偏左囊性占位，临床表现为左侧动眼神经麻痹，手术指征明确。鉴于蛛网膜囊肿几乎不会引起神经系统阳性体征，诊断不明确，属探查性质。完善术前检查，于2020年12月22日在全麻下行左侧额颞开颅病变切除术。沿侧裂锐性游离，依次显露左侧视神经、颈内动脉、动眼神经至鞍背、幕孔区，见病变位于动眼神经腹侧、色白、壁厚、囊壁与动眼神经粘连紧密。纵行切开囊壁，淡黄色清亮液体涌出，不含油脂及胆固醇结晶，压力较高。充分减压后，锐性游离

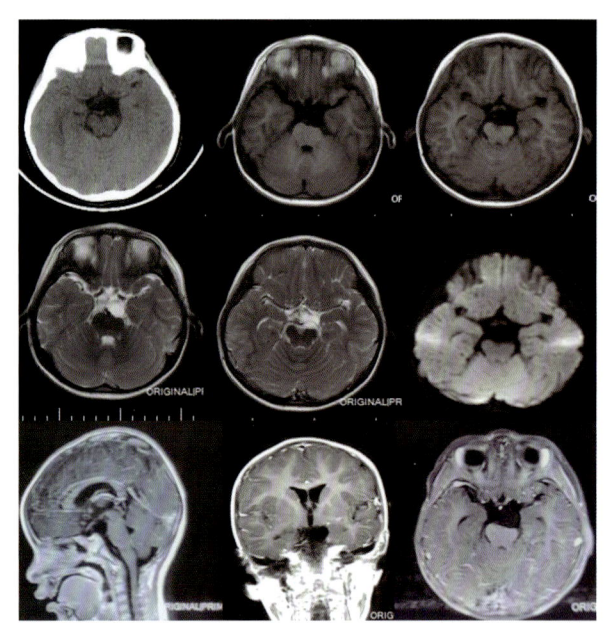

▲ 图3-5　头颅CT：桥前池左侧占位，大小约19mm×15mm×16mm，蛛网膜囊肿（？）；头部MRI：脑桥及中脑左前方脑池内可见囊状长T_1长T_2信号占位，FLAIR序列呈低信号，DWI/ADC未见明显弥散受限；大小约12mm×13mm×15mm，边界清楚、光滑；左侧大脑脚、脑桥受压变形、脑干轻度移位。初步诊断：脑桥及中脑左前方脑池内占位，蛛网膜囊肿可能性大

厚韧囊壁，较困难，部分囊壁甚至与动眼神经相融合，与基底池充分沟通后，病变大部切除，左侧动眼神经、基底动脉等重要结构保护完好（图3-6）。手术顺利，术中出血约30ml，未输血，术毕安返病房监护。

术后患儿状态好，当晚及术后1周复查头颅CT/MRI显示局部减压充分，病变切除满意（图3-7）。病理回报示：单层及假复层纤毛柱状上皮，形态符合内胚层上皮囊肿；免疫组化：CK（上皮＋），Syn（神经纤维束＋），GFAP（－）。术后患儿神清语利、自主体位，左侧上睑下垂略有缓解，瞳孔左：右＝4mm：2mm，左侧光反应消失，右侧灵敏，余未见神经系统阳性体征，KPS评分90分。术后2周顺利出院，随访中。

【治疗体会】

本例桥前池囊性病变，患儿首发症状为同侧动眼神经麻痹，由于蛛网膜囊肿几乎不伴神经系统阳性体征，因此基本可除外。结合影像，初步

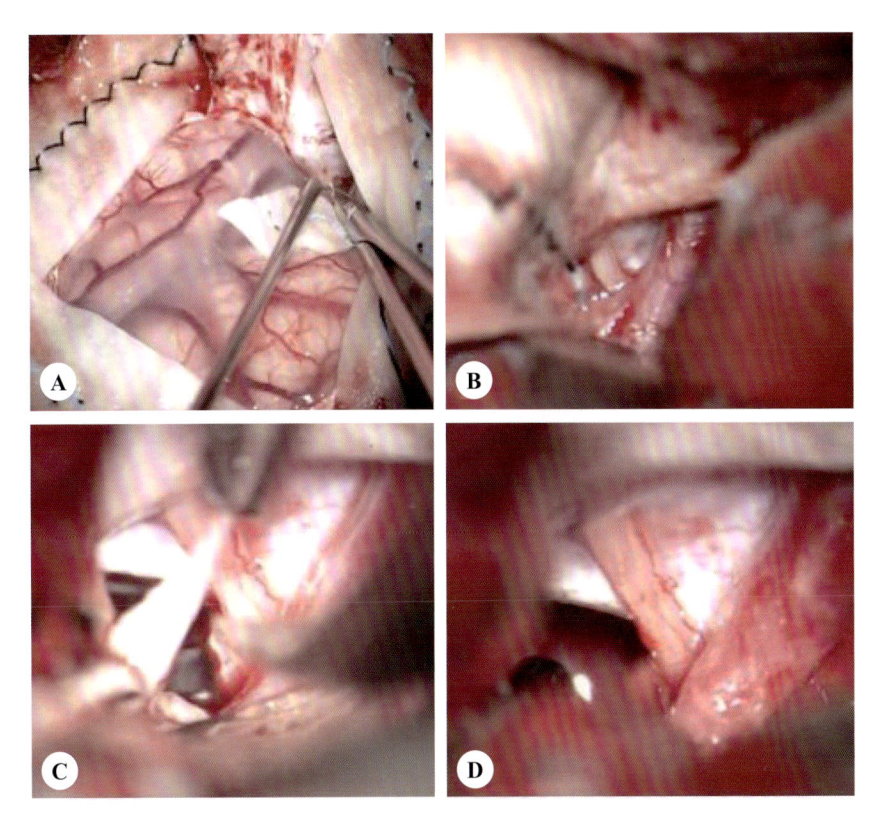

图 3-6 术中所见：A. 锐性游离侧裂池；B. 显露颈内动脉、动眼神经后，见囊性病变位于脑干腹侧，紧邻动眼神经；C. 病变囊壁厚韧，甚至部分与动眼神经融合，切除困难；D. 囊壁大部切除，与基底池充分沟通，颈内动脉、动眼神经、基底动脉等重要结构保护完好

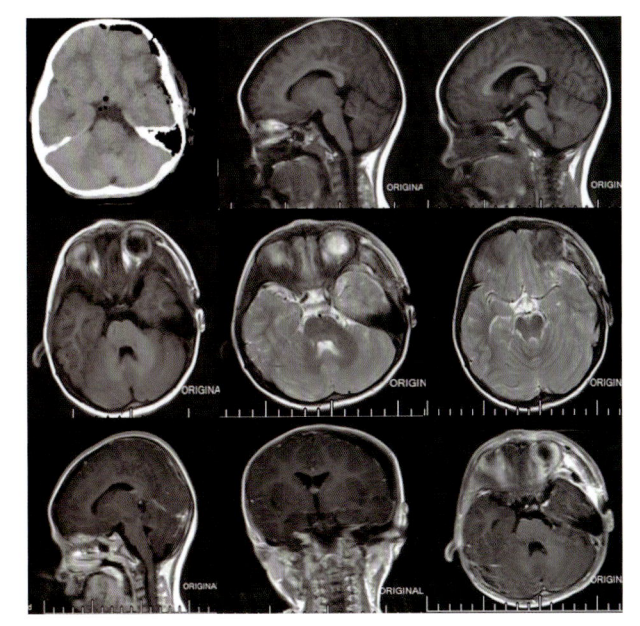

图 3-7 术后复查头颅 CT/MRI 显示病变切除满意，局部减压充分

诊断应考虑 Rathke 囊肿、肠源性囊肿等，手术应属探查性质，最终病理证实为内胚层囊肿。

内胚层囊肿是中枢神经系统罕见良性病变[1]，先天发育时由起源于内胚层的纤毛状、立方状、柱状上皮组成，分为神经源性、神经肠性、前肠性、支气管源性、呼吸性、上皮性、畸胎瘤性或胃细胞瘤囊肿[1]。内胚层囊肿主要位于颈、胸脊髓的蛛网膜下腔[2,3]，颅内极为罕见，多位于脑干腹侧、鞍上区、第四脑室内。2012 年 Gauden 等统计，全球报道颅内内胚层囊肿仅 140 余例[4]；2020 年 Kalfas 等回顾世界范围可查到幕上内胚层囊肿仅 66 例[3]。2010 年 Karikari 等报道 1 例桥前池内胚层囊肿，与本例高度相似：2 岁女性患儿，首发症状为右侧动眼神经麻痹，术中囊壁与动眼神经高度粘连，仅行囊肿开窗、部分切除，术后动眼神经麻痹有所缓解[5]（图 3-8）。

内胚层囊肿影像学诊断困难，易与蛛网膜囊肿、肠源性囊肿、Rathke 囊肿相混淆，需最终病理证实[6]。手术是首选治疗，尽量全切以防止复发[2]；但多数个案报道与本例相符，囊肿壁厚韧，与毗邻神经高度粘连，术者均选择开窗减压而未强行切除[1,2,5-8]。笔者体会，鉴于囊壁与动眼神经高度融合，手术目的是留取病理，沟通脑池，局部充分减压。术后动眼神经麻痹难以即刻缓解，需积极康复治疗。

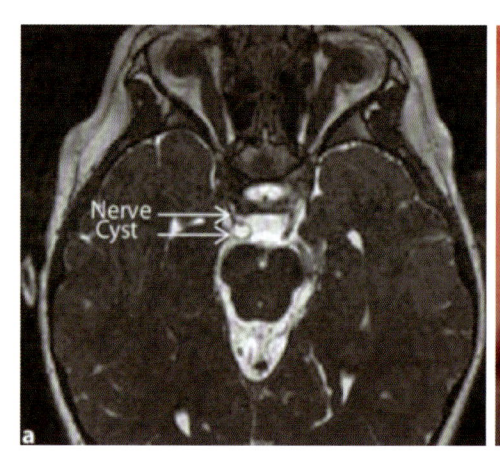

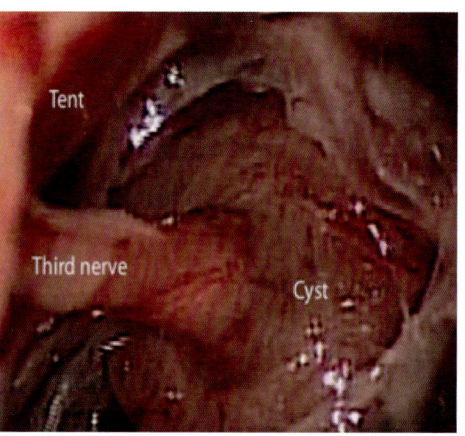

◀ 图3-8 2010年Karikari等报道1例2岁女性患儿，首发症状右侧动眼神经麻痹，病理证实内胚层囊肿，与本例极为相似

参考文献

[1] Bejjani GK, Wright DC, Schessel D, et al. Endodermal cysts of the posterior fossa. Report of three cases and review of the literature [J]. Journal of neurosurgery, 1998, 89(2): 326-335.

[2] Jiramongkolchai K, Bhatti MT, Fuchs HE, et al. Endodermal Cyst of the Third Nerve in a Child [J]. Journal of neuro-ophthalmology : the official journal of the North American Neuro-Ophthalmology Society, 2017, 37(3): 311-313.

[3] Kalfas F, Scudieri C. Endodermal Cysts of the Central Nervous System: Review of the Literature and a Case Report [J]. Asian journal of neurosurgery, 2020, 15(4): 989-996.

[4] Gauden AJ, Khurana VG, Tsui AE, et al. Intracranial neuroenteric cysts: a concise review including an illustrative patient [J]. Journal of clinical neuroscience : official journal of the Neurosurgical Society of Australasia, 2012, 19(3): 352-359.

[5] Karikari IO, Grant G, Cummings TJ. et al. Endodermal cyst of the oculomotor nerve [J]. Pediatric neurosurgery, 2010, 46(2): 155-156.

[6] Morgan MA, Enterline DS, Fukushima T, et al. Endodermal cyst of the oculomotor nerve [J]. Neuroradiology, 2001, 43(12): 1063-1066.

[7] Chakraborty S, Priamo F, Loven T, et al. Supratentorial Neurenteric Cysts: Case Series and Review of Pathology, Imaging, and Clinical Management [J]. World neurosurgery, 2016, 85:143-152.

[8] Cheng JS, Cusick JF, Ho KC, et al. Lateral supratentorial endodermal cyst: case report and review of literature [J]. Neurosurgery, 2002, 51(2): 493-499; discussion 499.

病例39 儿童X连锁肢端肥大性巨人症（X-LAG）

【病例概述】

2021年9月接诊1例来自河北的3岁女性患儿（身高：135cm，体重：49kg）。主诉：生长发育过快，近期溢乳1个月。患儿出生后发育明显超出同龄儿童，1个月前出现双乳白色液体溢出，不伴视力减退、不伴多饮多尿等症状，于外院检查发现颅内占位，遂来我院就诊。门诊查体：神清语利，自主体位，童声，乳房未发育，腋窝及腹股沟区色素沉着，身高超出同龄儿童30cm以上（图3-9）。正常中国3岁女性儿童，身高：90.2~98.1cm，体重：12.6~16.1kg。粗测视力视野正常，余未见明显神经系统阳性体征。

我院头颅CT示：鞍内及鞍上团块状稍高密度影，大小约25mm×25mm×32mm。头颅MRI示：鞍内可见椭圆形实性长T_1等T_2信号影，大小约32mm×22mm×21mm（图3-10）。内分泌血清学检查：泌乳素（PRL）>200ng/ml，（正常值3.1~15.8ng/ml）；胰岛素样生长因子（IGF-1）：912ng/ml，（正常值49~283ng/ml）；生长激素（GH）>40ng/ml，（正常值0~8ng/ml）；三碘甲状腺原氨酸（TT_3）：2.33nmol/L（正常值1.01~2.48nmol/L）；甲状腺素（TT_4）：113.96nmol/L（正常值69.97~152.52nmol/L）；促甲状腺激素（TSH）：1.701μU/ml（正常值0.49~4.91μU/ml）；游离三碘甲状腺原氨酸（FT_3）：5.34pmol/L（正常值3.28~6.47pmol/L）；游离甲状腺素（FT_4）：10.96pmol/L（正常值7.64~16.03pmol/L）。

综合患儿临床表现、内分泌检查及影像学特征，垂体双激素细胞腺瘤（WHO 2017）可能性大。鉴于幼儿垂体腺瘤极为罕见，行外周血全外

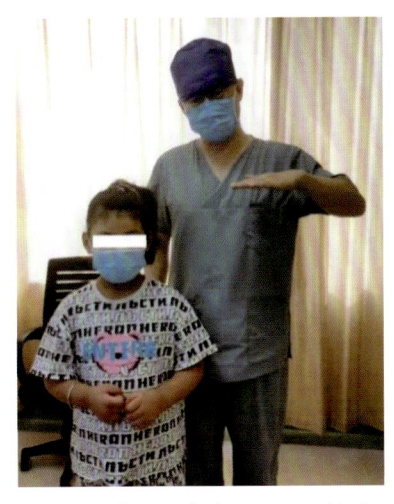

▲ 图 3-9 3岁女性患儿，身高 135cm，体重 49kg，发育明显超过同龄儿童

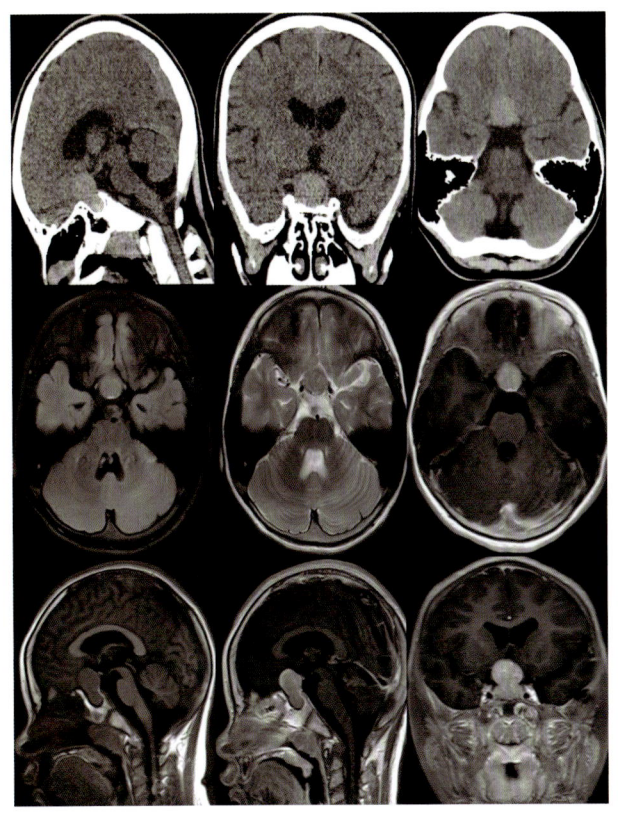

▲ 图 3-10 头颅 CT 显示鞍内及鞍上团块状稍高密度影，大小约 25mm×25mm×32mm；头颅 MRI 显示鞍内椭圆形实性长 T_1 等 T_2 信号影，大小约 32mm×22mm×21mm，垂体腺瘤可能性大

显子检测，发现 X 染色体存在大片段 q26.3 微重复，明确诊断为罕见的 X 连锁肢端肥大性巨人症（X-LAG）。遂转至北京儿童医院内分泌科吴迪教授处，先行药物治疗并调整内分泌，待瘤体缩小后再行手术治疗，以确保安全。

【诊疗体会】

儿童型垂体腺瘤（pediatric pituitary adenomas，pPA）临床罕见，年发病率约 0.1/10 万[1]，约占儿童颅内肿瘤的 3%，占垂体腺瘤总数的 5%[2]，幼儿更为罕见。因此本例进行全外显测序十分必要，最终证实 X 染色体存在大片段 q26.3 微重复，确诊为 X-LAG。

2014 年 Trivellin 首次发现 X 连锁肢端肥大性巨人症（X-linked acrogigantism，X-LAG），全世界仅报道 30 余例，极为罕见[3]。X-LAG 患者多为 3 岁以下女性患儿[4]，往往出生后 1 岁龄内即出现垂体增生或垂体腺瘤，GH 分泌过多导致过度生长[5]，常合并 PRL 升高，本例均相符；与其他巨人症相比，X-LAG 发病年龄早、瘤体大、激素水平高[6]，呈散发性或家族遗传性。发病机制不详，可能是 X 染色体 q26.3 微重复与 G 蛋白偶联受体（GPR101）突变，导致 GH 和 PRL 的过度分泌，具体有待进一步研究[7, 8]。

若患儿长期处于高生长激素血症或高泌乳素血症，将严重危及生命健康。2020 年《新英格兰医学杂志》报道一项为期 20 年的研究显示，高生长激素血症患者癌症发病率、死亡率明显高于正常人群，多死于心脑血管疾病及直肠癌、肾癌等各种癌症，因此需要及早干预[9]。

X-LAG 的治疗以减缓肿瘤生长，控制 GH/IGF-1 水平为目标[10]。虽然手术被推荐为一线治疗方法，但需要与药物或放射治疗相结合[2]。Beckers 等[6]报道 18 例 X-LAG 患儿（年龄 1—22 岁，中位年龄 3 岁），9 例先行药物治疗，其中 7 人服用多巴胺受体激动药溴隐亭 3~6 个月，2 人服用生长激素抑制药奥曲肽 6~12 个月，但 GH、PRL 控制均不理想。之后，所有患儿均进行手术治疗，3 例行根治性切除，术后出现垂体功能低下；3 例部分切除，术后使用培维索孟（GH 受体拮抗药）控制瘤体生长；其余病例肿瘤少量残留，GH/IGF1 仍维持较高水平。该报道认为：针对 X-LAG，手术根治性切除可有效控制肿瘤生长和激素分泌，但常导致垂体功能障碍，需要激素替代治疗。放射治疗是否有效，由于病例过少，争议颇大。

笔者对儿童垂体腺瘤手术持慎重态度，它与儿童颅咽管瘤手术目的根本不同：前者是通过手术恢复正常激素水平，保证儿童今后正常的生长发育和性功能[1]；后者则通过根治性手术，挽救生命并防止肿瘤复发，至于激素水平，可能需要药物终身替代[11]。换句话说，儿童垂体腺瘤术后应避免严重的垂体功能低下，尤其应避免终身不孕不育。目前，泌乳素型与生长激素型垂体腺瘤药物治疗效果日益改善，针对 X-LAG 的根治性切除更应慎之又慎。因此，本例先转至北京儿童医院内分泌科吴迪教授处先行药物治疗及内分泌调整，根据疗效再确定手术时机及手术方案，随访中。

参考文献

[1] Walz PC, Drapeau A, Shaikhouni A, et al. Pediatric pituitary adenomas [J]. Childs Nerv Syst, 2019, 35(11): 2107–2118.

[2] Chen J, Schmidt RE, Dahiya S. Pituitary Adenoma in Pediatric and Adolescent Populations [J]. J Neuropathol Exp Neurol, 2019, 78(7): 626–632.

[3] Beckers A, Petrossians P, Hanson J, et al. The causes and consequences of pituitary gigantism [J]. Nat Rev Endocrinol, 2018, 14(12): 705–720.

[4] Trivellin G, Daly AF, Faucz FR, et al. Gigantism and acromegaly due to Xq26 microduplications and GPR101 mutation [J]. N Engl J Med, 2014, 371(25): 2363–2374.

[5] Trivellin G, Hernandez-Ramirez LC, Swan J, et al. An orphan G-protein-coupled receptor causes human gigantism and/or acromegaly: Molecular biology and clinical correlations [J]. Best Pract Res Clin Endocrinol Metab, 2018, 32(2): 125–140.

[6] Beckers A, Lodish MB, Trivellin G, et al. X-linked acrogigantism syndrome: clinical profile and therapeutic responses [J]. Endocr Relat Cancer, 2015, 22(3): 353–367.

[7] Liang H, Gong F, Liu Z, et al. A Chinese Case of X-Linked Acrogigantism and Systematic Review [J]. Neuroendocrinology, 2021, 111(12): 1164–1175.

[8] Abboud D, Daly AF, Dupuis N, et al. GPR101 drives growth hormone hypersecretion and gigantism in mice via constitutive activation of Gs and Gq/11 [J]. Nat Commun, 2020, 11(1): 4752.

[9] Melmed S. Pituitary-Tumor Endocrinopathies [J]. N Engl J Med, 2020, 382(10): 937–950.

[10] Iacovazzo D, Caswell R, Bunce B, et al. Germline or somatic GPR101 duplication leads to X-linked acrogigantism: a clinico-pathological and genetic study [J]. Acta Neuropathol Commun, 2016, 4(1): 56.

[11] Drapeau A, Walz PC, Eide JG, et al. Pediatric craniopharyngioma [J]. Childs Nerv Syst, 2019, 35(11): 2133–2145.

病例40 幼儿多激素型垂体腺瘤的诊疗体会

【病例概述】

2021年11月接诊1例来自山东的4岁女性患儿（身高：115cm，体重：19.5kg）。主诉：双眼视力减退伴右眼外斜视4个月余。患儿4个月前无诱因出现双眼视力减退，伴右眼外斜视，不伴头痛、恶心、呕吐。于外院眼科就诊，治疗效果不佳（具体不详）。1个月前发现颅内占位，遂来我院就诊。否认多饮多尿病史。门诊查体：神清、语利，自主体位，生长发育正常，粗测视力减退、颞侧偏盲，右眼外斜视，双瞳等大，直接间接对光反射（++），水平眼震（-），余神经系统查体（-）。头颅 CT 示：鞍内、鞍上等密度团块影，未见明显钙化。头颅 MRI 示：鞍内、鞍上短 T_1 短 T_2 信号影，大小 23mm×27mm×36mm，内部可见液平，边缘明显强化，颅咽管瘤（？），垂体瘤卒中（？）（图 3-11）；血清 PRL 轻度升高（38.5ng/ml），甲功正常，肿瘤标志物 AFP（-）、β-HCG（-）。

本例4岁幼儿，否认多饮多尿史，肿瘤标志物阴性，鞍区生殖细胞瘤首先除外；影像显示鞍内鞍上病变、蝶窝扩大，CT 等密度，MRI 短 T_1 短 T_2，查体水平眼震（-），视路胶质瘤基本可除外；患儿身高发育略高于同学，影像学提示瘤内可见液平，无明显钙化，血清 PRL 轻度升高，这些临床特点不足以区别是颅咽管瘤还是垂体瘤卒中。但儿童垂体腺瘤极为少见（占儿童鞍区肿瘤3%），4岁幼儿更是罕见。从常见病角度考虑，第一诊断还是颅咽管瘤。

鉴于患儿视力减退、视野缺损，手术指征明确，完善入院检查，于2021年11月30日全麻下行"冠切右额开颅经前纵裂入路鞍区病变切除术"。沿前纵裂抵达鞍区后，见肿瘤由鞍内向鞍上突起，

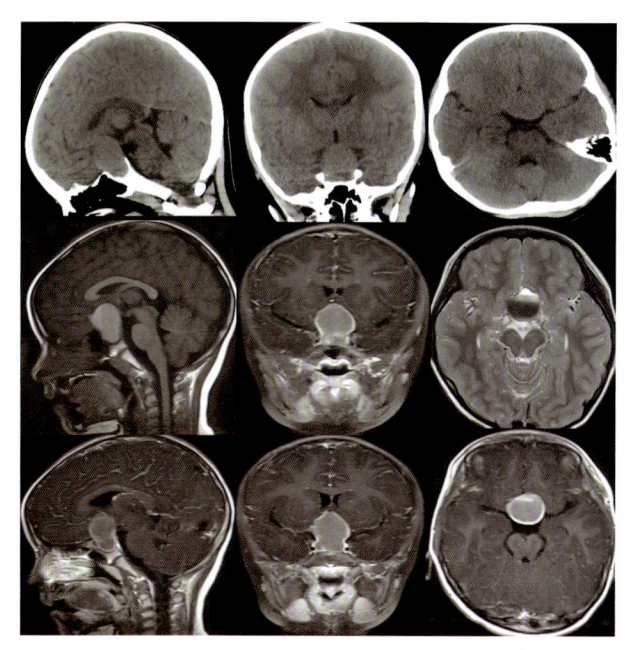

▲ 图 3-11 头颅 CT 示：鞍内、鞍上等密度团块影，未见明显钙化；头颅 MRI 示：鞍内、鞍上短 T_1 短 T_2 信号影，大小 23mm×27mm×36mm，内部可见液平，边缘明显强化，颅咽管瘤（？），垂体瘤卒中（？）

将视交叉顶向后上方。肿瘤包膜色暗红，密布细小血管，与双侧视神经轻微粘连。慎重起见，穿刺针先行囊腔穿刺，陈旧血涌出，张力高，考虑肿瘤卒中可能性大，颅咽管瘤可以排除。待陈旧血排空，囊壁塌陷后，纵行切开瘤壁，囊内刮除肿瘤，见肿瘤色红、质脆韧、血供较丰富，术中冰冻回报示垂体腺瘤。充分刮除鞍内、鞍上瘤体后，游离肿瘤包膜，见垂体柄位于瘤体腹侧偏左，妥善保护，瘤体包膜连同鞍隔完整切除，双侧视神经、颈内动脉、视交叉、下丘脑均保护完好（图 3-12）。手术顺利，术中出血估计约 200ml，输异体红细胞 2 单位、血浆 100ml。术后安返 ICU 监护。

术后患儿状态好，神清语利，诉视力改善明显，生命体征平稳，体温、心率、尿量、尿色、血钠基本正常，术后当晚头颅 CT 及术后 1 周头颅 MRI 显示肿瘤切除满意（图 3-13）。病理回报：垂体腺瘤；免疫组化：TSH（+），少量 PRL（+）。最终诊断：多激素型垂体腺瘤（WHO 2021）。术后血清 PRL 恢复正常（7.7 ng/ml），皮质醇正常，甲功略低，口服激素后好转，术后 2 周顺利出院，随访中。

【治疗体会】

本例鞍区病变，视力减退明显，手术指征明确，但诊断时破费思量。术后回想，患儿不但没有发育迟缓、身高反而高于同龄人，与颅咽管瘤

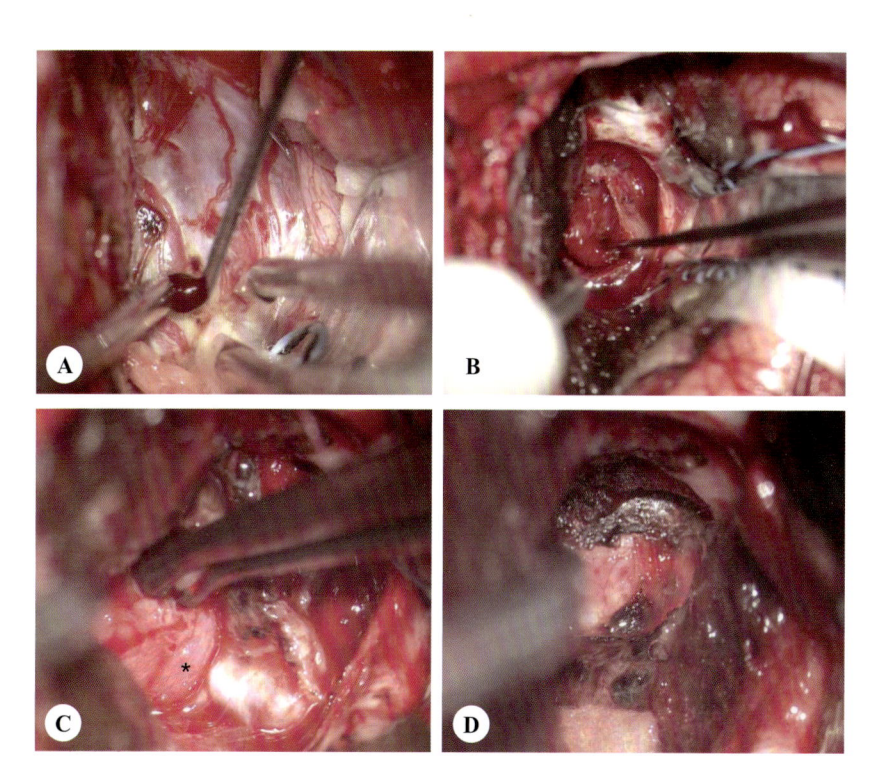

◀ 图 3-12 术中所见：A. 先行囊腔穿刺，陈旧血涌出，颅咽管瘤排除；B. 充分囊内减压，瘤体色红、质脆韧、血供较丰富，术中冰冻提示垂体腺瘤；C. 垂体柄位于瘤体腹侧偏左，妥善保护；D. 肿瘤全切，重要结构保护完好

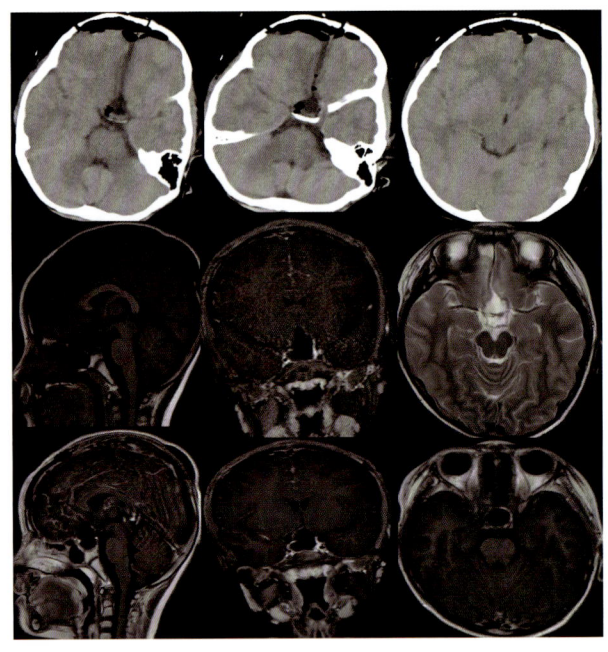

▲ 图 3-13　术后当晚头颅 CT 及术后 1 周头颅 MRI 显示肿瘤切除满意

不符；头颅 MRI 病变处呈短 T₂ 且存在液平，瘤内出血可能性大，而颅咽管瘤几乎不会肿瘤卒中。但 4 岁幼儿垂体瘤太过罕见，因此全科医生反复讨论，仍第一诊断倾向于颅咽管瘤，确实值得总结。

儿童垂体瘤十分罕见，2021 年美国国家癌症数据库报道了近 10 年近 8 万例垂体腺瘤患者中，18 岁以下儿童患者仅占 2.4%[1]，好发年龄为 8—18 岁。70% 为功能型垂体腺瘤，小于 11 岁患儿多为 ACTH 型腺瘤（54.8%），11—18 岁儿童多见为泌乳素型腺瘤（59.8%）[2]。本例 4 岁，幼儿垂体瘤非常少见，且多激素型垂体腺瘤（plurihormonal）仅占儿童垂体瘤的 3%，本例显得尤为罕见。

另外，极少数儿童垂体瘤也见于 MEN-1 综合征、McCune-Albright 综合征、Carney 综合征和家族性单纯性垂体腺瘤等遗传病[3]。更为罕见的是儿童 X 连锁肢端肥大性巨人症（X-LAG）[4]，此类患儿最小为 3 月龄，多表现为过度发育，甚至因过度生长导致皮质醇缺乏而猝死[5]。此类遗传代谢性垂体瘤的发展过程明显异于普通垂体瘤。

还应注意，儿童垂体瘤卒中的概率远高于成人［儿童 vs. 成人 = 45.5% vs.（0.6%～25%）］。儿童垂体瘤卒中比例较高的原因不明，可能是儿童多为功能性垂体腺瘤，儿童又正好处于快速发育期，内分泌改变不易察觉；当肿瘤卒中出现头痛、视力下降等症状时患儿才去就诊，因此瘤卒中发现比例明显高于成年人群[6]。因此，本例回想起来，颅咽管瘤即使 MRI 呈短 T₂ 信号，由于内容物密度均匀，也很少会出现液平。液平往往提示陈旧血的存在，儿童垂体瘤卒中更多见。从这一角度，本例第一诊断，垂体瘤卒中不应轻易排除。

之所以如此纠结于第一诊断，是因为儿童颅咽管瘤与垂体腺瘤手术方案是完全不同的：颅咽管瘤要尽量根治性切除，防止复发；而垂体腺瘤要仔细辨别垂体柄并妥善保留，在全切肿瘤的同时，务必要妥善保护下丘脑 - 垂体轴的完整性，从而保证患儿今后正常的发育与生育。

参考文献

[1] Bitner BF, Lehrich BM, Abiri A, et al. Characteristics and overall survival in pediatric versus adult pituitary adenoma: a National Cancer Database analysis [J]. Pituitary, 2021, 24 (5): 714–723.

[2] Kunwar S, Wilson CB. Pediatric Pituitary Adenomas [J]. The Journal of Clinical Endocrinology & Metabolism, 1999, 84 (12): 4385–4389.

[3] Perry A, Graffeo CS, Marcellino C, et al. Pediatric Pituitary Adenoma: Case Series, Review of the Literature, and a Skull Base Treatment Paradigm [J]. J Neurol Surg B Skull Base, 2018, 79 (1): 91–114.

[4] 宫剑教授病例分享 2021-14，罕见病一例：儿童 X 连锁肢端肥大性巨人症（X-LAG），北京天坛医院小儿神经外科微信公众号. https://mp.weixin.qq.com/s/hu56GRVNRsof1v6ysJpHsA

[5] Matsuura H, Kitazawa Y, Tanaka M, et al. Pituitary adenoma and unexpected sudden infant death: A case report [J]. Medical and Pediatric Oncology, 1994, 22 (4): 283–286.

[6] Jankowski PP, Crawford JR, Khanna P, et al. Pituitary tumor apoplexy in adolescents [J]. World Neurosurg, 2015, 83 (4): 644–651.

第 4 章 非常规治疗病例

病例 41 儿童鞍区肿瘤在诊断不明时，要慎重选择手术治疗

【病例概述】

2021 年 10 月接诊 1 例来自北京的 9 岁男性患儿（身高：135cm，体重：36kg）。主诉：头痛乏力 1 个月余，逐步缓解。患儿 1 个月前出现头痛、乏力症状，严重时嗜睡，外院检查发现鞍区占位，多处就医未果，来我院时头痛已缓解。否认多饮多尿病史。门诊查体：神清、语利，自主体位，生长发育正常，粗测双眼视力下降、视野正常，外阴发育正常，余神经系统查体（－）。头颅 CT 示：鞍区混杂密度团块影，蝶窝增大、鞍底骨质变薄，未见明显钙化影。头颅 MRI 示：鞍区短 T_1 长 T_2 信号影，大小 19mm×19mm×30mm，呈环形强化，垂体柄显示不清，视交叉受压上抬（图 4-1）。血清泌乳素轻度升高（79.6ng/ml），甲功偏低（FT_4 5.5pmol/L），肿瘤标志物 AFP（1.460ng/ml）、β-HCG（＜0.100mU/ml）均阴性。

本例青春期前男孩，否认多饮多尿史。头颅 CT 显示鞍区占位、未见明显钙化；头颅 MRI 检查 T_1、T_2 像均显示为高信号影。血清泌乳素轻度升高、肿瘤标志物（－）。鞍区生殖细胞瘤需要首先除外垂体瘤卒中和颅咽管瘤，颇难决断。对于诊断不明的儿童鞍区病变，宁可跟踪随访，也不要轻易手术干预，以免造成不可逆损伤。据此，随访观察。2 周后，患儿再次就诊，诉头痛缓解、视力改善明显，复查头颅 CT/MRI 显示：鞍区病变明

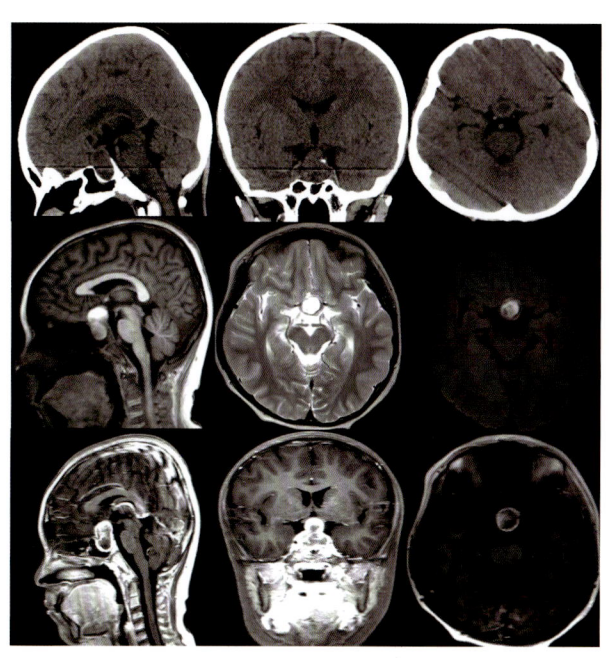

▲ 图 4-1 头颅 CT 示：鞍区混杂密度团块影，蝶窝扩大、鞍底骨质变薄，未见明显钙化影；头颅 MRI 示：鞍区短 T_1 长 T_2 信号影，大小约 19mm×19mm×30mm，内部可见液平，外周环形强化，垂体柄显示不清，视交叉受压上抬

显缩小（约 19mm×17mm×12mm）（图 4-2）。同时凝血功能提示：凝血Ⅷ、Ⅸ因子活性下降，血液病待除外。据此，颅咽管瘤可排除，是垂体瘤卒中还是血液病导致鞍区出血，尚待证实。据此，转入血液科进一步就诊，随访中。

【治疗体会】

儿童鞍区肿瘤较为复杂，千万不可一律认为是颅咽管瘤行根治性手术治疗，一旦误诊误治，轻则终身垂体功能低下、丧失生育功能，重则危及生命。我国儿童鞍区肿瘤最常见为颅咽

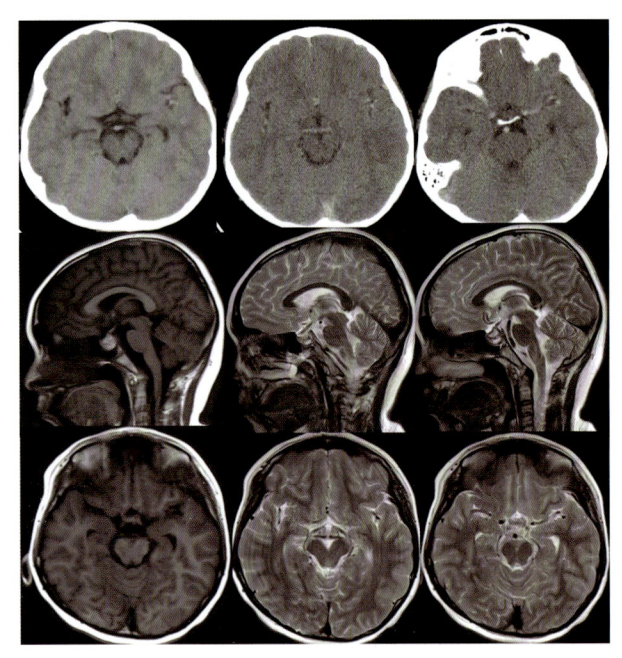

▲ 图 4-2 随访观察 2 周后，患儿诉头痛缓解、视力改善明显，复查头颅 CT/MRI 显示：鞍区病变明显缩小（约 19mm×17mm×12mm），颅咽管瘤可除外

管瘤（33%~54%），其次是视路胶质瘤（占 16%~20%）、生殖细胞肿瘤（占 7%~14%），垂体瘤少见（3%）[1-5]。颅咽管瘤需要手术全切以挽救生命；视路胶质瘤只需部分切除配合放疗，控制肿瘤、保护视力；生殖细胞瘤不需手术，单纯化放疗即可治愈；垂体腺瘤手术要严格保护下丘脑-垂体轴，避免垂体功能低下。

垂体腺瘤在儿童中十分罕见，美国华盛顿大学近 30 年来仅报道 42 例，年龄分布 8—18 岁，主要为功能型垂体腺瘤（泌乳素型、生长激素型等）[6]。血清泌乳素轻度升高，并非泌乳素型垂体腺瘤特征性改变。任何鞍区肿瘤压迫垂体柄，均可阻隔垂体柄多巴胺（泌乳素抑制因子）运输，导致泌乳素释放增加[7]，称之为"垂体柄效应（stalk effect）"[8]。意大利米兰天主教圣心大学曾报道 4 例儿童因泌乳素轻度升高而发现颅咽管瘤（血清泌乳素 76~150 ng/ml）[9]，因此，本例泌乳素轻度升高并不具备鉴别意义。由于儿童以功能性垂体腺瘤为主，手术的目的是恢复正常内分泌，保证生长发育，即使肿瘤残留，也可通过药物及放疗加以控制，因此切除相对保守；而儿童型颅咽管瘤需采用根治性切除、防止复发，肿瘤的切除程度与患儿的生存质量明确相关[10]。因此后者的手术难度更大，风险也更高。

本例综合各方面临床特点，生殖细胞瘤、视路胶质瘤基本排除；是垂体瘤卒中还是颅咽管瘤让我们颇为踌躇：①影像学上，本例 MRI T_1、T_2 均呈高信号影，既可以是瘤内出血，也可以是机油样物质；②头颅 CT 无钙化影，不足以除外颅咽管瘤；③泌乳素轻度升高，在颅咽管瘤中也可出现；④患儿生长发育正常，不足以除外颅咽管瘤；⑤突发头痛病史，提示可能存在肿瘤卒中，颅咽管瘤基本不发生肿瘤卒中。多年的临床经验，笔者意识到，儿童鞍区病变若诊断不明，宁可跟踪随访，也不要轻易手术干预。果然 2 周后复查，病变明显缩小，颅咽管瘤可除外；同时发现凝血功能异常，转入血液科进一步检查。本例未贸然手术，颇感欣慰。

参考文献

[1] Jagannathan J, Dumont AS, Jane JA, et al. Pediatric sellar tumors: diagnostic procedures and management [J]. Neurosurgical Focus FOC, 2005, 18(6): 1–5.

[2] Fried I, Tabori U, Tihan T, et al. Optic pathway gliomas: a review [J]. CNS Oncol, 2013, 2(2): 143–159.

[3] Pak-Yin Liu A, Moreira DC, Sun C, et al. Challenges and opportunities for managing pediatric central nervous system tumors in China [J]. Pediatr Investig, 2020, 4(3): 211–217.

[4] 周大彪，罗世祺，马振宇，等. 1267 例儿童神经系统肿瘤的流行病学 [J]. 中华神经外科杂志，2007, 23(1): 4–7.

[5] 李莉红，李玉华，郑慧，等. 儿童鞍区占位性病变的临床与影像学特征 [J]. 实用放射学杂志，2017, 33(4): 593–596, 652.

[6] Keil MF, Stratakis CA. Pituitary tumors in childhood: update of diagnosis, treatment and molecular genetics [J]. Expert Rev Neurother, 2008, 8(4): 563–574.

[7] Skinner DC. Rethinking the stalk effect: a new hypothesis explaining suprasellar tumor-induced hyperprolactinemia [J]. Med Hypotheses, 2009, 72(3): 309–310.

[8] Hamid R, Sarkar S, Hossain MA, et al. Clinical picture of craniopharyngioma in childhood [J]. Mymensingh Med J, 2007, 16(2): 123–126.

[9] Maira G, Di Rocco C, Anile C, et al. Hyperprolactinemia as the first symptom of craniopharyngioma [J]. Childs Brain, 1982, 9(3–4): 205–210.

[10] Yang I, Sughrue ME, Rutkowski MJ, et al. Craniopharyngioma: a comparison of tumor control with various treatment strategies [J]. Neurosurg Focus, 2010, 28(4): E5.

第 5 章 特殊病例诊疗体会

病例 42 艰难的手术，铭记一生：松果体区畸胎瘤合并丘脑动静脉畸形

【病例概述】

2021 年 7 月接诊 1 例来自江苏的 8 岁男性患儿（身高：130cm，体重：25kg）。主诉：间断性头痛 2 个月，呕吐 10 余天进行性加重。于当地医院检查发现颅内占位，遂来我院就诊。门诊查体：神清语利，自主体位，神经系统查体未见明显阳性体征。头颅 CT 示：右侧丘脑及松果体区可见混杂密度影，内见脂肪样低密度影，边缘可见稍高密度影。头颅 MRI 示：第三脑室后、右侧丘脑可见团块状长 T_1 混杂 T_2 信号影，大小约为 25mm×22mm×25mm，不均匀强化，畸胎瘤可能性大（图 5-1）。血清 β-HCG（-），AFP（-）。初步诊断为松果体区畸胎瘤。

患儿手术指征明确，完善术前检查，于 2021 年 7 月 23 日在全麻下右额开颅行"经胼胝体-穹窿间入路松果体区肿瘤切除术"。术中沿穹窿体之间顺利进入第三脑室，见肿瘤位于第三脑室后部，色淡红、质韧、包膜完整，瘤内蜂窝状结缔组织形成多房分隔，含黄色清亮囊液及少量毛发，电磁刀充分囊内减压，血供中等。继而游离肿瘤囊壁，与顶盖背侧、大脑大静脉粘连，锐性游离后完整剥除，肿瘤大小约 2.5cm×2.0cm×3.0cm，顺利全切，导水管上口暴露好。双侧大脑内静脉、大脑大静脉保护完好。手术时长 2h，出血约 100ml，未输血。然而在关颅阶段，助手在硬脑膜缝合后发现脑组织张力异常增高，超声探查提示脑室内出血。再次刷手上台，打开硬膜，见术野干净，不断有新鲜血沿右侧脑室体部流出。由于胼胝体切口显露范围狭窄，急行右侧额叶皮质造瘘，进入右侧额角，清除陈旧血凝块，见右侧丘脑新鲜出血点。探查过程出血范围不断扩大，一度出血凶猛，局部硬韧，不像丘脑组织，感觉为畸形血管团。果断扩大切除范围，由局部止血改为扩大切除，直到游离至血管团边缘，才有效控制住出血。继而沿血管团边缘游离，出血控制明显好转。至幕孔区，见右侧大脑后动脉发出明确供血动脉，并有粗大引流静脉汇入中颅窝底硬膜，电凝切断供血动脉后，血管团明显变小

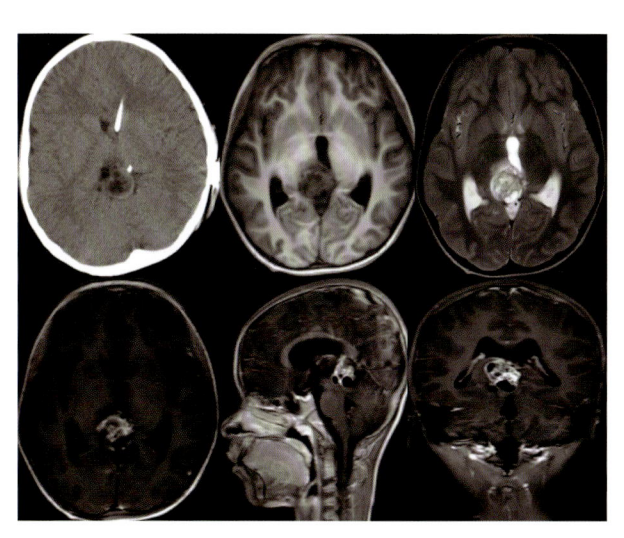

▲ 图 5-1 头颅 CT 示：右侧丘脑及松果体区可见混杂密度影，内见脂肪样低密度影，边缘可见稍高密度影；头颅 MRI 示：第三脑室后、右侧丘脑可见团块状长 T_1 混杂 T_2 信号影，大小约 25mm×22mm×25mm，不均匀强化，畸胎瘤可能性大

变软，出血瞬时减弱，继而切断引流静脉，完整摘除。反复冲洗清亮，减压满意，留置引流，硬膜减张缝合，还纳骨瓣，逐层缝合。手术共耗时10h，出血约2000ml，输异体红细胞6单位，血浆800ml，术毕保留气管插管安返ICU监护（图5-2）。

术后患儿意识蒙眬，刺激可睁眼，躲避刺痛，左侧肢体力弱，生命体征平稳，引流通畅清亮，贫血、心率快。经过对症治疗，术后第3天，患儿意识清醒，遵嘱活动。术后当晚头颅CT及术后1周头颅MRI显示肿瘤切除满意。病理回报：①标本1为未成熟畸胎瘤（含未成熟的神经上皮组织）。免疫组化：GFAP（+），Olig-2（散在+），Syn（+），NeuN（散在+），CK（+），Ki-67（局灶＞50%）；②标本2为血管畸形，可见数个中等大小的异常血管，部分管腔不规则（图5-3）。术后2周患儿恢复好，左上肢肌力Ⅲ级、下肢Ⅳ级，余未见新增神经系统阳性体征，顺利出院（KPS：80分），患儿回当地医院化疗并康复治疗（图5-4）。

【治疗体会】

本例松果体区畸胎瘤诊断明确，属常规手术，手术顺利，关颅阶段却出现意想不到的局面，值得总结：①团队的重要性，本例关颅时助手发现硬膜下张力异常增高，及时打开硬膜探查，判断准确，处置得当。若稍有经验不足，继续关颅，一旦突发脑疝呼吸骤停[1]，再行抢救则预后极差。因此，团队成员的经验极为重要，可及时发现问题并预警，防止进一步恶化；②设备的重要性，术中导航、超声、电生理监测是我科手术标配，发现硬膜张力异常，迅速超声探查发现脑室铸形，及时敞开硬膜。稍有犹豫，病情可能恶化而丧失抢救良机；③临场经验的重要性，当探查术野时，发现术腔干净，出血来自右侧脑室，鉴于经胼胝体入路暴露侧脑室范围有限，及时行额角造瘘。当处理丘脑出血点时，发现出血范围不断扩大、出血凶猛、质地硬韧，非丘脑组织；扩大探查范围，至病变边缘出血才可控制，至此意识到可能是丘脑血管畸形。于是果断改变手术方案，由单纯止血转化为扩大切除，扭转被动局面。因此，手术策略的及时调整是本例手术的转折点；④麻醉与ICU团队的重要性，本例患儿体重25kg，预估血容量2000ml，术中短时间出血近1000ml，术者需要承受巨大的心理压力。令人欣慰的是，我院麻醉团队及ICU团队水平极高，术中术后的围术期管理极为专业，保证了手术的成功及术后尽早地康复。至此，本例罕见手术有惊无险，值得铭记一生。

此类惊险手术促使笔者反复强调，对复杂的儿童颅脑外科疾病，尽量到专业的医疗中心手术治疗，而不是把专家请到当地医院。因为限于当

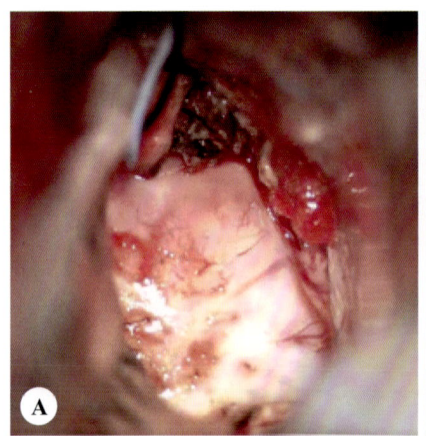

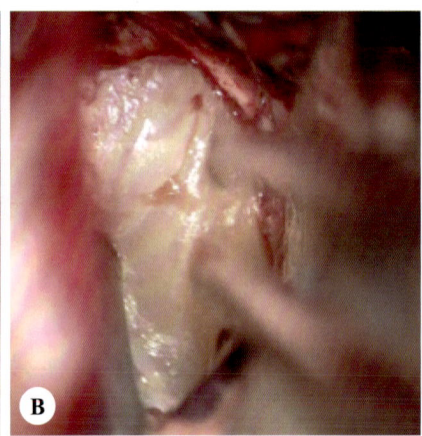

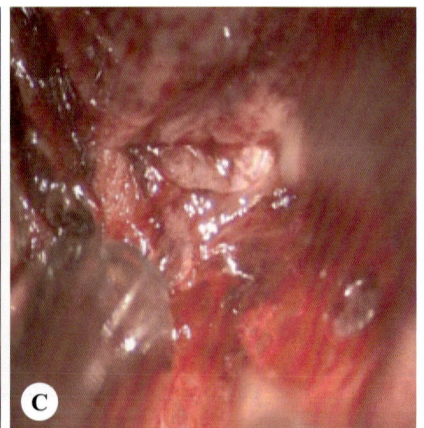

▲ 图5-2 术中所见：A. 暴露松果体区肿瘤；B. 肿瘤内含油脂、毛发，典型畸胎瘤样改变；C. 切除右侧丘脑畸形血管团，一度出血凶猛

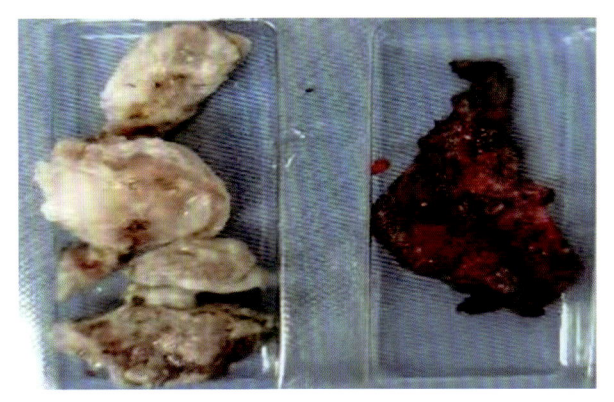

▲ 图 5-3 标本 1 畸胎瘤（左）和标本 2 血管畸形（右）

地的条件设备、团队经验及围术期管理水平，难以保证高水准治疗。

颅脑肿瘤合并脑动静脉畸形的报道较多[2, 3]，但生殖类肿瘤合并脑血管畸形罕见。Tomohisa 报道 1 例 26 岁男性患者，颅内生殖细胞肿瘤合并动静脉瘘，先行化疗待瘤体缩小后，栓塞动静脉瘘并切除肿瘤[4]。该动静脉瘘位于肿瘤内，推测肿瘤产生了高血管生成环境，促进了异常脉管系统的生长[5]。本例则完全不同，肿瘤位于松果体区，畸形血管团则位于右侧丘脑，位置不同，且呈隐匿性（MRI 未发现），完全是一场遭遇战。手术虽然极其艰难，好在结局完美，其中，团队的经验起到了决定性作用。

参考文献

[1] Munakomi S, J M D: Brain Herniation, StatPearls, Treasure Island (FL): StatPearls Publishing Copyright © 2022, StatPearls Publishing LLC., 2022.

[2] Mckinney JS, Steineke T, Nochlin D, et al. De novo formation of large arteriovenous shunting and a vascular nidus mimicking an arteriovenous malformation within an anaplastic oligodendroglioma: treatment with embolization and resection [J]. J Neurosurg, 2008, 109(6): 1098–1102.

[3] Tunthanathip T, Kanjanapradit K. Glioblastoma Multiforme Associated with Arteriovenous Malformation: A Case Report and Literature Review [J]. Ann Indian Acad Neurol, 2020, 23(1): 103–106.

[4] Ishida T, Endo H, Saito R, et al. Coexistence of Intracranial Germ Cell Tumor with Growing Arteriovenous Fistula [J]. World Neurosurg, 2019, 127: 126–130.

[5] Harris OA, Chang SD, Harris BT, et al. Acquired cerebral arteriovenous malformation induced by an anaplastic astrocytoma: an interesting case [J]. Neurol Res, 2000, 22(5): 473–477.

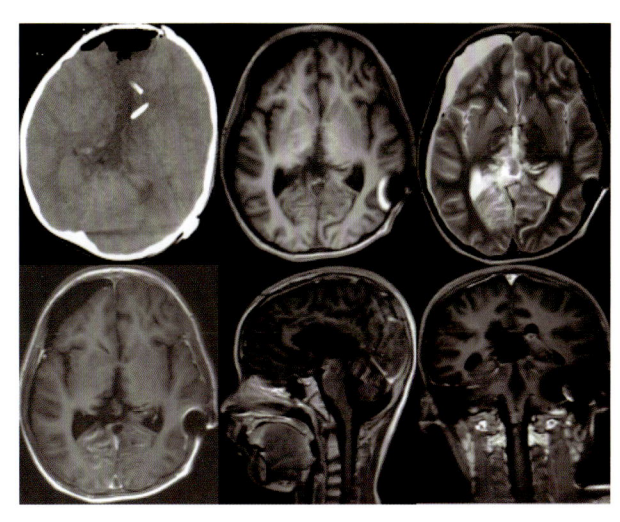

▲ 图 5-4 术后当晚头颅 CT 及术后 1 周头颅 MRI 显示松果体区肿瘤及右侧丘脑 AVM 切除满意

病例 43 惊险一幕：儿童颅内巨大肿瘤控制出血是手术的关键

【病例概述】

2021 年 5 月接诊 1 例来自安徽的 8 岁男性患儿（身高：126cm，体重 20kg）。主诉：间断性头痛呕吐 1 年，右腿无力 1 个月。患儿近 1 年无诱因出现间断性头痛呕吐，未予治疗。近 1 个月右下肢无力进行性加重，近半个月已无法站立，伴呕吐频繁。于当地医院发现颅内巨大占位，遂来我院就诊。门诊查体示：神清，精神弱、痛苦面容，瘦弱，不能站立，坐轮椅就诊，右下肢肌力 Ⅲ 级、肌张力增高，余神经系统查体（–）。头颅 CT 示：左侧额顶叶、脑室内巨大囊实性混杂密度影，实体部分稍高密度，含斑点样高密度及散在低密度影。头颅 MRI 示：左侧额顶叶、侧脑室内巨大囊实性混杂信号影，瘤内部分长 T_1 长 T_2 信号影，边界欠清，大小约 104mm×64mm×72mm，不均匀强化，病变内可见条线样迂曲粗大血管影。诊断：左侧额顶叶、左侧脑室及室旁占位：中枢神经系统胚胎性肿瘤（？），胶质瘤（？）（图 5-5）。

本例病史漫长，近期突然恶化，应考虑室管膜瘤或顶叶胶质瘤，胚胎性肿瘤一般因高度恶性病史短，排在第三诊断。本例 8 岁患儿极为瘦弱，

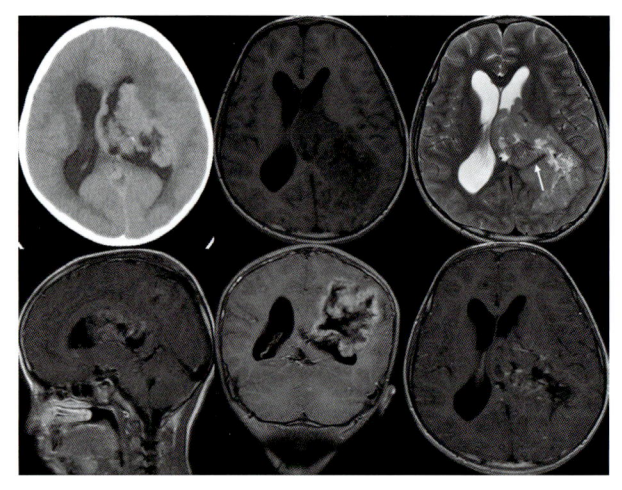

▲ 图 5-5 头颅 CT 示：左侧额顶叶、脑室内巨大囊实性混杂密度影，实体部分稍高密度，含斑点样高密度及散在低密度影；头颅 MRI 示：左侧额顶叶、侧脑室内巨大囊实性混杂信号影，瘤内部分长 T_1 长 T_2 信号影，边界欠清，大小约 104mm×64mm×72mm，不均匀强化，病变内可见条线样迂曲粗大血管影（白箭）。诊断：左侧额顶叶、左侧脑室及室旁占位：中枢神经系统胚胎性肿瘤（？），胶质瘤（？）

20kg 体重与 4～5 岁患儿相仿，左侧脑室巨大占位（最长径＞10cm），手术指征明确。完善术前检查、充分备血，于 2021 年 5 月 31 日在全麻下行左侧三角区入路肿瘤切除术。经三角区皮质造瘘进入左侧脑室，见瘤体巨大，基底广阔，与脑室壁粘连紧密无边界，色紫红、烂鱼肉样、血供极其丰富，内含血窦及纤维索条，出血凶猛且不易吸除（图 5-6）。尽量沿肿瘤边缘游离，稍微触及肿瘤即出血汹涌。血供主要来源于三角区脉络丛及环池处左侧大脑后动脉（PCA）多簇异常粗大的供血动脉。由于肿瘤基底宽大融入脑室壁，离断肿瘤基底极为困难。患儿虽然 8 岁，但极为瘦弱，由于短时快速失血，收缩压一度降至 50mmHg，多次手术暂停，纠正血压，手术异常艰难。由于瘤体巨大，难以一次摘除，只能充分游离后分块切除。先将侧脑室体部、三角区处瘤体大块摘除，残余肿瘤紫红色、烂鱼肉样，贴近左侧丘脑、幕孔区，肿瘤残端仍出血汹涌，以大块海绵压迫，快速电凝切断来源于左侧 PCA 的多簇粗大供血动脉后出血终于得到控制，术野逐渐清晰，肿瘤镜下全切，减压充分、冲洗清亮。手术耗时 7h，出血约 1200ml，输注异体红细胞 7 单位，血浆 400ml。术后安返 ICU 监护。

术后患儿神清、精神弱，贫血（Hb：78g/L），左侧轻度面瘫、右侧肢体Ⅲ级，余神经系统查体（-）。当晚复查头颅 CT 及 1 周后复查头颅 MRI 显示肿瘤切除满意（图 5-7）。病理回报：胶质母细胞瘤伴坏死（WHO Ⅳ级）。免疫组化：GFAP（散在 +），Olig-2（+），Ki-67（20%～60%），L1CAM（-），INI-1（+），BCOR（-），NeuN（神经元 +），Syn（+），CK（-），IDH1（-）。基因检测：*IDH* 野生，*H3* 野生，*ATRX* 突变，*EGFR* 扩增。整合诊断：儿童型弥漫性高级别胶质瘤，H3 及 IDH 野生型（CNS WHO 4 级）。术后对症支持治疗，患儿状态明显好转，术后 15 天顺利出院（KPS：60 分），继续标准治疗。

【诊疗体会】

儿童胶质母细胞瘤（glioblastoma multiforme，GBM）临床少见，年发病率为（0.02～0.12）/10

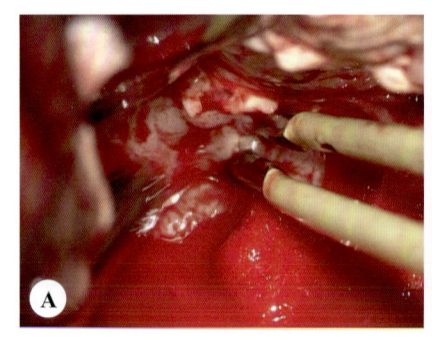

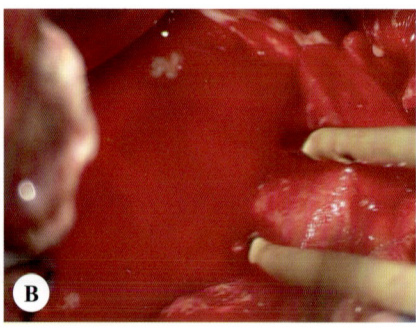

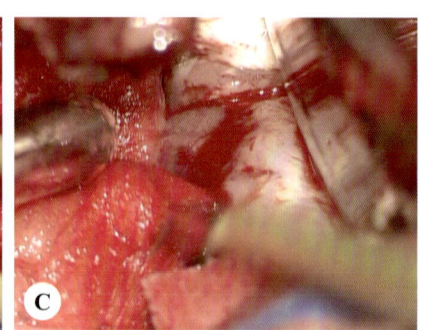

▲ 图 5-6 术中所见：A. 肿瘤紫红色、烂鱼肉样，边界不清；B. 血供极丰富，稍有触碰，出血凶猛；C. 电凝切断来源于左侧 PCA 的多簇粗大供血动脉后，术野才逐渐清晰

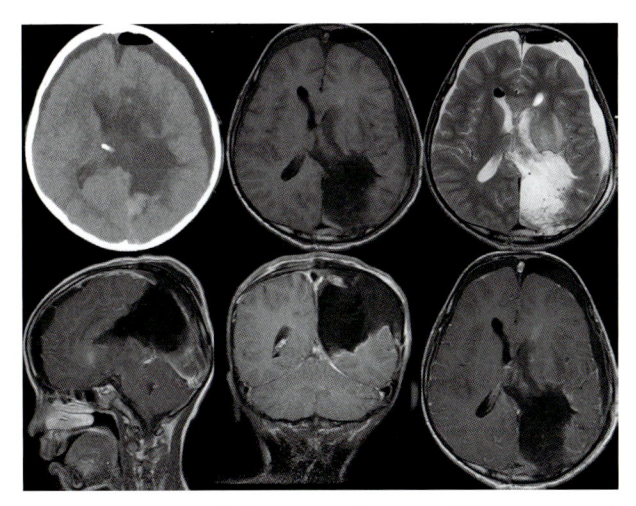

▲ 图 5-7 术后当晚头颅 CT 及术后 1 周头颅 MRI 显示肿瘤切除满意

万[1-3]，仅占儿童颅内肿瘤 3%[4]，占儿童型胶质瘤 15%[3]。平均发病年龄 8—13 岁[4, 5]，男性多于女性[6]。由于儿童 GBM 治疗效果远好于成人，最新版 WHO CNS 肿瘤分类（2021 版）取消儿童 GBM 这一概念，代之以儿童型弥漫性高级别胶质瘤（diffuse high-grade gliomas，DHGG）这一全新概念，手术切除程度是影响预后的首要因素。因此，即使本例肿瘤巨大、血供极其丰富，也应尽量全切肿瘤以期获得较好的预后。本例患儿虽然已 8 岁，但极为瘦弱（20kg），体重仅相当于 4～5 岁儿童，预估血容量仅 1600ml 左右，术中若短时失血 300ml（20%），就会引发急性失血性休克，危及生命[7]。因此术前增加营养、纠正贫血、积极备血就显得极为重要。本例瘤体巨大，基底广阔，与脑室壁粘连紧密，血供来源于瘤体深方环池处，即使游离肿瘤边缘，对瘤体稍有触碰即出血汹涌。因此，需要足够耐心游离，动作尽量放缓，避免瞬时急剧出血。同时，要准确判明瘤体血供来源。由于瘤体巨大，难以一次摘除，当肿瘤充分游离后，迅速离断瘤体峰腰部，大块切除。此时可能突然出血凶猛，但肿瘤主体已切除，可以清晰显示供血动脉，准确电凝止血。此时务必要在最短时间内控制出血，犹如与死神赛跑，至为关键。这"一快一慢"，都是为了避免短时间快速失血，手术成功的前提是对肿瘤供血动脉的位置要

有清晰准确的判断。当出血汹涌肿瘤又不能迅速摘除时，确实对术者心理承受能力是极大的考验。此时，手术经验与临场应变显得尤为重要。本例术中出血 1200ml，达到患儿全身循环血量 75%，收缩压数次降至休克水平，此时需立刻停止操作、局部压迫止血，待血压回升才继续手术，如此反复，异常艰苦。本例对整个团队（手术、麻醉、护理）均是极大的考验，好在团队人员身经百战，最终化险为夷。

本例整合诊断为儿童型弥漫性高级别胶质瘤，H3 及 IDH 野生型（RTK 2 型，CNS WHO 4 级）。此类肿瘤根据突变及拷贝数变异，主要分为三个亚型：① MYCN 型（存在 *MYCN* 扩增）；② RTK 1 型（存在 *PDGFRA* 扩增）；③ RTK 2 型（存在 *EGFR* 扩增）。不同亚型预后差异明显，RTK 2 型预后最好（中位 OS 44 个月），MYCN 型预后最差（中位 OS 14 个月），RTK 1 型介于两者之间（中位 OS 21 个月）[8]。本例肿瘤全切，并及时同步放化疗，期望良好的预后，随访中。

参考文献

[1] Broniscer A. Past, present, and future strategies in the treatment of high-grade glioma in children [J]. Cancer Invest, 2006, 24(1): 77–81.

[2] Perkins SM, Rubin JB, Leonard J R, et al. Glioblastoma in children: a single-institution experience [J]. Int J Radiat Oncol Biol Phys, 2011, 80(4): 1117–1121.

[3] Suri V, Das P, Pathak P, et al. Pediatric glioblastomas: a histopathological and molecular genetic study [J]. Neuro Oncol, 2009, 11(3): 274–280.

[4] Das KK, Mehrotra A, Nair AP, et al. Pediatric glioblastoma: clinico-radiological profile and factors affecting the outcome [J]. Childs Nerv Syst, 2012, 28(12): 2055–2062.

[5] Nikitovic M, Stanic D, Pekmezovic T, et al. Pediatric glioblastoma: a single institution experience [J]. Childs Nerv Syst, 2016, 32(1): 97–103.

[6] Ostrom QT, Rubin JB, Lathia J D, et al. Females have the survival advantage in glioblastoma [J]. Neuro-Oncology, 2018, 20(4): 576–577.

[7] 裘法祖，孟承伟. 外科学 [J]. 人民卫生出版社，1986, 4648.

[8] Korshunov A, Schrimpf D, Ryzhova M, et al. H3-/IDH-wild type pediatric glioblastoma is comprised of molecularly and prognostically distinct subtypes with associated oncogenic drivers [J]. Acta Neuropathol, 2017, 134(3): 507–516.

病例 44 颅后窝硬脑膜窦异常发育，如何切除罕见的淋巴瘤

【病例概述】

2021年4月接诊1例来自河北的11岁女性患儿（身高：154cm，重：45.0kg）。主诉：头痛恶心呕吐2周，复视伴走路不稳10天。患者2周前无明显诱因出现头痛恶心呕吐，10天前开始走路不稳、视物成双。当地医院检查发现颅内占位，遂来我院就诊。门诊查体：神清语利，自主体位，生长发育正常，神经系统查体阴性。头颅CT示：右侧小脑半球异常密度影。头颅MRI示：第四脑室右侧孔区可见团块状长T_1长T_2信号影，FLAIR高信号，DWI弥散受限，边界清，大小约25mm×11mm×23mm，显著不均匀强化。脉络丛乳头状瘤（？）血管网织细胞瘤（？）（图5-8）。

患儿第四脑室右侧隐窝占位，手术指征明确，完善术前检查，于2021年4月30日在脑干功能监测下行"后正中右拐开颅肿瘤切除术"。常规开颅，术者大吃一惊：硬膜完整、张力中等，右侧横窦纤细，枕窦及环窦高度发达，于是未按常规结扎枕窦、剪开小脑镰，也未切开窦汇，放弃原计划的沿中线经小脑延髓裂入路，而改行右侧小脑皮质造瘘，超声引导下，准确暴露肿瘤（图5-9）。肿瘤位于右侧隐窝，色灰红、质软、血供中等，大小约2.0cm×2.5cm×3.0cm，与延髓粘连不紧密、易剥除，基底位于侧孔脉络丛纤维索条，电凝切断，延髓、右侧PICA，后组脑神经保护完好。手术顺利，出血约100ml，未输血，术后安返ICU监护。

术后患儿状态好，神清语利、正确对答、声音无嘶哑、遵嘱活动，咳嗽有力，未见新增神经系统阳性体征。术后当晚头颅CT及术后1周头颅MRI均显示肿瘤切除满意（图5-10）。病理回报：弥漫性大B细胞淋巴瘤，活化B细胞亚型。免疫组化：P53（+），Ki-67（90%），LCA（+），CD20（+），CD79α（+），Bcl-6（+），MUM-1（散在+），BCL-2（+），C-myc（偶见+）。术后恢复好（KPS：80分），术后3周顺利出院。继续化疗，随访中。

【治疗体会】

本例右侧横窦纤细，枕窦、窦汇高度发达，未敢常规结扎，需要及时改变手术方案，在术中确实是个挑战。横窦缺失伴枕窦发达极为罕见，2019年印度的Guru[1]报道了1例听神经瘤手术，术中遭遇枕窦突出、肿胀，向右侧偏移，完全打乱了手术计划。为防止阻断静脉回流引发急性脑膨出，枕窦未敢结扎（图5-11）。与本例类似，也是临时改变手术计划，这种临场应变，术者的经验至关重要，直接决定着手术的成败，术者希望有机会与Guru当面交流。2021年罗马尼亚Rădoi也报道了1例双侧横窦缺失，枕窦高度发达，枕

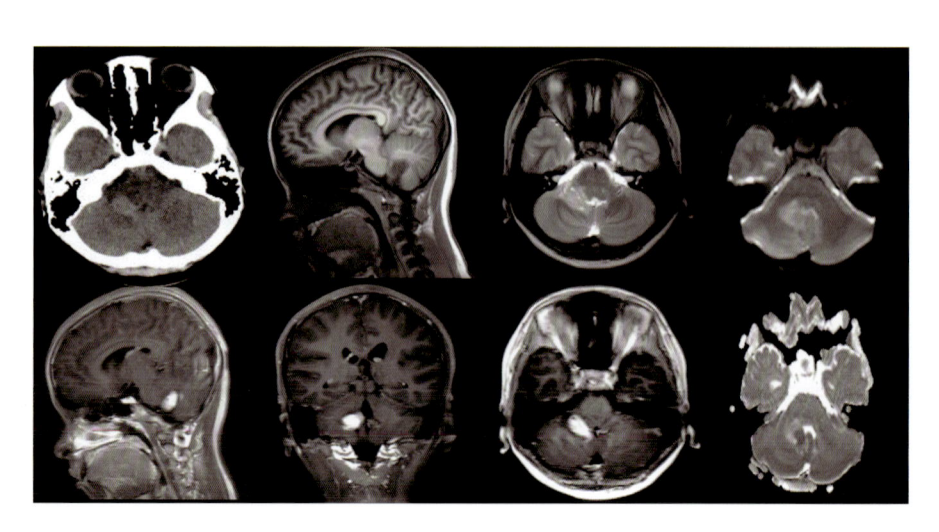

◀ 图5-8 头颅CT示：右侧小脑半球异常密度影。头颅MRI示：第四脑室右侧孔区可见团块状长T_1长T_2信号影，FLAIR高信号，DWI弥散受限，边界清，大小约25mm×11mm×23mm，显著不均匀强化。脉络丛乳头状瘤（？），血管网织细胞瘤（？）

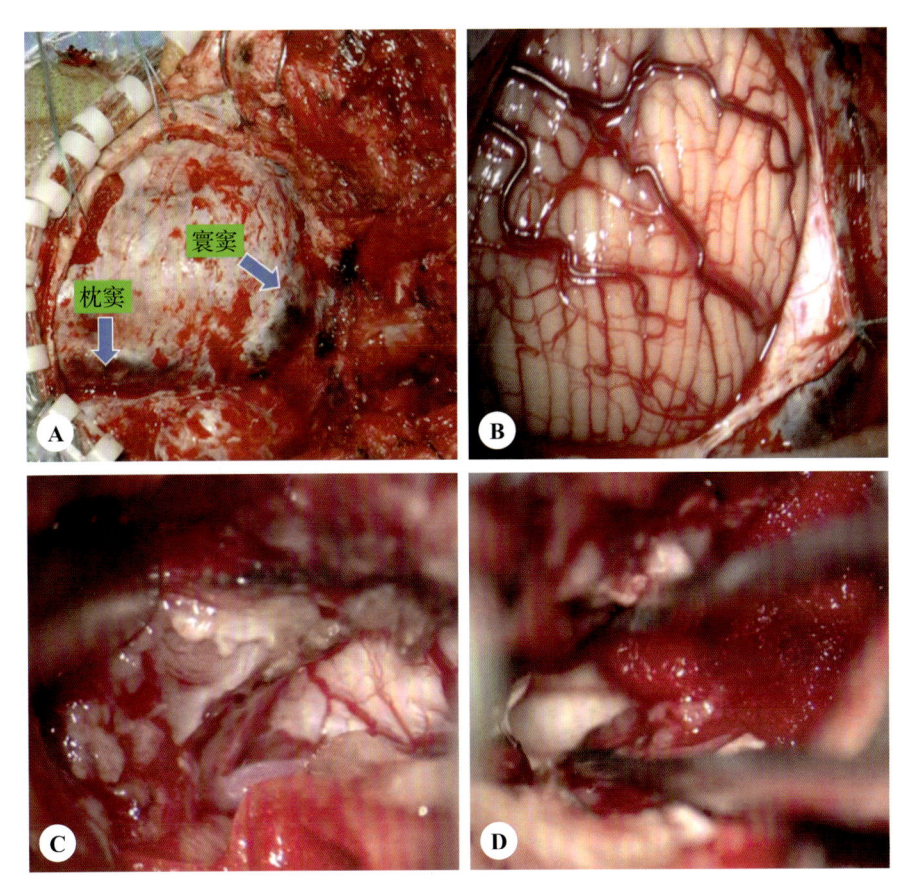

图 5-9 术中所见：A. 硬膜完整、张力中等，右侧横窦纤细，枕窦、窦汇高度发达，未常规结扎；B. 右侧小脑半球剪开硬膜，经皮质造瘘切除肿瘤；C. 肿瘤位于右侧隐窝，色灰红、质软、血供中等，与延髓粘连不紧密、易剥除，基底位于侧孔脉络丛纤维索条，电凝切除。同侧 PICA、后组脑神经保护完好；D. 延髓背侧光滑，保护完好

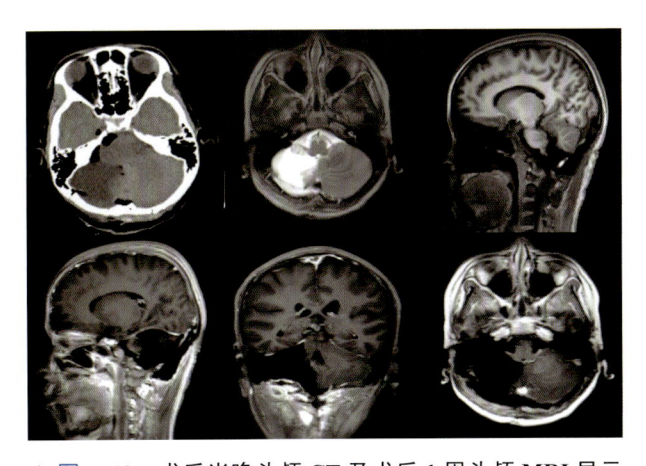

图 5-10 术后当晚头颅 CT 及术后 1 周头颅 MRI 显示肿瘤切除满意

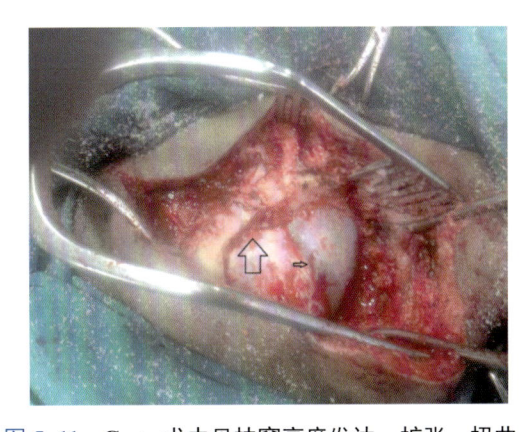

图 5-11 Guru 术中见枕窦高度发达，扩张、扭曲、偏离中线（小箭），横窦纤细几乎消失（大箭），硬膜切口严重受限[1]，与本例高度类似

窦代替横窦、乙状窦，通过边缘窦汇流入颈内静脉[2]。如果术中结扎枕窦，将会导致灾难性后果。

原发性中枢神经系统淋巴瘤（primary CNS lymphoma，PCNSL）是一种罕见的淋巴结外非霍奇金淋巴瘤。非霍奇金淋巴瘤主要发生在淋巴结、脾脏、胸腺等淋巴器官，也可发生在淋巴造血系统。PCNSL 占中枢神经系统肿瘤的 2%～4%，中位年龄为 65 岁[3]。PCNSL 的总年发病率为 0.47/10 万人，男性多于女性[4]。PCNSL 患者中，19 岁以下仅占 1%[5, 6]。1969 年至 1990 年，在日本报道的 596 例 PCNSL 中，只有 9 例是儿童病例（1.5%）[7]；美国每年新发儿童病例仅 15～20 例。由此可见，儿童 PCNSL 较成人更为罕见。

PCNSL 发病机制不详，最新研究显示 B 细胞受体通路和 Toll 样受体通路相关免疫逃逸和免疫微环境是 PCNSL 发病的关键。酪氨酸激酶抑制药依鲁替尼及免疫调节药物泊马度胺等在治疗难治性和复发性 PCNSL 过程中显示出很好的疗效[8]。2015 年欧洲神经肿瘤协会发布了 PCNSL 的诊疗指南，指出一线治疗应从甲氨蝶呤的化疗开始[9]。Weller 等报道 526 例 PCNSL 患者，化疗前若肿瘤部分或全部切除将显著延长无进展生存期（PFS）和总生存期（OS）[10]。Jelicic 对 27 例患者进行的单中心回顾分析认为，全切肿瘤将比部分切除或单纯活检显著延长 OS[11]。大宗病例显示 PCNSL 1 年、2 年、5 年的总生存率分别为 53%、38% 和 26%[12]。甲氨蝶呤、阿糖胞苷、利妥昔单抗、塞替派的组合（MATRix 方案），可显著延长 PFS 和 OS[13]。仅接受化疗的儿童患者 5 年无进展生存率高达 70%，明显好于成人[14]。

参考文献

[1] Satyarthee GD, Moscote-Salazar LR, Agrawal A. Persistent Enlarged Occipital Sinus with Absent Unilateral Transverse Sinus [J]. Journal of neurosciences in rural practice, 2019, 10(3): 519–521.

[2] Rădoi PM, Mincă DI, Rusu MC, et al. Bilateral absence of the transverse sinuses with fenestrated superior sagittal sinus draining through enlarged occipital and marginal sinuses [J]. Folia morphologica, 2021,

[3] Dolecek TA, Propp JM, Stroup NE, et al. CBTRUS statistical report: primary brain and central nervous system tumors diagnosed in the United States in 2005–2009 [J]. Neuro-oncology, 2012, 14 Suppl 5(Suppl 5): v1–v49.

[4] Villano JL, Koshy M, Shaikh H, et al. Age, gender, and racial differences in incidence and survival in primary CNS lymphoma [J]. British journal of cancer, 2011, 105(9): 1414–1418.

[5] Hochberg J, El-Mallawany NK, Abla O. Adolescent and young adult non-Hodgkin lymphoma [J]. British journal of haematology, 2016, 173(4): 637–650.

[6] Kadan-Lottick NS, Skluzacek MC, Gumey JG. . Decreasing incidence rates of primary central nervous system lymphoma [J]. Cancer, 2002, 95(1): 193–202.

[7] Kai Y, Kuratsu J, Ushio Y. Primary malignant lymphoma of the brain in childhood [J]. Neurologia medico-chirurgica, 1998, 38(4): 232–237.

[8] Grommes C, Nayak L, Tun HW, et al. Introduction of novel agents in the treatment of primary CNS lymphoma [J]. Neuro-oncology, 2019, 21(3): 306–313.

[9] HoangXK, Bessell E, Bromberg, et al. Diagnosis and treatment of primary CNS lymphoma in immunocompetent patients: guidelines from the European Association for Neuro-Oncology [J]. The Lancet Oncology, 2015, 16(7): e322–e332.

[10] Weller M, Martus P, Roth P. et al. Surgery for primary CNS lymphoma? Challenging a paradigm [J]. Neuro-oncology, 2012, 14(12): 1481–1484.

[11] Jelicic J, Todorovic Balint M, Raicevic S, et al. The possible benefit from total tumour resection in primary diffuse large B-cell lymphoma of central nervous system – a one-decade single-centre experience [J]. British journal of neurosurgery, 2016, 30(1): 80–85.

[12] Krogh-Jensen M, D'Amore F, Jensen MK, et al. Clinicopathological features, survival and prognostic factors of primary central nervous system lymphomas: trends in incidence of primary central nervous system lymphomas and primary malignant brain tumors in a well-defined geographical area. Population-based data from the Danish Lymphoma Registry, LYFO, and the Danish Cancer Registry [J]. Leukemia & lymphoma, 1995, 19(3–4): 223–233.

[13] Ferreri AJ, Cwynarski K, Pulczynski E, et al. Chemoimmunotherapy with methotrexate, cytarabine, thiotepa, and rituximab (MATRix regimen) in patients with primary CNS lymphoma: results of the first randomisation of the International Extranodal Lymphoma Study Group-32 (IELSG32) phase 2 trial [J]. The Lancet Haematology, 2016, 3(5): e217–e227.

[14] Abla O, Weitzman S. Primary central nervous system lymphoma in children [J]. Neurosurgical focus, 2006, 21(5): e8.

第6章 特殊病例的影像学特征

病例 45 影像学上如何判断肿瘤的质地：胶冻样变还是囊性变

【病例概述】

2021年4月接诊1例来自河北的2岁女性患儿（身高88cm，体重13kg）。主诉：走路不稳半年，进行性加重。患儿半年前无明显诱因出现走路不稳、易跌倒，于外院检查发现颅内占位，遂来我院就诊。门诊查体：神清语利，自主体位，查体欠配合，四肢肌力、肌张力正常，共济征（+）。头颅CT示：右侧小脑半球团块状低密度影，幕上脑室扩张。头颅MRI示：右侧小脑半球长T_1长T_2信号影，大小约60mm×71mm×67mm，DWI无弥散受限，ADC呈较高信号，边缘不均匀强化，脑干及第四脑室受压变形，小脑扁桃体下疝，幕上脑室扩张。初步诊断：小脑半球毛细胞型星形细胞瘤（图6-1）。

本例右侧小脑半球占位合并梗阻性脑积水，手术指征明确，毛细胞型星形细胞瘤可能性大。值得关注的是病变头颅CT影像呈低密度，头颅MRI呈长T_1长T_2，是胶冻样实体瘤还是肿瘤囊性变呢？鉴别这一关键点的意义是，术前选择脑室穿刺还是瘤体囊腔穿刺以有效降低颅压，顺利打开硬膜。由于不能确切诊断为肿瘤囊性变，安全起见，于2021年4月16日在全麻下先行右侧脑室穿刺外引流，显著降低颅压；再于脑干功能监测下行"后正中右拐开颅肿瘤切除术"。由于提前有效缓解高颅压，硬膜剪开顺利，局部压力不高，行右侧小脑皮质造瘘。皮质下1cm可见肿瘤呈实体胶冻样，色灰黄、质韧、血供中等，大小约60mm×60mm×70mm，无囊腔囊液。肿瘤起源于小脑半球，边界尚清晰，与脑干无粘连，肿

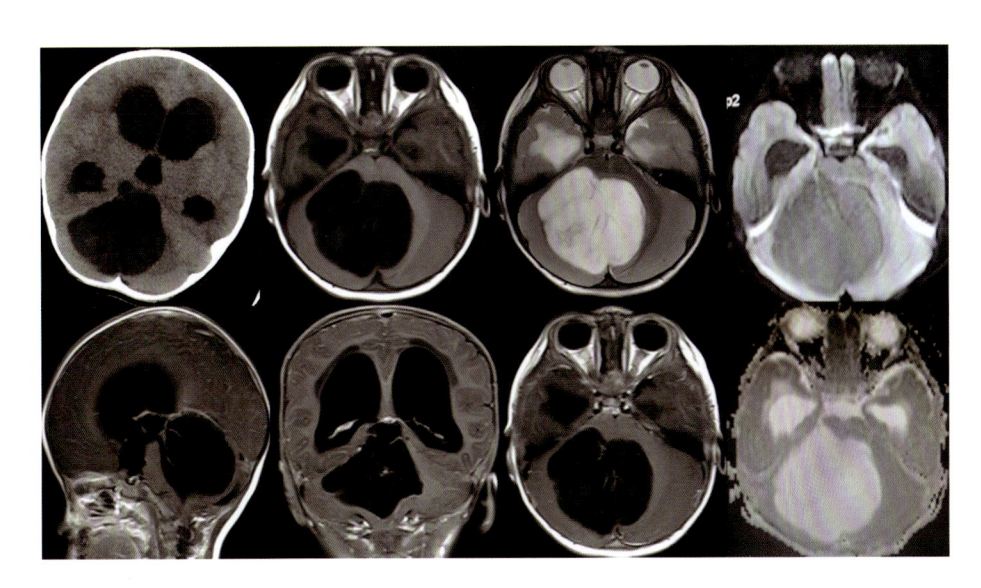

◀ 图6-1 头颅CT示：右侧小脑半球团块状低密度影，幕上脑室扩张；头颅MRI示：右侧小脑半球长T_1长T_2信号影，大小约60mm×71mm×67mm，DWI无弥散受限，ADC呈较高信号，边缘不均匀强化，脑干及第四脑室受压变形，小脑扁桃体下疝，幕上脑室扩张。初步诊断：小脑半球毛细胞型星形细胞瘤

瘤镜下全切，电生理监测显示脑干功能保护完好（图 6-2）。手术顺利，术中出血约 100ml，术后安返 ICU 监护。术后患儿状态好，无新增神经系统阳性体征。复查头颅 CT/MRI 显示肿瘤切除满意（图 6-3）。病理回报示：毛细胞型星形细胞瘤（WHO Ⅰ级）。免疫组化：GFAP（+）、Olig-2（+）、H3K27M（-）、Syn（散在+）、CD34（血管+）、BRAFV600E（-）、NeuN（-）、P53（散在+）、IDH（-）、Ki-67（1%～5%）；基因检测：*IDH1/2*、*TERT* 启动子、*ATRX*、*H3*、*BRAF* 等均未检出突变。整合诊断：毛细胞型星形细胞瘤（CNS WHO 1级）。患儿术后 10 天顺利出院（KPS：90 分），暂无须放化疗，随访中。

【治疗体会】

儿童颅后窝肿瘤患者中，70%～90% 合并梗阻性脑积水[1]，在未解除高颅压的情况下切除肿瘤，

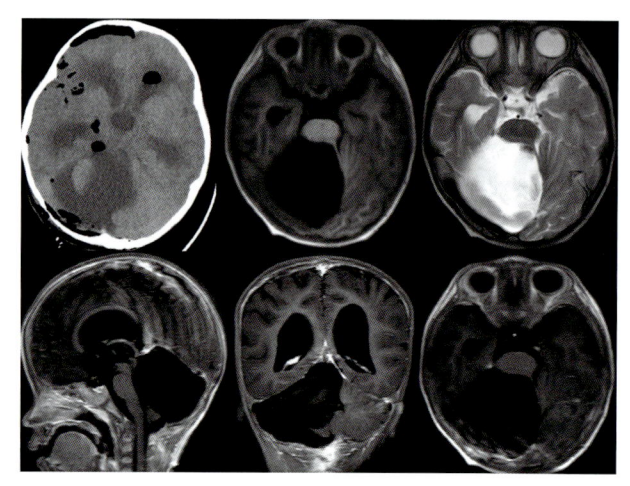

▲ 图 6-3　术后当晚头颅 CT、术后 1 周头颅 MRI 显示肿瘤切除满意

一旦急性脑膨出将极为凶险，严重者威胁患儿生命，手术失败。本例考虑右侧小脑半球毛细胞型星形细胞瘤合并梗阻性脑积水，依据天坛小儿神外诊疗规范[2]，应先行瘤腔穿刺或脑室穿刺，缓解高颅压后再行肿瘤切除，安全有效。本例瘤体是胶冻样实体还是囊性变富含囊液，直接影响了穿刺方式的选择。但是，从影像学上难以确切判定，安全起见，选择脑室穿刺，有效缓解颅压后再行肿瘤切除，手术顺利，术中证实肿瘤呈实体胶冻样，无囊腔囊液。

儿童颅后窝毛细胞型星形细胞瘤，若影像学表现不典型，如何鉴别是胶冻样实体肿瘤还是囊性变呢？两者均为高含水量/低细胞密度病变，T_2 加权像上均体现为长 T_2 高信号，无法准确鉴别[3-5]。此时，应关注 DWI 与 ADC 序列：若 DWI 呈较低信号，对应的 ADC 值较高，应考虑胶冻样实体肿瘤；若 DWI 呈极低信号，对应的 ADC 值极高，则考虑肿瘤囊性变（图 6-4）。更简单的鉴别方法是在关注 DWI 与 ADC 序列时，若瘤体信号等同于脑脊液信号，应考虑肿瘤囊性变（即使肿瘤囊液富含蛋白，也存在这一特点）；若瘤体信号高于脑脊液信号，则胶冻样实体肿瘤可能性大。另外，本例强化像，瘤体内存在多条树枝状纤维索条强化影，也提示实体肿瘤可能性大。可见术前仔细阅片的重要性。

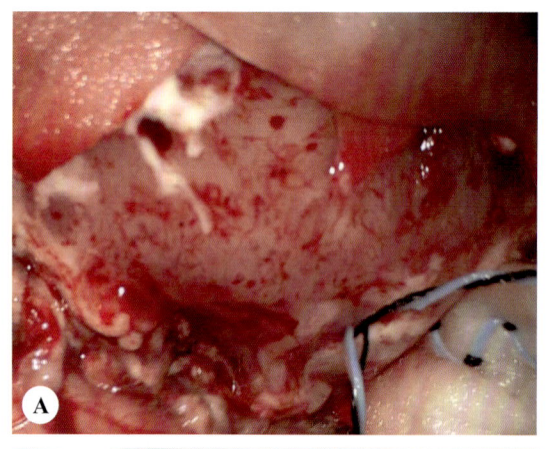

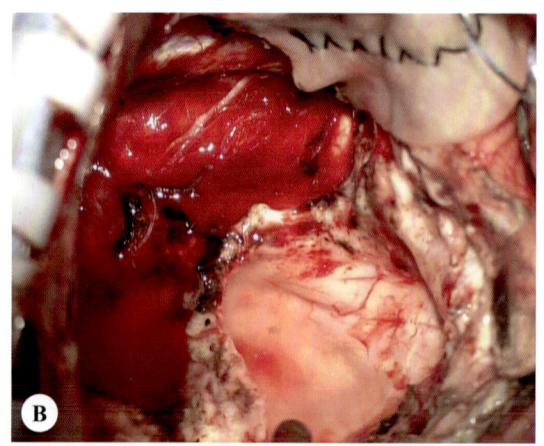

▲ 图 6-2　术中所见：A. 肿瘤呈实体胶冻状、色灰黄质韧、血供中等，无囊腔囊液；B. 肿瘤切除满意，脑干保护完好

第 6 章 特殊病例的影像学特征

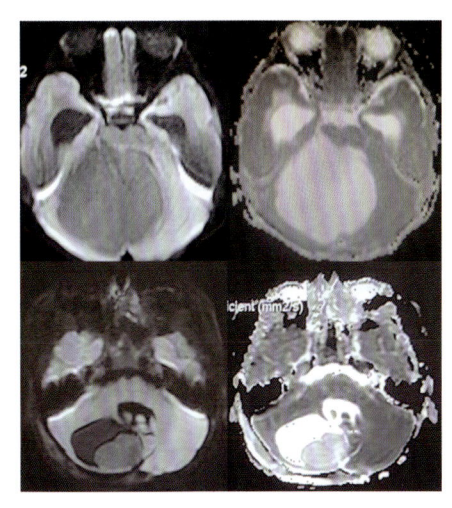

▲ 图 6-4 上排：如本例，DWI 呈较低信号，ADC 值较高，病变信号明显异于脑脊液信号，应考虑胶冻样实体肿瘤；下排：选取 1 例囊实性肿瘤对照，囊性部分 DWI 像呈极低信号，ADC 值极高，即使囊液富含蛋白，信号也基本等同于脑脊液信号。明显异于上排实体肿瘤信号

参考文献

[1] Muthukumar N. Hydrocephalus Associated with Posterior Fossa Tumors: How to Manage Effectively? [J]. Neurol India, 2021, 69(Supplement): S342–S349.

[2] 宫剑. 宫剑 小儿神经外科手术笔记（1）[M]. 中国科学技术出版社, 2021: 110–114.

[3] Poussaint T. Pediatric brain tumors [J]. Handbook of neuro-oncology neuroimaging, New York: Elsevier, 2008: 469–484.

[4] Barkovich A, Raybaud C. Intracranial, orbital and neck masses of childhood [J]. Pediatric neuroimaging. 5th edition. Philadelphia, 2012: 637–711.

[5] Brandao LA, Rossi A. A pictorial review of typical and atypical/bizarre imaging findings, as well as post-treatment changes in pilocytic astrocytomas in children [J]. Presented as eEdE 18 at ASNR 53rd Annual Meeting and The Foundation of the ASNR Symposium 2015. Chicago, IL, 2015, April 25–30.

病例 46　表皮样囊肿影像学非典型表现：DWI 序列未见明显弥散受限

【病例概述】

2021 年 5 月接诊 1 例来自内蒙古的 13 岁女性患儿（身高：163cm，体重：44.0kg）。主诉：间断性头痛 20 余天。患儿约 20 天前无明显诱因出现头痛、右侧为著，持续数分钟后自行缓解，于当地医院检查发现颅内占位，遂来我院就诊。门诊查体示：神清语利，自主体位，生长发育正常，神经系统查体粗测（-）。头颅 CT 示：额底偏右团块状异常低密度影，边界清，形态欠规则，大小约 28mm×9mm×17mm。头颅 MRI 示：额底偏右可见团块状长 T_1 长 T_2 信号影，边界清、大小约 13mm×32mm×15mm，无明显强化。FLAIR 呈低信号、DWI 序列病变未见明显弥散受限。初步诊断为：右额表皮样囊肿（？）(图 6-5)。

本例右侧额底占位，手术指征明确，鉴于头颅 CT 呈显著低密度影，即使 DWI 序列未见明显弥散受限，也仍首先考虑表皮样囊肿。完善术前检查，于 2021 年 5 月 12 日行 "右额开颅经前纵裂入路额底肿瘤切除术"。术中锐性游离前纵裂池抵达蝶骨平台，见肿瘤明显脑外病变，色黄，包膜完整、略厚，血供不丰富，大小约 13mm×32mm×15mm，切开包膜，先行囊内减压。内容物为膏状油脂类物质，含少量乳白色鱼鳞样上皮，不含毛发，充分内减压后，再锐性游离肿瘤包膜。瘤体腹侧可见嗅神经、右侧视神经（明显受压变薄）、颈内动脉、前交通动脉，肿

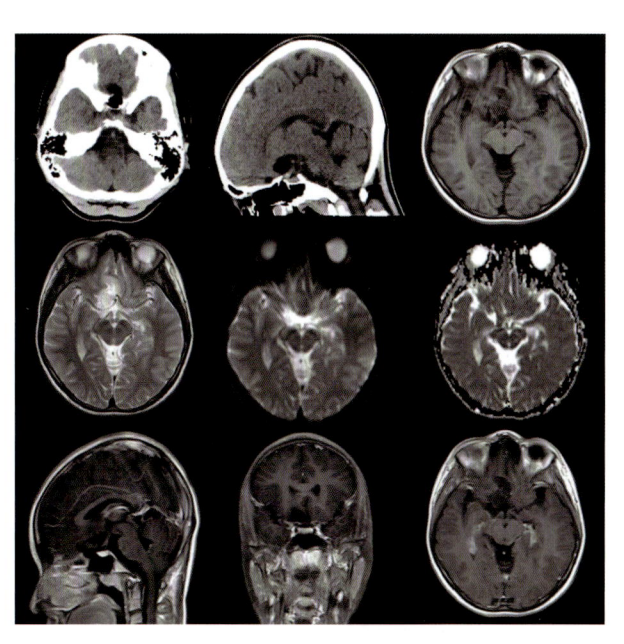

▲ 图 6-5 头颅 CT 示：额底偏右团块状异常低密度影，边界清，形态欠规则，大小约 28mm×9mm×17mm；头颅 MRI 示：额底偏右可见团块状长 T_1 长 T_2 信号影，边界清、大小约 13mm×32mm×15mm，无明显强化；FLAIR 呈低信号、DWI 序列病变未见明显弥散受限。初步诊断：右额表皮样囊肿（？）

瘤包膜完整剥除，重要结构保护完好。手术顺利，肿瘤全切，术中出血约 100ml，未输血，术后安返 ICU 监护（图 6-6）。

术后患儿状态好，神清语利、遵嘱活动，粗测视力视野正常，未见新增阳性体征。术后当晚头颅 CT 及术后 1 周头颅 MRI 均显示肿瘤切除满意（图 6-7）。术后病理回报示：复层鳞状上皮结构，内含多量角化物，表皮样囊肿。术后 10 天顺利出院（KPS：90 分），随访中。

【治疗体会】

表皮样囊肿占儿童颅内肿瘤的 1%~2%[1]，多见于鞍旁和小脑脑桥角（CPA 区），而鞍上、前颅窝底少见。表皮样囊肿系先天性病变、生长缓慢，与表皮细胞生长模式相似。在胚胎期 3~5 周神经沟闭合、表皮外胚层与神经外胚层分离时，由表皮残余组织发展而来[2,3]，由外囊、上皮质和囊内液体组成[4]。肿瘤的增大主要由于脱落的上皮细胞分解，导致角蛋白和胆固醇在蛛网膜下腔积聚，呈乳白色或珍珠状外观[3]，内含干酪状和白腻子样内容物[5]。临床症状取决于肿瘤位置，通常因压迫周围神经结构而引起[2]；还可因内容物破裂或渗漏导致无菌性炎症反复发作[6]。

表皮样囊肿在影像上特征性表现为脑外病变脑池内侵袭性生长，头颅 CT 呈显著低密度影。头颅 MRI 示长 T_1 长 T_2，强化不明显。DWI 序列病变呈明显弥散受限（高信号），ADC 值偏低 $[(0.80～1.23)×10^{-3} mm^2/s]$。本例 CT 影像表现为显著低密度，儿童患者首先考虑畸胎瘤、皮样囊肿或表皮样囊肿等先天性病变，脂肪瘤待除外。但磁共振 DWI 序列显示额底病变未见明显弥散受限（等或稍低信号），ADC 值未见明显降低，与典型表皮样囊肿影像不符，值得关注。选取 1 例典型表皮样囊肿影像（CPA 区，右侧）（图 6-8），DWI 序列可见病变明显弥散受限（高信号），ADC 值降低，与本例差异显著。表皮样囊肿在磁共振 T_1、T_2 加权像可呈现多样性，而在 DWI/ADC 序列上具有弥散受限这一特征性改变。因此，DWI/ADC 序列在表皮样囊肿诊断中尤为重要。但本例报道存在特殊性，病变在 DWI/ADC 序列未见明显弥散受限。有研究显示，若表皮样囊肿内容物蛋白含量高，可表现为弥散不受限[7]。这种高蛋白内容物可表现为短 T_2（低信号），DWI 成像受 T_2 像影响也表现为低信号[8]。这一定程度解释了有的表皮样囊肿在 DWI 序列未见明显弥散受限。因此，DWI 序列弥散受限是表皮样囊肿常见表现，但不是金标准，临床医生需不断积累经验，综合各方面信息，才能做出准确判断。

参考文献

[1] Patibandla MR, Yerramnen VK, Mudumba VS, et al. Brainstem epidermoid cyst: An update [J]. Asian journal of neurosurgery, 2016, 11(3): 194–200.
[2] Ogawa T, Sekino H, Fuse T, et al. Multiple intracranial epidermoids

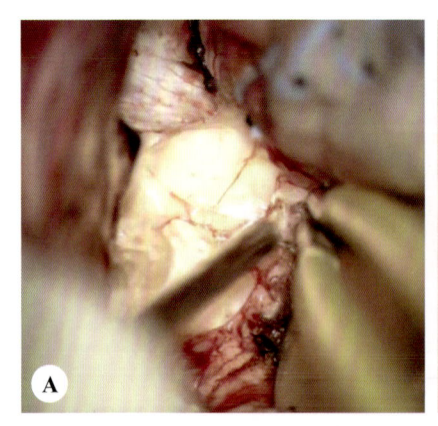

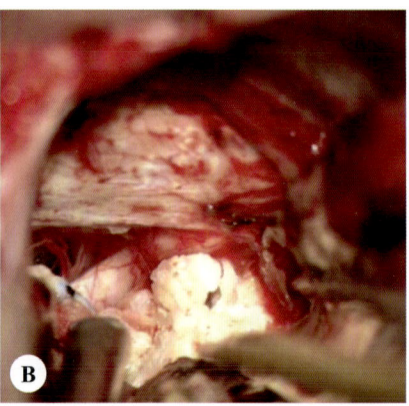

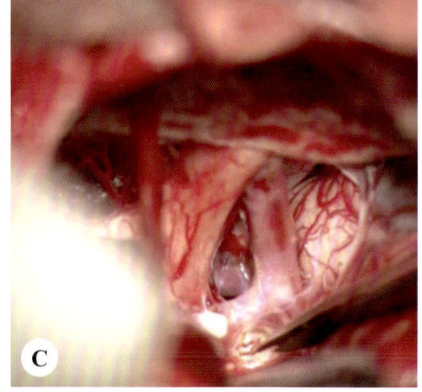

▲ 图 6-6 术中所见：A. 前纵裂暴露蝶骨平台，肿瘤呈典型表皮样囊肿表现；B. 先行囊内减压，再锐性游离肿瘤包膜；C. 肿瘤包膜厚韧，完整剥除，重要解剖结构：右侧视神经、颈内动脉、前交通动脉等保护完好

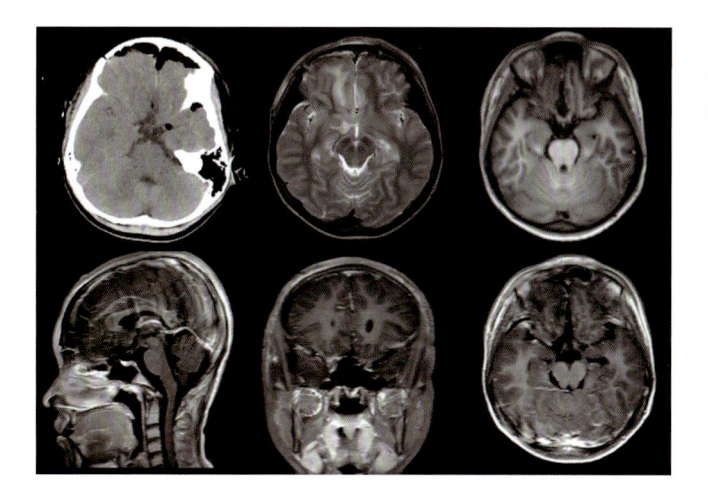

◀ 图 6-7 术后当晚头颅 CT 及术后 1 周头颅 MRI 显示肿瘤切除满意

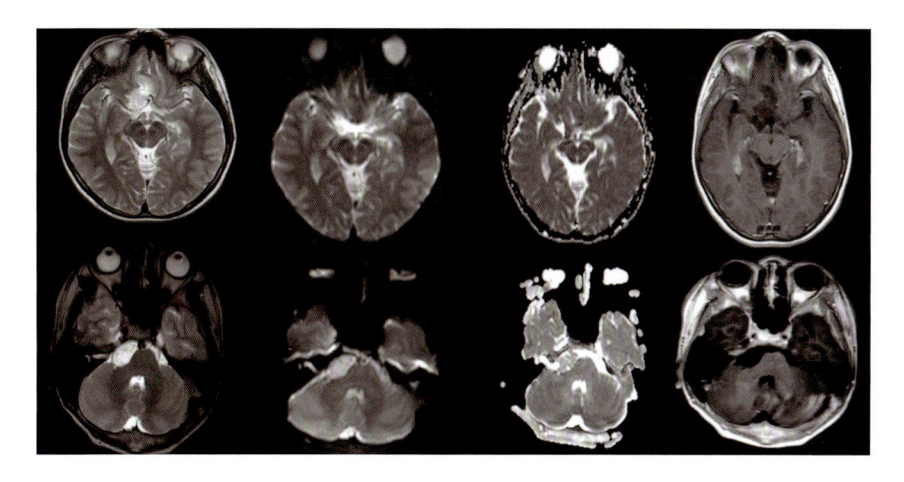

◀ 图 6-8 上排：本例 MRI 显示右侧额底团块状长 T_1 长 T_2 信号影，边界清，无显著强化；DWI 未见弥散受限（等或稍低信号），ADC 值未见显著降低。下排：1 例典型右侧 CPA 表皮样囊肿，病变呈长 T_1 长 T_2 信号影，边界清，无显著强化，DWI 明显弥散受限（高信号），ADC 值显著减低，影像表现与本例差异显著

located in the brain stem and the middle cranial fossa. Case report [J]. Neurologia medico-chirurgica, 1985, 25(5): 393–397.

[3] Toglia JU. Netsky MG, Alexander E Jr. Epithelial (epidermoid) tumors of the cranium. Their common nature and pathogenesis [J]. Journal of neurosurgery, 1965, 23(4): 384–393.

[4] Cobbs CS, Pitts LH, Wilson CB Epidermoid and dermoid cysts of the posterior fossa [J]. Clinical neurosurgery, 1997, 44:511–528.

[5] Caldarelli M, Massimi L, Kondageski C, et al. Intracranial midline dermoid and epidermoid cysts in children [J]. Journal of neurosurgery, 2004, 100(5 Suppl Pediatrics): 473–480.

[6] Leal O, Miles J. Epidermoid cyst in the brain stem. Case report [J]. Journal of neurosurgery, 1978, 48(5): 811–813.

[7] Law EK, Lee RK, Ng AW, et al. Atypical intracranial epidermoid cysts: rare anomalies with unique radiological features [J]. Case reports in radiology, 2015, (528632).

[8] Le Bihan D, Poupon C, Amadon A, et al. Artifacts and pitfalls in diffusion MRI [J]. Journal of magnetic resonance imaging : JMRI, 2006, 24(3): 478–488.

第 7 章 临床实践中的感悟与体会

病例 47 纠正"儿童脑肿瘤术前诊断不重要，反正都要手术切除"的错误思想

【病例概述】

2021年5月接诊1例来自辽宁的7岁女性患儿（身高：125cm；体重：16.4kg）。主诉：间断性恶心呕吐3个月，加重4天。患儿3个月前无明显诱因出现间断性恶心呕吐，未予诊治。4天前呕吐加重，于当地医院检查发现颅内占位，遂来我院就诊。急诊查体示：神清、精神弱，查体欠配合，双瞳等大，左：右=3mm：3mm，光反应（++），颈强弱阳性，四肢可动，肌力肌张力正常。头颅CT示：颅后窝团块状等密度占位，枕大孔拥挤，幕上脑积水。鉴于患儿病情危重，颅后窝占位合并梗阻性脑积水诊断明确，依据天坛小儿神外诊疗规范[1]，急诊行侧脑室-腹腔分流术缓解颅压，术后状态明显改善。进一步行头颅MRI检查示：小脑蚓部、第四脑室、脑干背侧团块状囊实性混杂长T_1长T_2信号影，大小约4.0cm×3.3cm×4.0cm，边界清晰，病灶累及第四脑室正中孔及侧孔，下达枕大孔水平，延髓受压变扁。病灶实性部分明显强化，囊变区未见强化影。影像学初步诊断：室管膜瘤（？），髓母细胞瘤（？）（图7-1）。

本例颅后窝占位，手术指征明确，完善入院检查，于2021年6月16日在脑干功能电生理监测下行"后正中入路肿瘤切除术"。术中见肿瘤色淡红、质软韧相间、烂鱼肉样，血供极其丰富，主要来源于右侧PICA蚓支，电凝切断后，肿瘤出血明显减少。瘤体与毗邻小脑组织边界尚清晰，腹侧囊性变，内含淡黄色清亮囊液，囊壁呈压迫而非浸润性生长，与脑干背侧界面清晰，肿瘤完整摘除，大小约3.5cm×4.0cm×4.5cm，脑干面光滑，保护完好（图7-2）。手术顺利，术中出血约300ml，输异体红细胞2单位，血浆200ml，安返ICU监护。

术后患儿状态好，神清语利、遵嘱活动。术后当晚头颅CT及术后1周头颅MRI显示肿瘤切除满意（图7-3）。病理回报：间变性室管膜瘤。免疫组化：GFAP（+），Olig-2（偶见+），

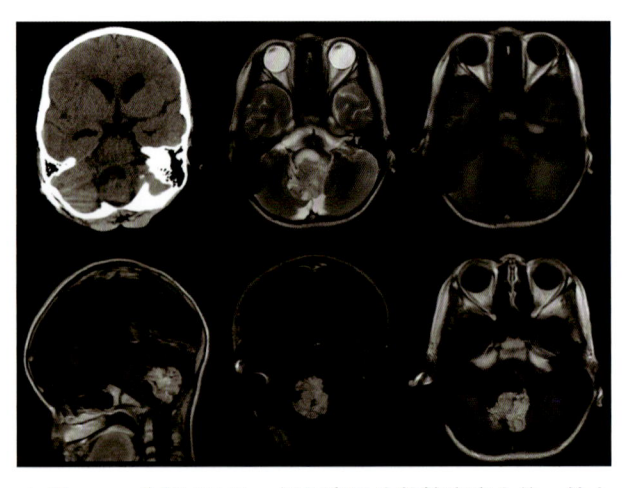

▲ 图7-1 头颅CT示：颅后窝团块状等密度占位，枕大孔拥挤，幕上脑积水；头颅MRI检查示：小脑蚓部、第四脑室、脑干背侧团块状囊实性混杂长T_1长T_2信号影，大小约4.0cm×3.3cm×4.0cm，边界清晰，病灶累及第四脑室正中孔及侧孔，下达枕大孔水平，延髓受压变扁。病灶实性部分明显强化，囊变区未见强化影。影像学初步诊断：室管膜瘤（？），髓母细胞瘤（？）

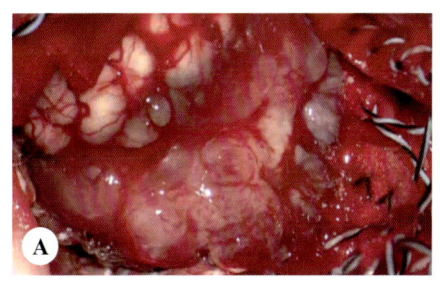

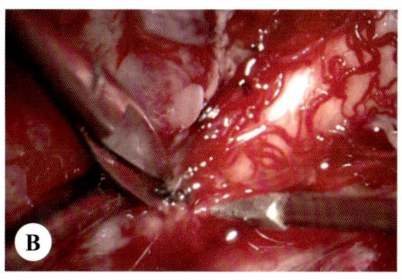

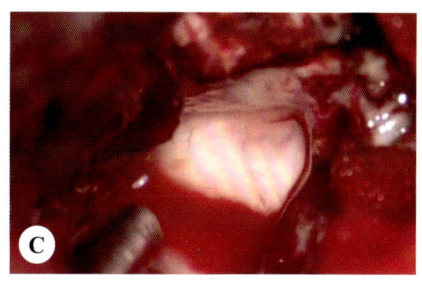

▲ 图 7-2 术中所见：A. 肿瘤色淡红、质软韧相间、烂鱼肉样，血供极其丰富；B. 锐性游离肿瘤腹侧与延髓背侧蛛网膜界面，脑干功能保护完好；C. 肿瘤腹侧囊性变，囊壁呈压迫而非浸润性生长，肿瘤完整摘除，脑干面光滑，保护完好

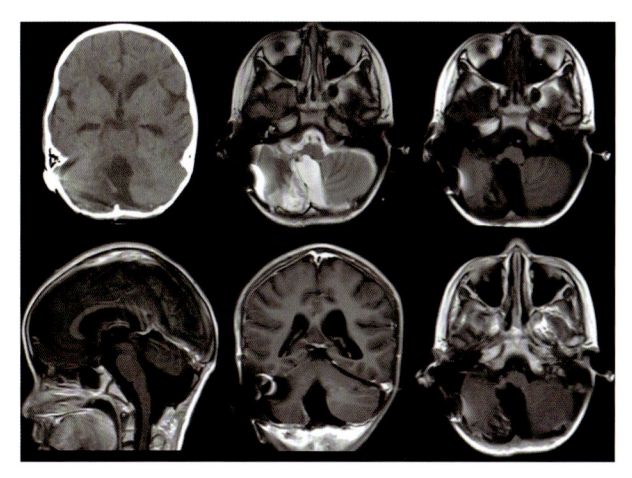

▲ 图 7-3 术后当晚头颅 CT 及术后 1 周头颅 MRI 显示肿瘤切除满意

H3K27me3（-），CXorf67（+），Ki-67（灶状 10%～30%）。整合诊断：颅后窝室管膜瘤（PFA 组，CNS WHO 3 级）。术后 20 天顺利出院（KPS：80 分），后续放疗并随访中。

【治疗体会】

儿童颅后窝肿瘤包括髓母细胞瘤、室管膜瘤、胶质瘤等。本例头颅 CT 呈等密度团块影，最常见的髓母细胞瘤基本可除外。瘤体腹侧囊性变，实体部分显著强化，应考虑延髓胶质瘤或延髓血网[2, 3]。本例查体，未见复视、面瘫、声音嘶哑、饮水发呛、肢体力弱等累及脑干的阳性体征，脑干胶质瘤可能性不大。MRI 强化扫描可见肿瘤部分呈桑葚样改变，第四脑室脉络丛乳头状瘤待除外[4]。本例最终证实间变性室管膜瘤，多少有些出乎意料。儿童颅后窝室管膜瘤较髓母细胞瘤、胶质瘤少见，多以实体为主，近半数伴有钙化，囊性变较幕上少见[5]。本例颅后窝囊实性占位，不伴钙化，未向第四脑室侧孔、中孔侵袭生长，均为颅后窝间变性室管膜瘤非典型表现，值得总结。

需要注意的是，在全科术前讨论会上，有年轻医生提出，既然本例颅后窝占位手术指征明确，确定手术入路即可，没必要纠结于确切诊断，术中打开不就知道了吗？这是一种错误思想，应该及时纠正。各位从医第一天起，诊断与鉴别诊断就是基本功，对后续治疗将起到决定性作用，怎么强调都不过分。第一，准确的术前诊断，可预判手术难度与手术风险，并制订相应的手术方案。本例若是脉络丛乳头状瘤，手术难度小、反应轻、预后好；若是延髓血网，务求全切，手术难度大、风险高，术后着重延髓灌注压突破的预防与管理；若是延髓胶质瘤，手术方案与延髓血网恰恰相反，不求全切，充分减压基础上严格保护脑干功能；若是髓母细胞瘤或是室管膜瘤，我们之前已反复强调，颅后窝室管膜瘤的手术难度大于髓母细胞瘤，特别是在后组脑神经的辨别与保护方面。第二，通过手术难度与手术风险的准确预判，充分进行围术期准备，如备血、脑干监测、经鼻插管、术后即刻行气管切开、ICU 病床及呼吸机准备等，做到万无一失。第三，手术风险的准确预判，可对患儿家长充分告知，家长要有充分思想准备，知情理解。切忌盲目乐观，术中可能出现重大偏差甚至意外情况发生，造成极大的被动。此时，全面而准确的术前诊断显得尤为重要。第四，我们曾把肠源性囊肿险些误诊为脑干胶质瘤（DIPG）[6]，它们的治疗方法大相径庭，经验教训值得深刻总结。因此，术前诊断一定要慎之又慎，力求准确、全面。

值得骄傲的是，天坛小儿神外是一支学术作风严谨、临床经验丰富的国家级专业队伍，每周一次的病例讨论，经60年传承保留至今，老中青三代专家会聚一堂，通过集体阅片与深入讨论，纠正了众多误诊与偏差，确保每一个病例的精准治疗，这正是天坛小儿神外历经半个多世纪人才辈出、长盛不衰的秘诀所在。

参考文献

[1] 宫剑. 宫剑 小儿神经外科手术笔记（1）[M]. 中国科学技术出版社, 2021: 110-114.

[2] 鱼博浪. 中枢神经系统CT和MR鉴别诊断（第3版）[M]. 陕西科学技术出版社, 2014: 612.

[3] 鱼博浪. 中枢神经系统CT和MR鉴别诊断（第3版）[M]. 陕西科学技术出版社, 2014: 352-361.

[4] 鱼博浪. 中枢神经系统CT和MR鉴别诊断（第3版）[M]. 陕西科学技术出版社, 2014: 352.

[5] 鱼博浪. 中枢神经系统CT和MR鉴别诊断（第3版）[M]. 陕西科学技术出版社, 2014: 345-351.

[6] 宫剑. 宫剑 小儿神经外科手术笔记（1）[M]. 中国科学技术出版社, 2021: 4-6.

病例48 当地医生建议放弃治疗的患儿如何起死回生：再谈术前诊断的重要性

【病例概述】

2021年10月接诊1例来自吉林的13个月龄男性患儿（身高：75cm，体重：11kg）。主诉：20天前因高热惊厥偶然发现颅内占位。当地医生初步诊断为恶性肿瘤伴卒中，请家长慎重考虑是否继续治疗。家长不愿放弃，遂来我院进一步诊治。门诊查体：神清、精神好，神经系统查体未见明显阳性体征；头颅CT示：左侧额顶叶囊实性混杂密度团块影，边界清晰，范围约45mm×39mm×30mm，周围见片状低密度影，左侧脑室受压。头颅MRI示：左侧额顶叶不规则混杂信号影，其内可见斑片状短T_1长T_2信号影、局部可见液平，DWI/ADC呈弥散受限信号，T_2像病灶边缘可见低信号环，大小约42mm×42mm×38mm，周围片状水肿信号影。MRA未见明显异常血管影。影像学初步诊断：左侧额顶叶占位，海绵状血管畸形伴出血（？）（图7-4）。

鉴于患儿一般状态好，临床表现与影像学特征明显不符，恶性肿瘤伴卒中的诊断应排后，首先应考虑海绵状血管瘤。鉴于病变反复出血、占位征及水肿明显，手术指征明确，完善术前检查，于2021年10月21日在全麻下行"左侧额颞顶开颅病变切除术"。硬膜剪开后脑组织张力中等，病变位于左侧角回、缘上回后上方，色灰红、质地软，与毗邻组织边界清晰、周围组织伴黄染，病变血供丰富、可见异常血管团，部分囊性变、内含黏稠暗红色陈旧血，锐性游离、病变全切，大小约3cm×4cm×5cm，周围脑组织保护完好（图7-5）。手术顺利，术中出血约60ml，未输血，术

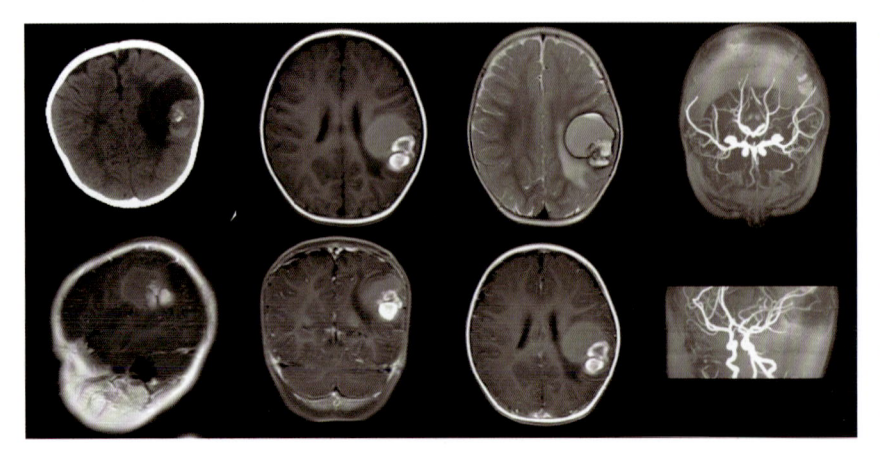

◀ 图7-4 头颅CT示：左侧额顶叶囊实性混杂密度团块影，边界清晰，范围约45mm×39mm×30mm，周围见片状低密度影，左侧脑室受压；头颅MRI示：左侧额顶叶不规则混杂信号影，其内可见斑片状短T_1长T_2信号影、局部可见液平，DWI/ADC呈弥散受限信号，T_2像病灶边缘可见低信号环，大小约42mm×42mm×38mm，周围片状水肿信号影。MRA未见明显异常血管影。影像学初步诊断：左侧额顶叶占位，海绵状血管畸形伴出血（？）

后安返病房监护。

术后患儿状态好，未见新增神经系统阳性体征。术后当晚头颅 CT 及术后 1 周头颅 MRI 显示病变切除满意（图 7-6）。病理回报：标本见多量血管、管壁厚薄不均，管腔大小不一、部分血管扩张，伴陈旧性出血钙化、泡沫细胞聚集，纤维结缔组织及小血管增生，血管畸形不能除外，请结合临床。最终临床诊断：海绵状血管瘤。术后 2 周顺利出院（KPS：90 分），临床治愈，随访中。

【治疗体会】

脑海绵状血管瘤（cerebral cavernous malformation CCM），也称"脑海绵状血管畸形"，是由密集的薄血管构成，缺乏动、静脉微观特征[1]。其典型的组织学表现是：大量窦状扩张的血管腔，管壁仅由单层内皮细胞组成，缺乏平滑肌与弹力纤维[2]。临床中 20%～50% 的海绵状血管瘤患者属于无症状偶然发现[3]；出现临床症状的患者中，30%～40% 合并出血、40%～70% 癫痫发作、10%～30% 头痛、35%～50% 局灶性神经功能缺失[4]。偶然发现者，出血风险极低（仅 0.08%）[5]；但一旦有出血史，再出血风险急剧增加（4.5%～23%）[6,7]。

本例患儿因高热惊厥偶然发现颅内占位合并出血卒中，当地医生首先考虑恶性肿瘤，也属情理之中。儿童颅内恶性肿瘤合并出血卒中比例较高：胶质母细胞瘤约为 36.4%[8]，间变室管膜瘤幕上为 47.9%～57%[9,10]（幕下约为 8.3%）[9]，髓母细胞瘤约为 9%[11]，AT/RT 约为 46%[12]。肿瘤合并卒中提示恶性程度高、进展快、预后差，因此当地医生建议放弃治疗。此时，联想到与此高度类似的病例（图 7-7），当地医生鉴于肿瘤卒中、占位征明显、中线移位，首先考虑恶性肿瘤，同样建议家长放弃治疗。

在此需要反思，此两例均属于幕上浅部肿瘤，手术难度不大、效果好、术后反应轻，即使是恶性肿瘤，我们之前也已明确阐述，儿童弥漫性高级别胶质瘤治疗效果远好于成人，应该积极外科治疗[13]，不应轻言放弃。手术目的为切除肿瘤，缓解颅压，挽救生命；明确病理；为后续放化疗打好基础。两位家长不约而同地选择进京来天坛寻求进一步治疗。在门诊看到两位患儿，直觉是不像恶性肿瘤患者，有以下原因：①患儿一般状态好，临床表现与影像学特征明显不符；②若为恶性肿瘤合并肿瘤卒中、瘤周水肿、中线

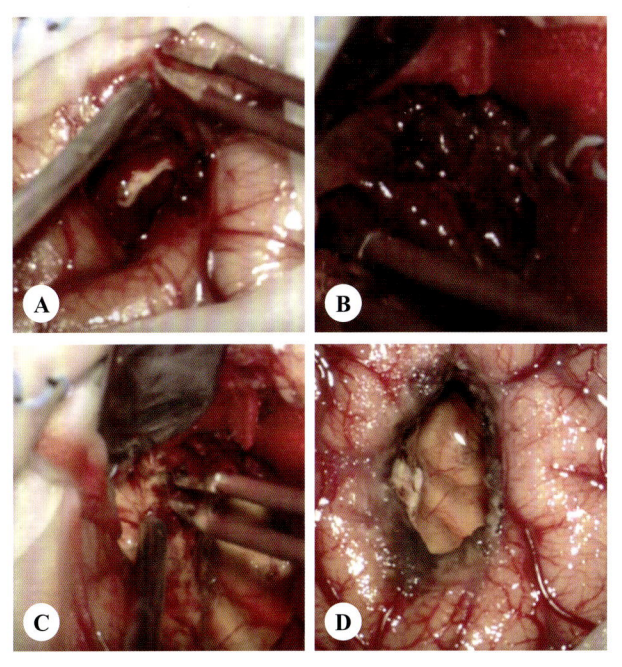

▲ 图 7-5 术中所见：A 和 B. 硬膜剪开后脑组织张力中等，病变位于左侧角回、缘上回后上方，色灰红、质地软，与毗邻组织边界清晰、周围组织伴黄染，病变血供丰富、可见异常血管团，部分囊性变、内含黏稠暗红色陈旧血；C 和 D. 手术顺利，病变全切，大小约 3cm×4cm×5cm，周围脑组织保护完好

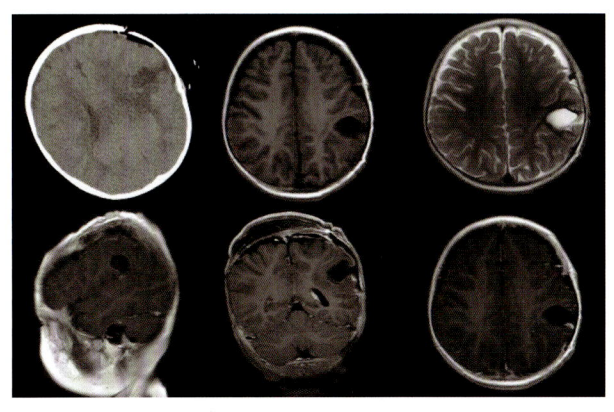

▲ 图 7-6 术后当晚头颅 CT 及术后 1 周头颅 MRI 显示病变切除满意

术前	
术后	

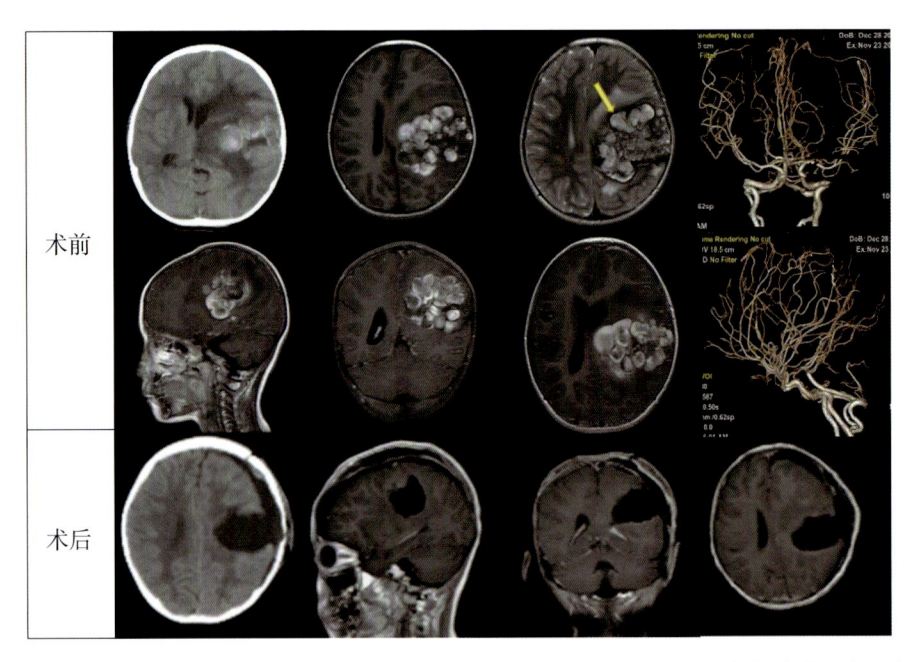

▲ 图 7-7　相似病例：2021 年 11 月接诊过 1 例来自河南 7 岁女性患儿。主诉：右侧肢体无力 1 个月余。当地医生初步诊断为颅内巨大恶性肿瘤伴卒中，因治疗效果不佳，建议放弃治疗，遂来我院寻求进一步诊疗。门诊查体示患儿一般情况好，仅右侧肢体力弱（Ⅳ级）。第一印象：患儿状态与影像学表现明显不符，良性病变可能性大。头颅 CT 示：左侧额、顶、基底节区可见混杂密度团块影，范围约 70mm×60mm，周围片状低密度影。头颅 MRI 示：左侧额顶基底节团块状异常信号，短 T_1 混杂 T_2，T_2/FLAIR 见多发低信号环，大小约 7.3cm×5.3cm×5.7cm，周围片状水肿信号影；CTA 未见明显血管异常。影像学初步诊断：左侧额顶基底节占位，海绵状血管瘤（？），生殖细胞瘤伴卒中（？）。于 2021 年 11 月 26 日行左额颞顶开颅肿瘤切除术，术中证实为海绵状血管瘤。术后恢复好，顺利出院，临床治愈，康复中

移位，患儿病情应持续恶化，出现头痛、呕吐，甚至嗜睡、昏迷等高颅压症状明显，而此两例均不符；③儿童颅内海绵状血管瘤 30%~40% 合并反复出血，多为偶然发现，即使少数急性起病，也会出现明显头痛等症状。随着时间推移，出血病灶由扩大转至吸收消退，临床症状逐渐减轻甚至消失[14]，与恶性肿瘤病情持续恶化明显不同。因此在诊断上，笔者倾向于海绵状血管瘤这一良性病变，建议积极手术治疗。

理论上，海绵状血管瘤因反复微出血引起的含铁血黄素沉积在磁共振 T_2 像呈现"含铁血黄素环"（病变周围低信号）这一特征性改变。梯度回声序列（T_2*/GRE）可以清晰显示因反复出血含铁血黄素累积形成的"爆米花外观"；磁敏感加权像（SWI）可以检测到非常微小的海绵状血管瘤，若表现为多发病变，可确切诊断。由于 7q、7p、3p 染色体上 CCM1、CCM2、CCM3 杂合突变，40%~60% 的患儿具有家族性显性遗传[15]。但是在临床实际工作中，反复出血的海绵状血管瘤有时很难与恶性肿瘤卒中相鉴别，特别是卒中合并瘤周水肿、中线移位等[16, 17]。此时，主诊医生丰富的临床经验显得尤为重要。此两例患者通过积极手术治疗，证实为良性病变，均已临床治愈。因此，儿童颅内肿瘤合并出血卒中，虽然恶性病变可能性大，但不要轻言放弃。主诊医师要意识到，若是海绵状血管瘤合并出血，手术全切可以治愈。因此，术前诊断极为关键。

参考文献

[1] Tomlinson FH, Houser OW, Scheithauer BW, et al. Angiographically occult vascular malformations: a correlative study of features on magnetic resonance imaging and histological examination [J]. Neurosurgery, 1994, 34(5): 792–9; discussion 799–800.

[2] 代梅，杜坚，张红梅等. 颅内海绵状血管瘤的诊断及治疗进展 [J]. 中国微侵袭神经外科杂志，2020, 25(04):187–189.

[3] Awad IA, Polster SP. Cavernous angiomas: deconstructing a neurosurgical disease [J]. J Neurosurg, 2019, 131(1): 1–13.

[4] Kumar A, Bhandari A, Goswami C. Surveying genetic variants and molecular phylogeny of cerebral cavernous malformation gene, CCM3/PDCD10 [J]. Biochem Biophys Res Commun, 2014, 455(1–2): 98–106.

[5] Moore SA, Brown RD, Jr. , Christianson T J, et al. Long-term natural history of incidentally discovered cavernous malformations in a single-center cohort [J]. J Neurosurg, 2014, 120(5): 1188–1192.

[6] Horne MA, Flemming KD, Su IC, et al. Clinical course of untreated cerebral cavernous malformations: a meta-analysis of individual patient data [J]. Lancet Neurol, 2016, 15(2): 166–173.

[7] Idicculla PS, Gurala D, Philipose J, et al. Cerebral Cavernous Malformations, Developmental Venous Anomaly, and Its Coexistence: A Review [J]. Eur Neurol, 2020, 83(4): 360–368.

[8] Chang YW, Yoon HK, Shin HJ, et al. MR imaging of glioblastoma in children: usefulness of diffusion/perfusion-weighted MRI and MR spectroscopy [J]. Pediatr Radiol, 2003, 33(12): 836–842.

[9] Kuai XP, Wang SY, Lu YP, et al. MRI Features of Intracranial Anaplastic Ependymomas: A Comparison of Supratentorial and Infratentorial Lesions [J]. Front Oncol, 2020, 10: 1063.

[10] Choi JY, Chang KH, Yu IK, et al. Intracranial and spinal ependymomas: review of MR images in 61 patients [J]. Korean journal of radiology, 2002, 3(4): 219–228.

[11] Dasgupta A, Gupta T, Pungavkar S, et al. Nomograms based on preoperative multiparametric magnetic resonance imaging for prediction of molecular subgrouping in medulloblastoma: results from a radiogenomics study of 111 patients [J]. Neuro Oncol, 2019, 21(1): 115–124.

[12] Parmar H, Hawkins C, Bouffet E, et al. Imaging findings in primary intracranial atypical teratoid/rhabdoid tumors [J]. Pediatr Radiol, 2006, 36(2): 126–132.

[13] 天坛小儿神外宫剑教授访谈：儿童型弥漫性高级别胶质瘤的解读与天坛诊疗策略神外资讯. 北京天坛医院小儿神经外科公众号 . https://mp.weixin.qq.com/s/oOAnwrDkF21-Nj6-jqpg2Q.

[14] Taslimi S, Ku J C, Modabbernia A, et al. Hemorrhage, Seizures, and Dynamic Changes of Familial versus Nonfamilial Cavernous Malformation: Systematic Review and Meta-analysis [J]. World Neurosurg, 2019, 126: 241–246.

[15] Dalyai RT, Ghobrial G, Awad I, et al. Management of incidental cavernous malformations: a review [J]. Neurosurg Focus, 2011, 31(6): e5.

[16] Van Lindert EJ, Tan TC, Grotenhuis JA, et al. Giant cavernous hemangiomas: report of three cases [J]. Neurosurg Rev, 2007, 30(1): 83–92; discussion 92.

[17] Lawton MT, Vates GE, Quinones-Hinojosa A, et al. Giant infiltrative cavernous malformation: clinical presentation, intervention, and genetic analysis: case report [J]. Neurosurgery, 2004, 55(4): 979–980.

病例 49　儿童颅内肿瘤放化疗期间要有高水平的手术团队做保障

【病例概述】

2021年9月接诊1例来自河北的9岁男性患儿（身高：150cm，体重：49kg）。主诉：间断性头痛半个月余，加重4天。患儿半个月前无明显诱因出现头部钝痛，近4天加重，伴恶心及呕吐，外院检查发现颅内占位，遂来我院就诊。1天前患儿突发意识丧失、四肢抽搐，于我院急诊抢救，行脱水、抗癫痫治疗。急诊头颅CT示：松果体区占位，混杂密度伴钙化，梗阻性脑积水。急行左侧脑室－腹腔分流术，术后患儿神清、头痛缓解，状态明显好转。行头颅MRI检查显示：第三脑室后部团块状长T_1混杂T_2信号影，部分囊性变，实性部分强化明显，大小约24mm×24mm×23mm。影像学初步诊断：生殖细胞瘤（？）。血清学AFP（－）、HCG（－）、肿瘤标志物（－）。患儿一般状态好，鉴于近青春期男性。患儿松果体区肿瘤、生殖细胞瘤待除外，先行诊断性放疗（每次0.8Gy，连续3次）。诊断性放疗后第3周，患儿出现双眼上视受限，复查头颅CT/MRI显示肿瘤明显增大（图7-8）。

鉴于诊放后瘤体迅速增大，生殖细胞瘤可除外，手术指征明确，完善术前检查，于2021年10月13日全麻下行"右额经胼胝体－穹窿间入路肿瘤切除术"。术中见肿瘤充满第三脑室，包膜完整，色灰红、质地脆韧，血供中等，大小约36mm×32mm×25mm，多囊性、内含黄色清亮囊液及散在颗粒样钙化。电磁刀分块切除肿瘤，最后处理肿瘤基底，与大脑大静脉粘连紧密，锐性游离，肿瘤镜下全切，导水管上口清晰显露，中脑、双侧丘脑保护完好（图7-9）。手术顺利，术中出血约300ml，输异体红细胞1单位，血浆100ml，术后安返ICU监护。

患儿术后状态好，神清语利，遵嘱活动，双眼上视受限明显好转。术后当晚头颅CT及术后1周头颅MRI显示肿瘤切除满意（图7-10）。病理回报：畸胎瘤，未见原始神经外胚层成分及胚胎样间叶组织。免疫组化：CK（上皮＋），AFP（－），OCT3/4（－），Ki-67（散在＋），HCG（－）。整合诊断：成熟型畸胎瘤。术后2周顺利出院（KPS：90分），无须放化疗，随访中。

【治疗体会】

本例近青春期男性患儿，松果体区占位，血清肿瘤标志物（−），生殖细胞瘤待除外。依据天坛小儿神外诊疗规范，先行诊断性放射治疗[1]。若是纯生殖细胞瘤，短时间内瘤体可迅速缩小，为后续化放疗奠定基础；若是混合性生殖细胞瘤或非生殖类肿瘤，瘤体部分缩小或不缩小，则转入手术治疗。但本例诊断性放射治疗后，瘤体不缩反增（纯生殖细胞瘤可除外），病情急剧恶化，需要急诊手术挽救生命，此种情况相对少见，治疗过程值得总结：①本例先行诊断性放疗（每次0.8Gy，连续3次，观察1个月后瘤体变化），治疗规范。②儿童脑肿瘤在放化疗期间，必须有手术团队全程保障，及时应对各种突发事件。不同于髓母细胞瘤、室管膜瘤是肿瘤切除后再行放化疗，即使突发脑积水，及时手术易于干预；儿童生殖类肿瘤是在肿瘤切除前施行诊断性放疗或新辅助化疗，治疗期间可能出现肿瘤急剧增大、卒中，患儿突发昏迷、去大脑强直，需要紧急抢救。此时患儿状态差、手术难度大，可以说是仓促应战，对主刀医生及手术团队要求极高，需要极为丰富的经验才能应对如此危及的局面。单纯靠肿瘤内科医生而没有成熟的外科团队做保障，凶险异常。③生殖细胞肿瘤放化疗期间体积突发增大，原因包括肿瘤卒中、肿瘤进展、生长性畸胎瘤综合征等。生殖细胞肿瘤发生卒中并不少见（约14.5%），最常见的是混合性生殖细胞瘤（47%）、纯生殖细胞瘤（约41%）[2, 3]；约20%的生殖细胞肿瘤放化疗后出现肿瘤进展[4]，表现为体积增大，肿瘤标志物升高；本例肿瘤标志物（−），诊放后瘤体迅速增大，应考虑生长性畸胎瘤综合征（growing teratoma syndrome）[5]。该综合征由美国得克萨斯

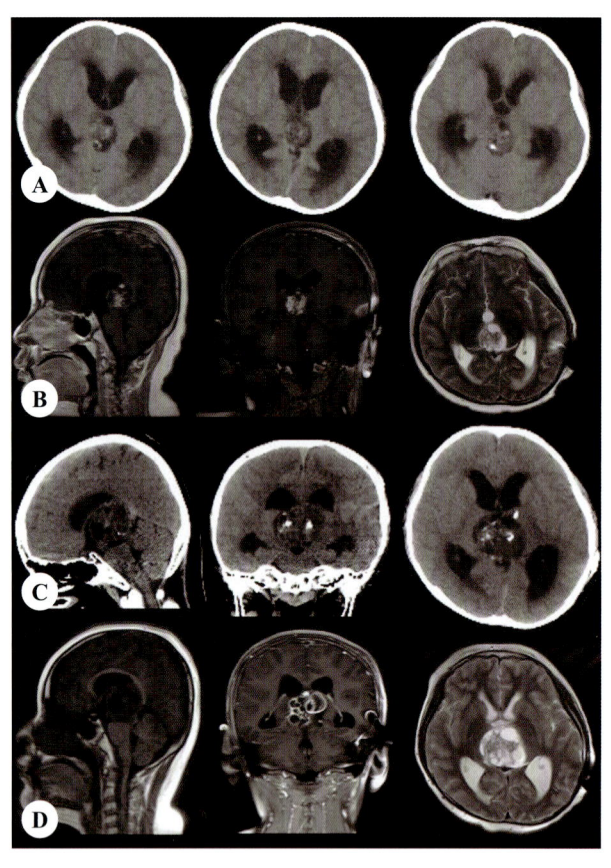

▲ 图 7-8 患者影像资料：A. 急诊头颅 CT 示松果体区占位，混杂密度伴钙化，梗阻性脑积水；B. 头颅 MRI 示第三脑室后部团块状长 T_1 混杂 T_2 信号影，部分囊性变，实性部分强化明显，大小约 24mm×24mm×23mm。影像学初步诊断：生殖细胞瘤（?）；C 和 D. 诊断性放疗 3 周后，瘤体明显增大，多囊性蜂窝样改变，大小约 36mm×32mm×25mm

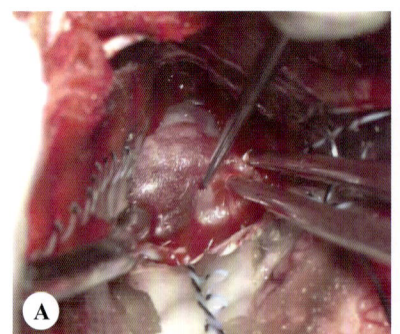

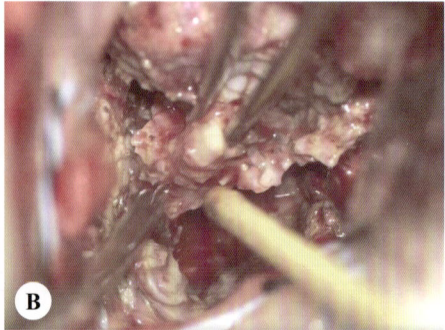

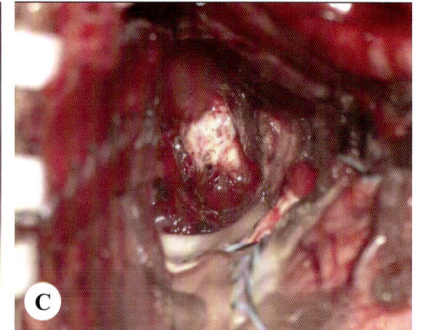

▲ 图 7-9 术中所见：A. 肿瘤充满第三脑室，包膜完整，色灰红、质地脆韧，血供中等；B. 瘤体呈多囊性、内含黄色清亮囊液及散在颗粒样钙化，分块切除；C. 肿瘤镜下全切，导水管上口清晰显露，中脑、双侧丘脑保护完好

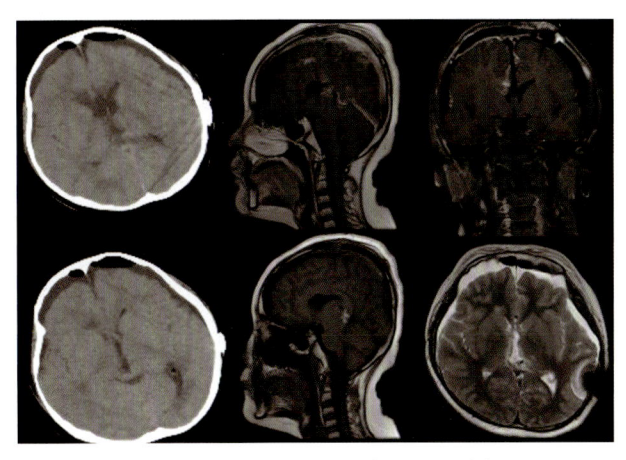

▲ 图 7-10 术后当晚头颅 CT 及术后 1 周头颅 MRI 显示肿瘤切除满意

安德森癌症中心 LOGOTHETIS 等首先提出[6]，报道 1 例混合性生殖细胞瘤放化疗后，肿瘤标志物降低，但含有畸胎瘤成分的瘤体迅速增大[7]。日本东北大学 Kanamori 等分析了生长性畸胎瘤综合征患者的术后病理，主要成分为成熟畸胎瘤组织及囊性纤维组织[8]。综合征的成因是放化疗诱导肿瘤细胞变性，形成大小不一的囊腔，体积迅速变大[9]。本例诊断性放疗后，肿瘤迅速出现多囊性蜂窝样改变，瘤体迅速增大；术中见肿瘤假包膜形成，瘤内大量囊性纤维组织，符合生长性畸胎瘤综合征病理表现。一旦放化疗期间出现生长性畸胎瘤综合征，及时手术切除是唯一的治疗手段[10, 11]。成熟畸胎瘤患者，若能手术全切，无须放化疗，治疗效果好（如本例）；混合性生殖细胞瘤患者，手术全切结合放化疗，5 年生存率高达 94%[11]。因此，高水平手术团队的有力保障，是应对儿童脑肿瘤放化疗期间各种突发情况的关键。

参考文献

[1] 宫剑. 小儿神经外科手术笔记 1[M]. 北京：中国科学技术出版社，2021: 115-121.
[2] Lv XF, Qiu YW, Zhang XL, et al. Primary intracranial choriocarcinoma: MR imaging findings [J]. AJNR Am J Neuroradiol, 2010, 31 (10): 1994-1998.
[3] Wang Y, Zou L, Gao B. Intracranial germinoma: clinical and MRI findings in 56 patients [J]. Childs Nerv Syst, 2010, 26 (12): 1773-1777.
[4] Fosså SD, Stenning SP, Gerl A, et al. Prognostic factors in patients progressing after cisplatin-based chemotherapy for malignant non-seminomatous germ cell tumours [J]. British Journal of Cancer, 1999, 80 (9): 1392-1399.
[5] Rashdan S, Einhorn LH. Salvage Therapy for Patients With Germ Cell Tumor [J]. Journal of Oncology Practice, 2016, 12 (5): 437-443.
[6] Logothetis CJ, Samuels ML, Trindade A, et al. The growing teratoma syndrome [J]. Cancer, 1982, 50 (8): 1629-1635.
[7] Kim CY, Choi JW, Lee JY, et al. Intracranial growing teratoma syndrome: clinical characteristics and treatment strategy [J]. J Neurooncol, 2011, 101 (1): 109-115.
[8] Kanamori M, Kumabe T, Watanabe M, et al. Indications for salvage surgery during treatment for intracranial germ cell tumors [J]. J Neurooncol, 2018, 138 (3): 601-607.
[9] Oya S, Saito A, Okano A, et al. The pathogenesis of intracranial growing teratoma syndrome: proliferation of tumor cells or formation of multiple expanding cysts? Two case reports and review of the literature [J]. Childs Nerv Syst, 2014, 30 (8): 1455-1461.
[10] Khoo B, Ramakonar HH, Robbins P, et al. Intracranial monodermal teratoma presenting with growing teratoma syndrome [J]. J Surg Case Rep, 2017, 2017 (5): rjx038.
[11] Michaiel G, Strother D, Gottardo N, et al. Intracranial growing teratoma syndrome (iGTS): an international case series and review of the literature [J]. J Neurooncol, 2020, 147 (3): 721-730.

病例 50　突入第四脑室侧隐窝的儿童髓母细胞瘤与室管膜瘤手术异同之体会

【病例概述】

2021 年 5 月接诊 1 例来自山西的 6 岁男性患儿（身高：124cm；体重：23kg）。主诉：间断性恶心呕吐 2 个月，头右偏 1 个月、头痛 1 周。患儿近 2 个月无明显诱因出现间断性恶心呕吐，近 1 个月间断性头颈右偏，近 1 周头痛渐进性加重。当地医院检查提示颅后窝占位、脑积水，遂来我院就诊。门诊查体示：神清语利，遵嘱活动，耸肩及转颈有力，四肢肌力、肌张力正常，共济 Romberg 征（+）。头颅 CT 示：颅后窝中线区团块状混杂密度影，内含钙化，大小约 45mm×55mm，幕上脑积水伴室旁水肿，枕大孔区结构拥挤。头颅 MRI 示：第四脑室及小脑蚓部区团块状等 T_1 等 T_2 信号影，内含不规则囊腔，大小约 56mm×45mm×49mm，不均匀强化，幕上脑积水伴室旁水肿。初步诊断：髓母细胞瘤，梗阻性脑积水（图7-11）。

鉴于患儿髓母细胞瘤合并梗阻性脑积水诊断明确，依据天坛小儿神外诊疗规范[1]，先行脑室-腹腔分流术缓解颅压，再于2021年6月2日在全麻下行"后正中入路肿瘤切除术"。术中见瘤体巨大，色红质韧，血供丰富，瘤体下极血供主要来源于右侧小脑后下动脉蚓支。予以电凝切断，肿瘤出血明显减少。继而抬起肿瘤下极，瘤体与脑干背侧中线处无粘连，但两侧桥臂粘连极为紧密，锐性游离。瘤体沿左侧隐窝突入颈静脉孔区，表面被覆厚韧硬壳，硬壳下内容物典型烂鱼肉样，色灰质软，血供较丰富（图7-12）。先将肿瘤主体大部切除，脑干背侧保护完好；继而处理侧隐窝硬壳内肿瘤；最后游离硬壳，见左侧后组脑神经位于硬壳外，粘连紧密，仔细锐性游离，瘤壁硬壳近全剥离。左侧后组脑神经保护完好，电生理监测显示脑干、神经功能正常。手术顺利，肿瘤近全切除，术中出血200ml，输注红细胞1单位，术后返回ICU监护。

术后患儿状态好，神清可语，无声音嘶哑、呛咳反射及吞咽正常。术后当晚头颅CT及术后1周头颅MRI显示肿瘤切除满意（图7-13）。术后病理回报：髓母细胞瘤（促纤维增生/结节型）；分子分型：SHH-TP53野生型。术后2周顺利无新增神经系统阳性体征，顺利出院（KPS：70分），依据天坛医院诊疗规范[2]，继续行辅助治疗。

【治疗体会】

髓母细胞瘤（medulloblastoma，MB）是起源于小脑蚓部的儿童常见肿瘤，约占儿童颅内肿瘤30%，人群年发病率1.5/10万，14岁以下多见，

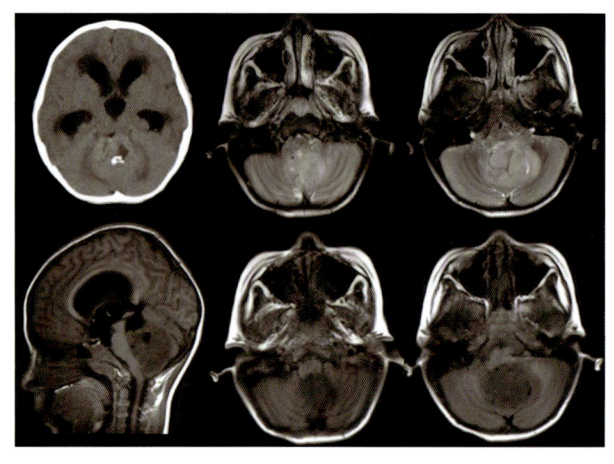

▲ 图7-11 头颅CT示：颅后窝中线区团块状混杂密度影，内含钙化，大小约45mm×55mm，幕上脑积水伴室旁水肿，枕大孔区结构拥挤；头颅MRI示：第四脑室及小脑蚓部团块状等T_1等T_2信号影，内含不规则囊腔，大小约56mm×45mm×49mm，不均匀强化，幕上脑积水伴室旁水肿。初步诊断：髓母细胞瘤，梗阻性脑积水

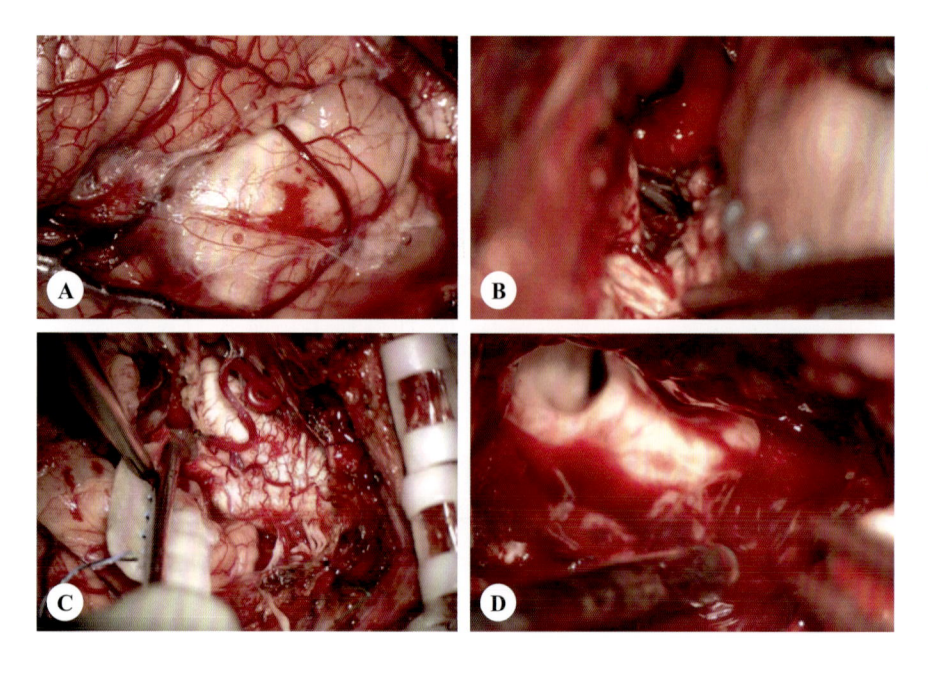

◀ 图7-12 术中所见：A. 瘤体巨大，色红质韧、血供丰富；B. 瘤体沿左侧隐窝突入颈静脉孔区，与后组脑神经粘连紧密；C. 瘤壁硬壳近全剥离，左侧后组脑神经、延颈髓背侧保护完好；D. 肿瘤切除满意，减压充分

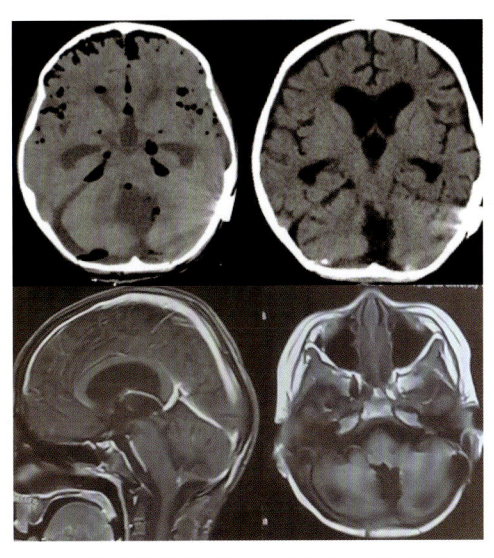

▲ 图 7–13 术后当晚头颅 CT（左上）及术后 1 周头颅 CT/MRI 显示肿瘤切除满意

男女比例约 2∶1，我国每年新发病例 6000~7000 例[3, 4]，是严重威胁广大儿童生命健康的中枢神经系统恶性肿瘤。髓母细胞瘤起源于小脑蚓部并突入第四脑室，主体位于中线部位，部分瘤体突入侧隐窝，甚至侵袭后组脑神经[5]。Kumar 曾统计约 6% 的髓母细胞瘤侵犯侧隐窝[6]，较单纯位于中线的肿瘤，手术难度明显增加。

事实上，儿童颅后窝肿瘤，最容易突入侧隐窝、甚至包绕脑干的是室管膜瘤。根据 DNA 甲基化图谱分型，PFA 型的室管膜瘤大部分起源于第四脑室外侧隐窝[7]，约 15% 通过侧孔延伸至颈静脉孔区，约 60% 通过中孔延伸至枕骨大孔区[8]。髓母细胞瘤可以突入侧隐窝，但很少包绕脑干。WNT 亚型多起源于中线，SHH 型小部分起源于小脑半球[9]。因此，通过第四脑室侧孔向颈静脉孔区侵犯并非髓母细胞瘤典型表现，仅偶有报道，包绕脑干的髓母细胞瘤则未见文献报道[10]。

对于突入侧隐窝、侵犯后组脑神经甚至包绕脑干的颅后窝肿瘤，笔者通常选择侧俯卧位、后正中一侧拐入路，肿瘤侵犯哪侧，手术切口就拐向哪侧，以增加显露。术中脑干脑神经电生理监测至关重要，是手术成败的前提条件。至于同样是侵犯侧隐窝的髓母细胞瘤与室管膜瘤，手术有何异同呢？

笔者体会

1. 髓母细胞瘤主体生长方向位于中线，即使侧方突入侧隐窝、甚至达到颈静脉孔区，对后组脑神经也多呈挤压式生长，期间有明显蛛网膜分隔。关键点是仔细辨别此蛛网膜层、少用双极，通过锐性游离将肿瘤牵开并妥善保护后组脑神经。少数情况，髓母细胞瘤呈异质性，包膜坚韧、如硬壳般与神经粘连紧密，内容物则成烂鱼肉样，血供丰富。此时，切不可强行剥离后组脑神经与硬壳状肿瘤包膜，宁可留此硬壳，也不要造成不可逆的神经甚至脑干功能损伤。髓母细胞瘤对放疗高度敏感，即使少量残留，也可放疗后消失。因此，髓母细胞瘤的手术要点，是在保证安全的前提下最大范围的切除肿瘤，着力避免重要神经及脑干的损伤[5]。

2. 室管膜瘤较髓母细胞瘤质地软，多沿第四脑室中孔、侧孔呈侵袭性生长，包绕一侧、双侧后粗脑神经，甚至单侧或双侧包绕脑干。室管膜瘤对后组脑神经多呈侵袭性生长，甚至肿瘤与神经间失去蛛网膜界面，即肿瘤与神经混杂生长。因此，行肿瘤囊内减压时，要特别注意后组脑神经的保护。最好从颈静脉孔端清晰显露后组脑神经后，沿神经走行在瘤内仔细辨别、妥善保护。此时，脑干及脑神经电生理监测起到重要的提示作用。室管膜瘤同样呈显著的异质性：多数情况瘤体色灰质软、血供中等，吸引器配合显微剪易将瘤体从神经簇间、脑干侧方吸除并锐性游离；但少数情况下，瘤体色红质韧、血供丰富，与后组脑神经相交织、高度粘连，此时需仔细辨别脑神经及脑干并妥善保护。需要指出，室管膜瘤对放疗不敏感，因此术者要展示足够的耐心与细心，在电生理监测提示下，尽量全切肿瘤并保证脑干及脑神经功能完好。若脑干及后组脑神经功能受损，术后尽早气管切开，应是明智的选择[11]。

参考文献

[1] 宫剑. 小儿神经外科手术笔记（1）[M]. 北京：中国科学技术

出版社, 2021: 110–114.
- [2] 宫剑. 小儿神经外科手术笔记1 [M]. 北京：中国科学技术出版社, 2021: 141–148
- [3] Quinlan A, Rizzolo D. Understanding medulloblastoma [J]. Jaapa, 2017, 30(10): 30–36.
- [4] Zhang ZY, Xu J, Ren Y, et al. Medulloblastoma in China: clinicopathologic analyses of SHH, WNT, and non-SHH/WNT molecular subgroups reveal different therapeutic responses to adjuvant chemotherapy [J]. PLoS One, 2014, 9(6): e99490.
- [5] 罗世祺. 儿童神经系统肿瘤 [M]. 北京：北京大学医学出版社, 2006: 52–83.
- [6] Kumar R, Achari G, Mishra A, et al. Medulloblastomas of the cerebellopontine angle [J]. Neurol India, 2001, 49(4): 380–383.
- [7] Poretti A, Meoded A, Huisman TA. Neuroimaging of pediatric posterior fossa tumors including review of the literature [J]. J Magn Reson Imaging, 2012, 35(1): 32–47.
- [8] Smyth MD, Horn BN, Russo C, et al. Intracranial ependymomas of childhood: current management strategies [J]. Pediatr Neurosurg, 2000, 33(3): 138–150.
- [9] Teo WY, Shen J, Su JM, et al. Implications of tumor location on subtypes of medulloblastoma [J]. Pediatr Blood Cancer, 2013, 60(9): 1408–1410.
- [10] Eran A, Ozturk A, Aygun N, et al. Medulloblastoma: atypical CT and MRI findings in children [J]. Pediatr Radiol, 2010, 40(7): 1254–1262.
- [11] 罗世祺. 儿童神经系统肿瘤 [M]. 北京：北京大学医学出版社, 2006: 99–117.

下篇 神外新媒体访谈

第8章 儿童型弥漫性高级别胶质瘤的解读与天坛诊疗策略

国际权威杂志 Neuro-Oncology 于 2021 年 6 月发布了第 5 版 WHO 中枢神经系统（central nervous system，CNS）肿瘤分类，脑胶质瘤部分发生了巨大变化。为此，神外资讯专访了北京天坛医院小儿神经外科主任宫剑教授，请他对此变化进行解读并介绍天坛诊疗策略。

1. 请您解读一下新版WHO（2021）中枢神经系统（CNS）肿瘤分类中脑胶质瘤分类的变化？

新版 WHO 中枢神经系统（CNS）肿瘤分类的特点，是将组织病理与基因变异检测结果紧密结合，与 2016 第 4 版相比，在脑胶质瘤方面变动较大：第一，首次将成人胶质瘤与儿童胶质瘤分开，明确提出这是两种疾病，有着不同的分子变异特征；第二，首次提出了儿童型弥漫性低级别/高级别胶质瘤的概念，其中儿童型弥漫性高级别胶质瘤（diffuse high-grade glioma，DHGG）由于起病急、进展快、治疗复杂、预后差，本次访谈将着重讨论。

根据新版分类，儿童型 DHGG 分为 6 个亚型（表 8-1），包括：①儿童型弥漫性中线胶质瘤，伴 *H3K27* 改变 [diffuse midline glioma（DMG），H3K27-alterd]；②儿童型弥漫性半球胶质瘤，*H3G34* 突变型 [diffuse hemispheric glioma（DHG），H3G34-mutant]；③儿童型弥漫性高级别胶质瘤，*H3* 及 *IDH* 野生型（pediatric-type DHGG，H3-wildtype and IDH-wildtype）；④婴儿型半球胶质瘤（infant-type hemispheric glioma，IHG）；⑤儿童型弥漫性高级别胶质瘤，NOS 型（not otherwise specified）；⑥儿童型弥漫性高级别胶质瘤，NEC 型（not elsewhere classified）。除了 DMG 伴 H3K27 改变已在第 4 版中出现，其他 5 种亚型均为首次提出。

传统意义上的 CNS 肿瘤分级是基于组织病理

特征，而新版则根据基因变异进行肿瘤分级并指导后续治疗[1]。因此，即使组织形态上表现为低级别胶质瘤，若存在预后不良的基因改变，最终会归为高级别胶质瘤。因此，新版肿瘤分级，不再局限于组织病理，更优先考虑分子病理。

表 8-1　2021 WHO CNS 分类中儿童型 DHGG 的具体分型及分子特征

肿瘤分型	基因/分子变异特征
儿童型弥漫性中线胶质瘤，伴 H3K27 改变	H3K27 改变，TP53 突变，ACVR1 突变，PDGFRA 扩增，EGFR 扩增，EZHIP 过表达
儿童型弥漫性半球胶质瘤，H3G34 突变型	H3G34 突变，TP53 突变，ATRX 突变
儿童型弥漫性高级别胶质瘤，H3 及 IDH 野生型	H3 野生，IDH 野生，PDGFRA 扩增，MYCN 扩增，EGFR 扩增
婴儿型半球胶质瘤	NTRK1/2/3 融合，ALK 融合，ROS 融合，MET 融合
儿童型弥漫性高级别胶质瘤，NOS	非特指（未行相关检测）
儿童型弥漫性高级别胶质瘤，NEC	未分类（检测后无法进行相应分类）

2. 关于脑胶质母细胞瘤（GBM），新版 CNS 肿瘤分类仅保留成人型，取消了儿童型 GBM 这一概念，您是如何解读的？

新版 CNS 肿瘤分类，儿童患者不再使用"胶质母细胞瘤（glioblastoma，GBM）"这一概念，仅在成人中保留，这是因为儿童 GBM 与成人 GBM 无论在基因变异还是治疗效果上完全不同，儿童型 GBM 预后好于成人型[2-4]。第 4 版（2016）中的儿童胶质母细胞瘤（GBM，WHO Ⅳ级）和儿童弥漫性中线胶质瘤（DMG，WHO Ⅳ级）都归属于第 5 版（2021）中的儿童型弥漫性高级别胶质瘤（DHGG，WHO 4 级）。由于儿童型 DHGG 为全新概念，至撰写时只应用了 2 个月，本文进行回顾分析时，将继续沿用儿童型 GBM 这一名称，请广大读者理解。

具体而言，儿童型 GBM 与成人型 GBM 有何不同呢？

（1）流行病学：成人 GBM 占脑胶质瘤 54%、原发性颅内恶性肿瘤 48%[5]，确诊中位年龄 64 岁，75—84 岁达高峰[6]；欧美人种年发病率约 3.19/10 万[6]，远高于亚洲人种 0.59/10 万[7]。儿童 GBM 临床少见，年发病率仅为（0.02~0.12）/10 万[8-10]，仅占儿童颅内肿瘤 3%[11]，儿童型胶质瘤 15%[10]。平均发病年龄 8—13 岁[2, 11]，男性多于女性[12]。

（2）临床特征：儿童由于表述差，首发症状常为哭闹、易激惹，而癫痫发生率较成人低[13]，若出现神经功能障碍（如肢体活动障碍、失语、视力视野障碍等），常提示预后较差[14]。儿童 GBM 具有高侵袭性，但部位局限，较少软膜播散[3, 15]，更少向颅外转移[16]。儿童 GBM 最常见于脑干，其次位于幕上，30%~50% 位于大脑半球，仅 1%~2% 位于小脑半球[4, 17, 18]，而成人 GBM 最常见于大脑半球[5]。由于儿童型脑干 GBM 位置特殊，预后极差，不在本文讨论之列。北京天坛医院作为国内最大的儿童脑胶质瘤诊疗中心，我们对近百例儿童 GBM 术前影像进行分析，发现儿童幕上 GBM 影像学特点表现为 3 种类型：①Ⅰ型，瘤体显著环形强化伴中心坏死，瘤周水肿明显，与成人 GBM 相似（图 8-1 A）。②Ⅱ型，瘤体边界清晰、均匀强化、瘤周水肿不明显，特别是儿童丘脑 GBM，与儿童丘脑毛细胞型星形细胞瘤类似，而与成人丘脑 GBM 影像学差异明显（图 8-1 B）。美国洛杉矶儿童医院也证实，儿童丘脑高级别胶质瘤较少表现出大片瘤周水肿及坏死的情况[19]，术前诊断高级别胶质瘤较为困难[20]。③Ⅲ型，肿瘤边界不清，存在瘤周水肿，无明显强化，CT 甚至提示存在钙化，与儿童低级别胶质瘤易混淆，与成人 GBM 影像差异明显（图 8-1 C）。

（3）分子特征：儿童 GBM 与成人 GBM 预后如此不同，是因为两类肿瘤具有不同的基因组学和表观遗传学特性。从新版 WHO 分类可以看出，这两类肿瘤在分子水平上是不同的实体[10, 21]：儿童 IDH1/2 突变、PTEN 缺失、EGFR 扩增及 VEGF 表达等较成人少见；TP53 突变、BRAFV600E 突变、组蛋白变异、PDGFR 扩增等较成人多见[22-29]，两

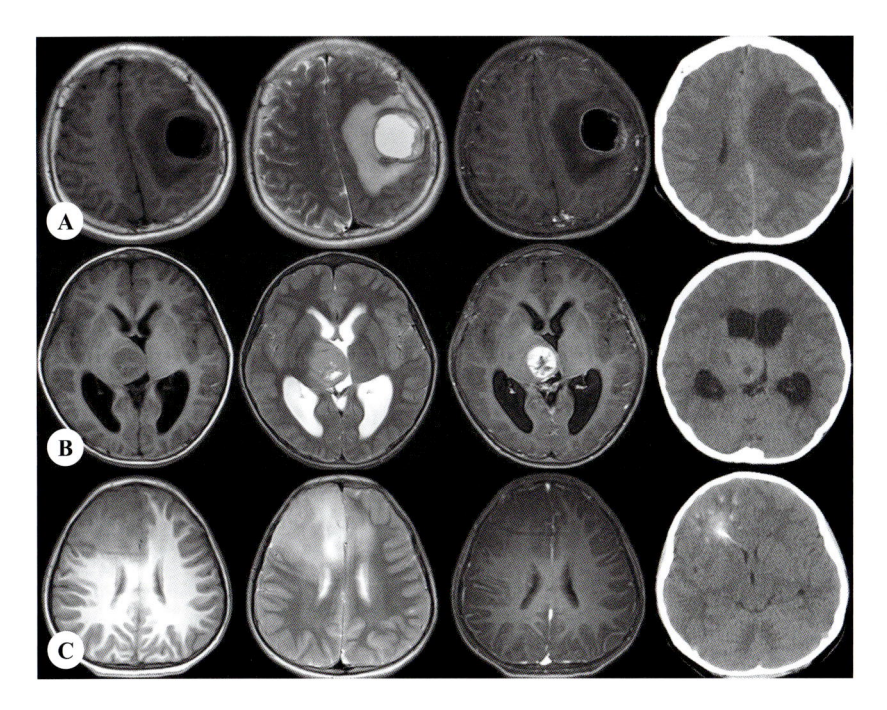

◀ 图 8-1 儿童幕上 GBM 的影像学特点：A. Ⅰ型；B. Ⅱ型；C. Ⅲ型

者具体差异及临床意义见表 8-2。

(4) 预后：儿童 GBM 治疗效果好于成人。近年来，国内外在标准治疗——手术切除 + 放疗 + 替莫唑胺（TMZ）治疗的基础上，应用诸多全新治疗方式，成人 GBM 预后仍然较差[30-33]：1 年生存率约 41.4%，5 年生存率约 5.8%[34]，无进展生存期（PFS）约 3.2 个月，总生存期（OS）约 13.6 个月[35]；与此对照，北京天坛医院小儿神经外科近 10 年 16 岁以下经过标准治疗临床资料完备的 65 例 GBM 患儿，1 年生存率 61.5%，2 年生存率为 32.3%，5 年生存率为 12.3%，总生存期（OS）达 24.3 个月，远好于成人，治疗效果与国际著名儿童神经医学中心基本一致（表 8-3），达到世界先进水平。

我们的研究还显示，儿童 GBM 男性预后好于女性，两者生存期有明显差异（31 个月 vs. 13 个月）；3 岁以上 GBM 患儿的预后好于 3 岁以下的幼儿，应该与术后及时放疗有关。值得关注的是，新版 WHO CNS 分类，儿童型 DHGG 推出了婴儿型半球胶质瘤这一新概念，此类型中 *IDH1/2* 突变、*H3* 突变及 *EGFR* 扩增少见，预后较好，若存在 *NTRK* 融合基因，有研究推荐使用 TRK 抑制药进行靶向治疗[39]。据此，颠覆了我们传统观念，部分婴幼儿高级别胶质瘤也应积极治疗，其内在分子机制值得深入探讨。

综上所述，儿童 GBM 与成人 GBM 在流行病学、临床特征、分子特征及治疗效果上存在显著不同。因此，新版 WHO CNS 肿瘤分类，脑胶质瘤分为成人型与儿童型，成人型仍保留胶质母细胞瘤（GBM）这一概念；而儿童型推出了 DHGG 这一全新概念，并在分子水平进行概念区分。

3. 国际国内针对儿童弥漫性高级别胶质瘤的规范化治疗是什么？有什么新进展？

成人 GBM 的诊疗规范，国际上首推美国国立综合癌症网络（National Compre-hensive Cancer Network，NCCN）、美国癌症协会（American Cancer Society，ACS）制订的诊疗指南，简言之，对于成人 GBM 患者，需要根据年龄（70 岁为界）、KPS 评分（60 分为界）、MGMT 启动子状态选择合适的标准治疗方案；对于复发的患者：弥漫时首选化疗，若有症状，则手术或姑息治疗；局限时先切除再化疗，无法切除时则直接化疗。

(1) 美国国立综合癌症网络（NCCN）2020 年 GBM 诊疗指南[40] 如下（图 8-2）。

表 8-2 儿童 GBM 与成人 GBM 分子表达差异及临床意义

分子标记物	儿童	成人	临床意义
IDH 突变[4-6]	少见,尤其低龄	多见	预后良好,儿童 IDH 野生同样预后较差
BRAFV600E 突变[4,7]	多见,超过 50% 的上皮样 GBM 可见	少见	预后良好
CDKN2A/B 纯合缺失	多见	少见	预后不佳,可能存在高级别胶质瘤成分
TP53 突变/P53 过表达[8]	多见,尤其< 3 岁	少见	预后不佳
MYCN 扩增[8]	多见	多见	预后差
PTEN 缺失[8,9]	少见	多见	预后不佳
H3 突变[10]	H3 K27 变异,多见	少见	预后差
	H3 G34 突变,尤其年龄稍大患儿多见	少见	预后相对上者稍好
MGMT 启动子甲基化[11]	少见	多见	TMZ 对成人治疗效果较好,对儿童效果差
EGFR 扩增[8]	少见	多见	抗 EGFR 治疗(吉非替尼)成人应用多,儿童效果不佳
PDGFR 扩增[12]	多见	少见	抗 PDGFR 治疗(伊马替尼)儿童应用较多
VEGF 表达[12]	少见	多见	抗 VEGF 治疗(贝伐单抗)成人应用多,儿童效果差

表 8-3 国际著名神经医学中心儿童与成人 GBM 预后对比

人群	机构	预后
儿童	美国:约翰霍普金斯大学医学院[36]	儿童中位 OS 为 12 个月,1 年、2 年和 5 年生存率分别为 51.7%、28.3% 和 15.7%
	美国:华盛顿大学医学院[9]	儿童中位 OS 为 13.5 个月,1 年和 2 年生存率分别为 57% 和 32%
	韩国:首尔大学医学院[37]	儿童中位 PFS 可达 12 个月,OS 达 43 个月,1 年、2 年和 5 年生存率分别为 67%、52% 和 40%
	中国:首都医科大学附属北京天坛医院	儿童中位 OS 为 14 个月,OS 达 24.3 个月。1 年、2 年和 5 年生存率分别为 61.5%、32.3% 和 12.3%
成人	瑞士:苏黎世大学医院[35]	成人 PFS 为 3.2 个月,OS 为 13.6 个月[35]
	美国:中央脑肿瘤登记处[34]	1 年、5 年生存率分别为 41.4%[34] 和 5.8%[34]
	韩国:延世大学[38]	3 年生存率为 17.6%[38]

(2) 美国癌症协会(ACS)2020 年 GBM 诊疗指南[34] 如下(图 8-3)。

(3) 国内主要参照国家卫生健康委员会医政医管局 2018 年脑胶质瘤诊疗规范[41](江涛等编写)如下。

高级别脑胶质瘤强烈推荐最大范围安全切除,手术是基础治疗,放/化疗等是不可或缺的重要治疗手段。

① 放疗:高级别胶质瘤生存时间与放疗开始时间密切相关,术后早期放疗能有效延长高级别胶质瘤患者的生存期,强烈推荐术后尽早(术后 2～6 周)开始放疗。放疗和替莫唑胺(TMZ)同步应用,强烈推荐成人初次治疗者放疗联合 TMZ 同步化疗,并随后行 6 个周期 TMZ 辅助化疗。

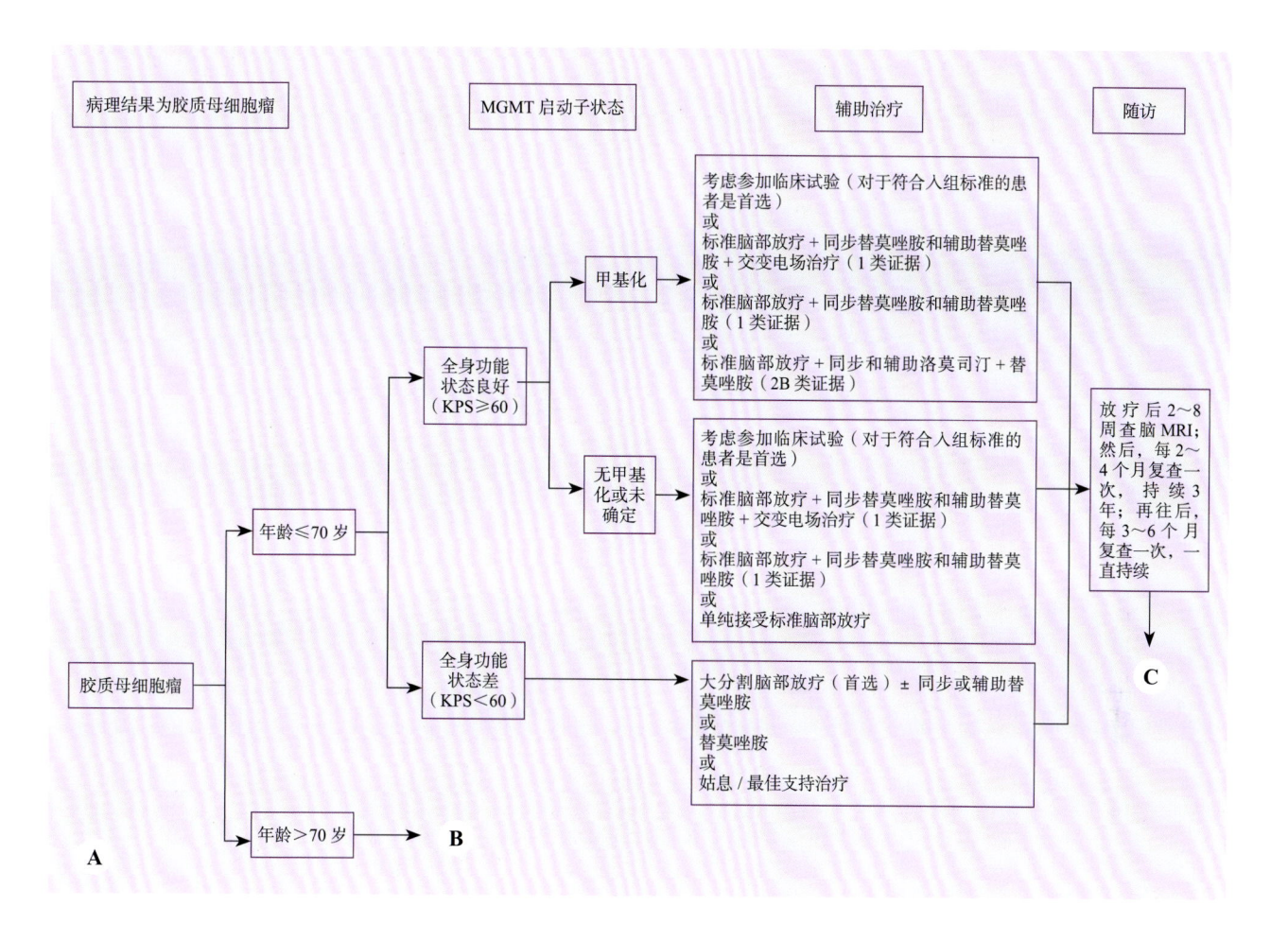

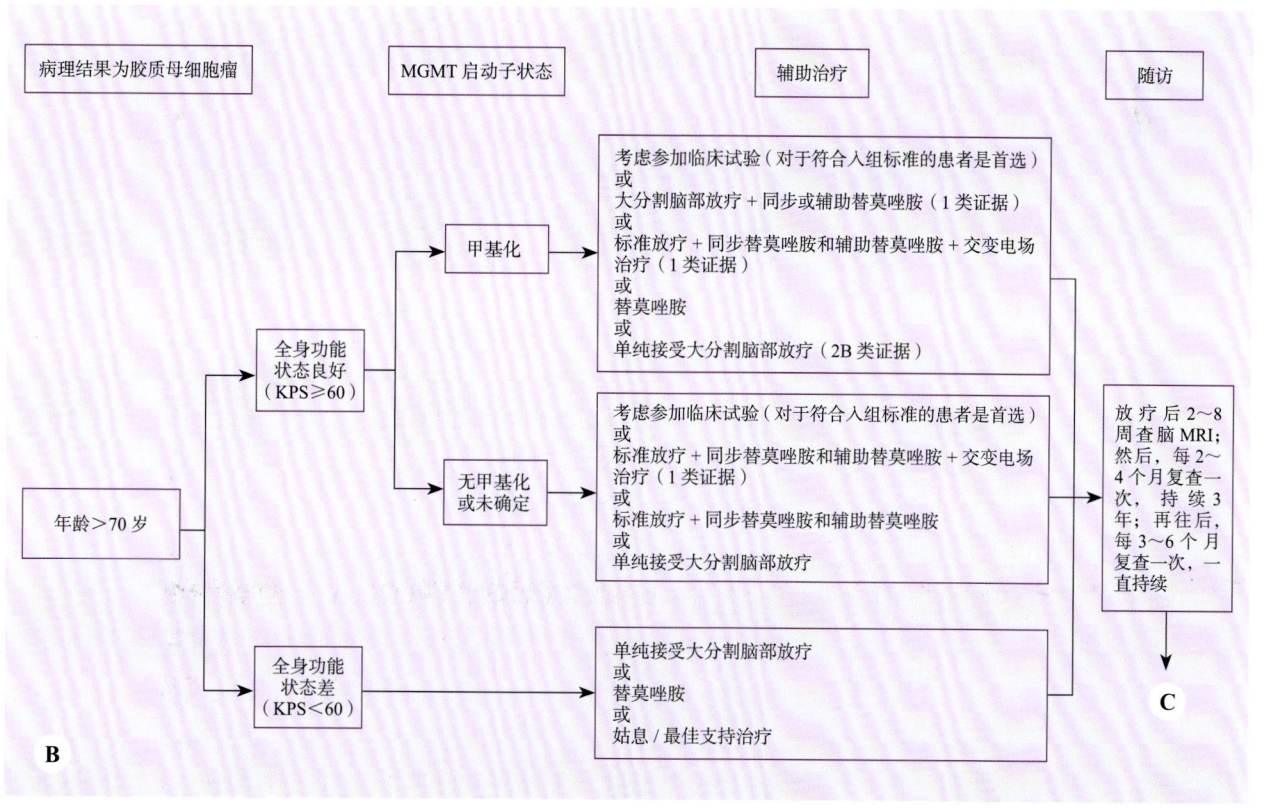

▲ 图 8-2　NCCN GBM 诊疗指南（2020）

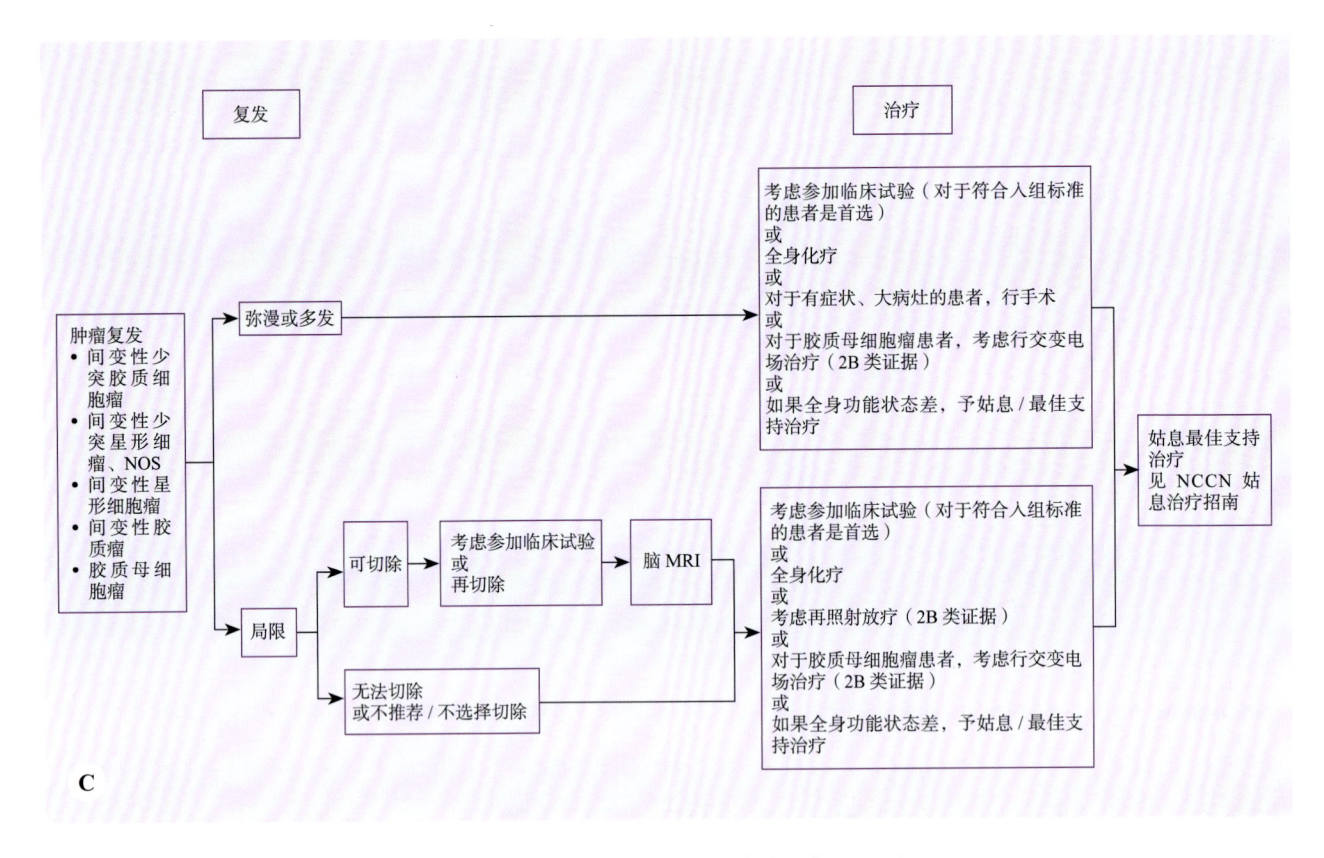

▲ 图 8-2（续） NCCN GBM 诊疗指南（2020）

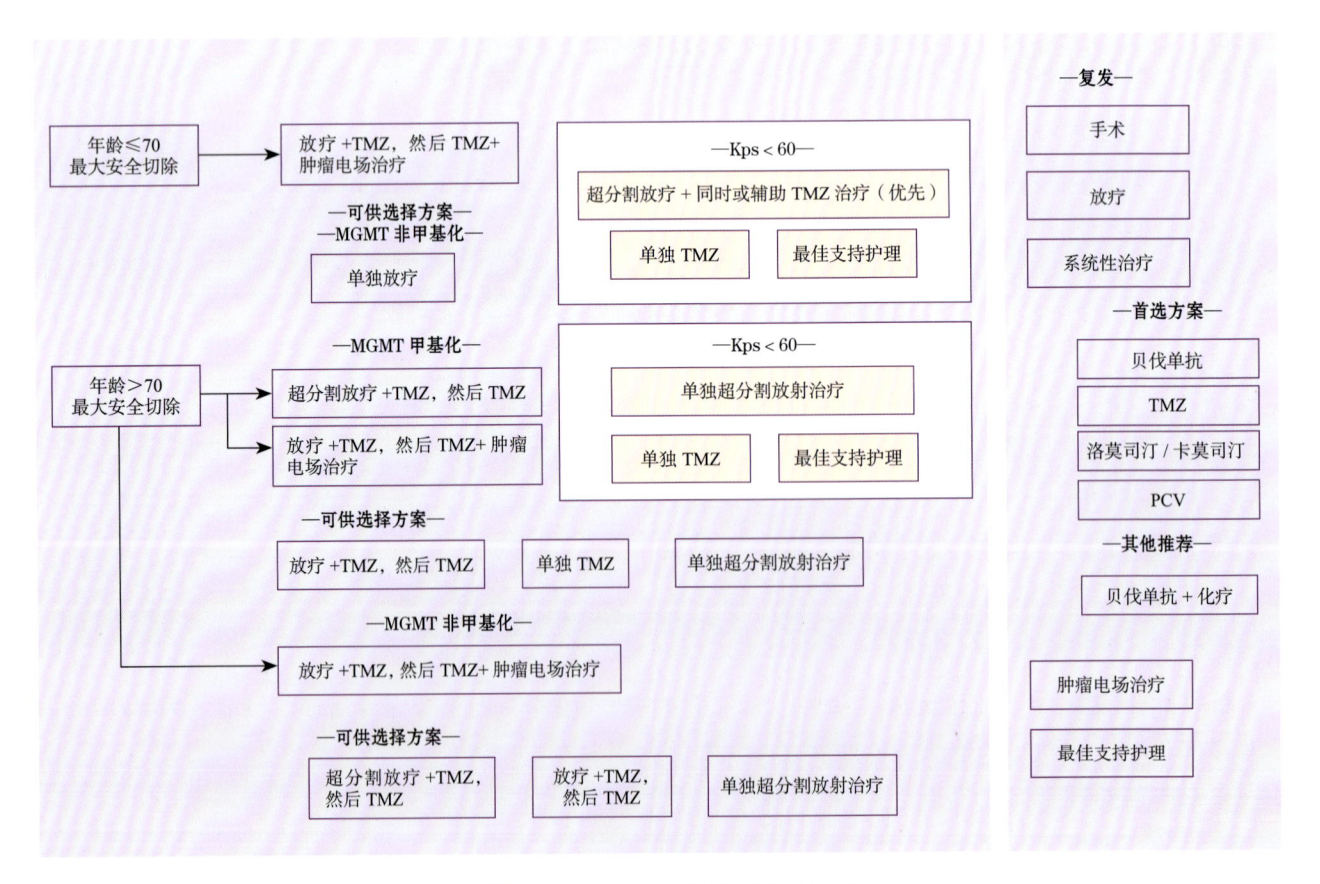

▲ 图 8-3 ACS GBM 诊疗指南（2020）

② 化疗：肿瘤切除程度影响化疗效果。推荐化疗应在最大范围安全切除肿瘤的基础上进行。术后应尽早开始足量化疗。在保证安全的基础上，采用最大耐受剂量的化疗以及合理的化疗疗程，可以获得最佳的治疗效果。

国际国内诊疗指南均明确指出，最大安全范围切除肿瘤是 GBM 等高级别胶质瘤治疗的首选。针对儿童 GBM，学术界已公认，手术切除程度是决定生存期的独立相关因素[3, 36, 42]，尽量全切肿瘤及术后尽早放化疗是目前强烈推荐的临床一线治疗方案[15, 43-47]。

儿童 GBM 术后的综合治疗，主要包括放疗、化疗、靶向治疗及一些新兴治疗[48]。美国国家癌症数据库建议，3 岁以上患儿术后常规放疗，3 岁以下幼儿先进行化疗，延迟放疗[45]。儿童 GBM 术后生存时间与放疗开始时间密切相关，术后早期放疗可有效延长患儿的生存期，强烈推荐术后 2~6 周开始放疗。

化疗亦是综合治疗重要一环，但儿童 GBM 化疗没有标准方案，南加州大学医学院 Sposto 提出 PCV 方案（丙卡巴肼、洛莫司汀、长春新碱）治疗儿童 GBM，预后有显著改善[49]。替莫唑胺（TMZ）对儿童 GBM 的生存率改善不如成人[50]，但针对 MGMT 启动子甲基化的 GBM，不论成人和儿童，都可受益[18]。

儿童 GBM 目前常用的靶向药物包括[51]：贝伐单抗（抗 VEGF 药物）、伊马替尼（抗 PDGFR 药物）、吉非替尼（抗 EGFR 药物）、维罗非尼（BRAF/MEK 抑制药）、西仑吉肽（整合素抑制药）、恩扎妥林（抗血管生成药）、伏立诺他（组蛋白去乙酰化酶抑制药）等，通过抑制血管生成、诱导细胞凋亡、阻断肿瘤多种信号通路，达到抑制肿瘤生长的目的[25]。

新兴疗法也在开展临床试验，如电场治疗、震荡磁场治疗、溶瘤病毒治疗、免疫治疗、硼中子俘获治疗、端粒酶抑制药治疗、脂肪酸合成酶抑制药治疗、聚焦超声联合放疗等，符合各类入组条件的患儿推荐加入临床试验，寻求多元的治疗方案。需要强调，术后同步放化疗是儿童 GBM 一线治疗方案，靶向治疗、免疫治疗及其他新兴治疗尚未取得确切疗效，不应作为首选治疗。

4. 北京天坛医院作为国内最大的儿童胶质瘤诊疗中心，请问你们针对儿童 DHGG 的诊疗体会？

北京天坛医院小儿神经外科每年手术治疗儿童脑胶质瘤 300 余例，其中 DHGG 近 40 例。针对儿童 GBM 手术切除程度与预后相关性，我们 65 例回顾性分析显示，全切除组总生存期（OS）较部分切除组明显延长（20 个月 vs. 14 个月），其中 41 例大脑半球 GBM，24 个月 vs. 7 个月；18 例丘脑 GBM，19 个月 vs. 14 个月。因此，肿瘤只要不过于弥散、边界尚清晰，要尽量全切。具体术中情况：多数肿瘤色暗红、质软、烂鱼肉样，血供极其丰富，只有全切肿瘤才能彻底止血（图 8-4 A）；但也有部分儿童丘脑 GBM 呈胶冻样、血供不丰富、边界较清晰、易吸除，往往被误认为低级别胶质瘤，直到最终病理证实为 GBM（图 8-4 B）。

迄今为止，本组病例，生存期超过 5 年者 8 人，超过 10 年者 1 人，目前均正常学习生活，治疗效果好于成人，达到国际先进水平。

病例一：12 岁女性患儿，右侧丘脑占位，肿瘤镜下全切（图 8-5）。

组织病理：胶质母细胞瘤（Ki-67：30%）；

基因检测：*IDH* 野生，*H3K27M* 突变，*TP53* 突变，*PDGFRA* 突变，*ATRX* 突变；

整合诊断：儿童型弥漫性中线胶质瘤，伴 *H3K27* 改变；

CNS WHO 分级：4 级；

术后状态（KPS 评分）：80 分；

患儿术后进行标准治疗，目前术后 15 个月，正常学习生活。

病例二：8 岁男性患儿，左侧丘脑占位，肿瘤镜下全切（图 8-6）。

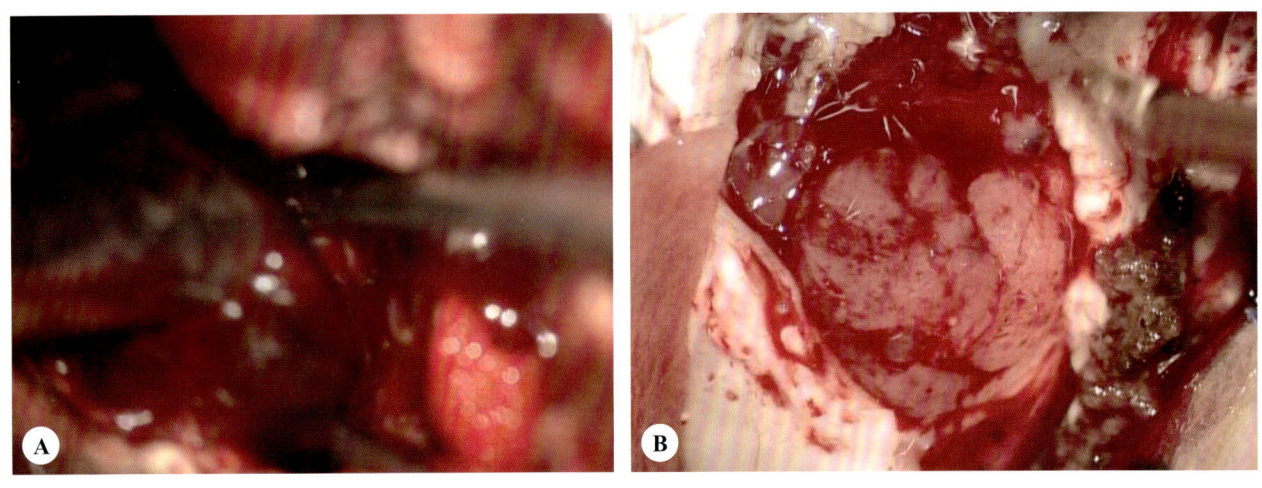

▲ 图 8-4 术中所见：**A.** 肿瘤色暗红、质软、烂鱼肉样，血供极其丰富；**B.** 肿瘤呈胶冻样、血供不丰富、边界尚清晰、易吸除，常被误认为低级别胶质瘤

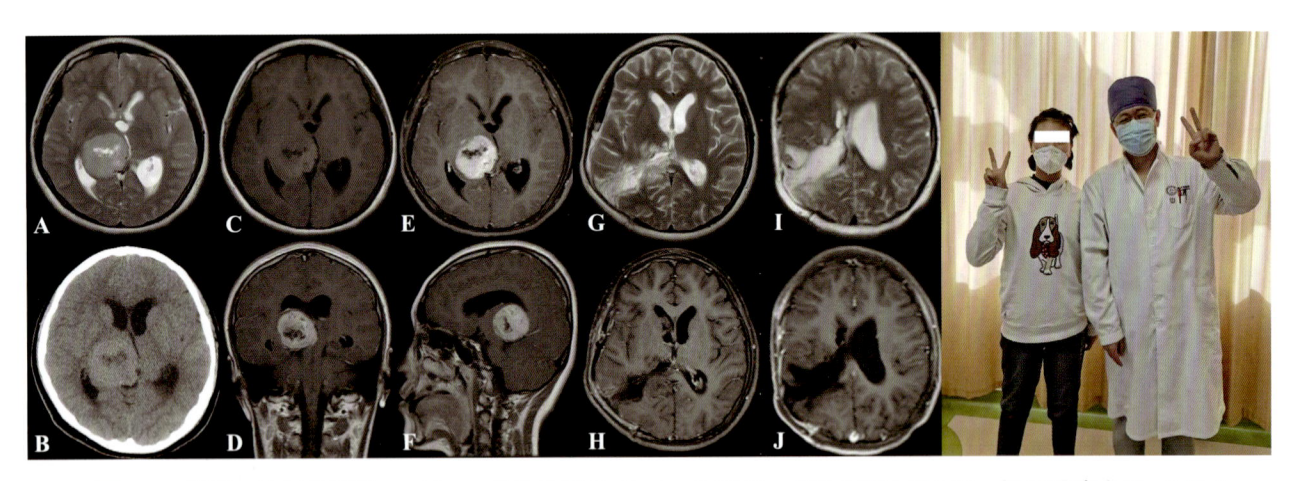

▲ 图 8-5 病例一的相关资料。**A 至 F**：术前头颅 CT/MR；**G 至 H**：术后 1 周头颅 MR，提示肿瘤全切；**I 至 J**：术后 1 年复查，肿瘤未见复发。患儿术后 1 年门诊复查，与笔者合影

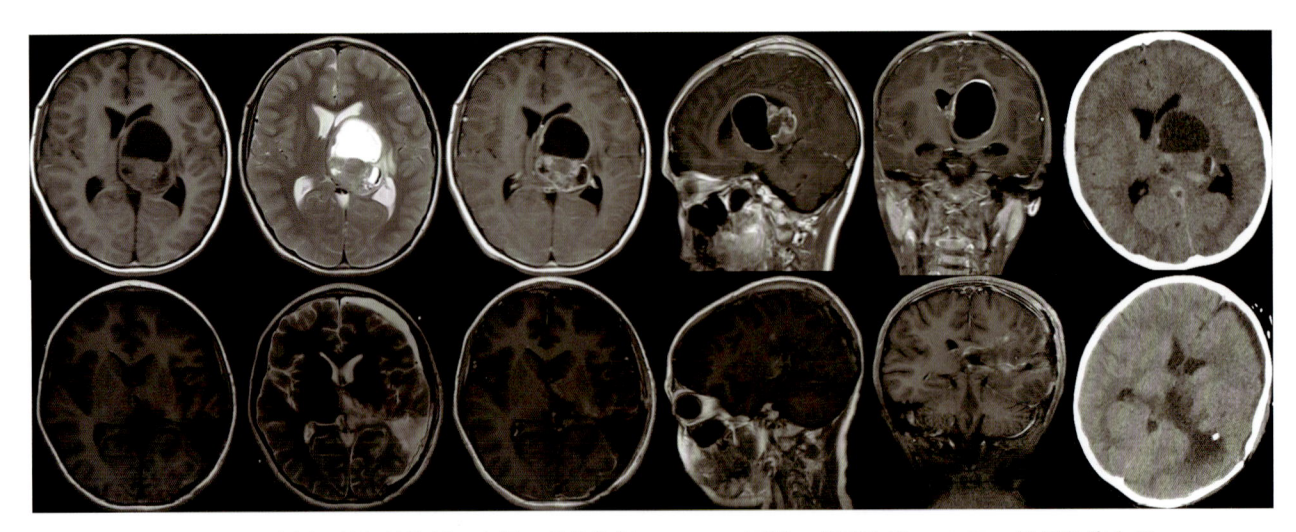

▲ 图 8-6 病例二的相关资料。上排：术前头颅 CT/MR；下排：术后头颅 CT/MR，提示肿瘤全切

组织病理：胶质母细胞瘤（Ki-67：20%～40%）；

基因检测：*IDH* 野生，*H3K27M* 突变，*TP53* 突变，*BRAF* 突变；

整合诊断：儿童型弥漫性中线胶质瘤，伴 *H3K27* 改变；

CNS WHO 分级：4 级；

术后状态（KPS 评分）：70 分；

患儿术后进行标准治疗，目前术后 6 个月，正常学习生活。

组织病理：胶质母细胞瘤（Ki-67：20%～60%）；

基因检测：*IDH* 野生，*H3* 野生，*ATRX* 突变，*EGFR* 扩增；

整合诊断：弥漫性儿童型高级别胶质瘤，*H3* 及 *IDH* 野生型；

CNS WHO 分级：4 级；

术后状态（KPS 评分）：60 分；

患儿术后进行标准治疗，目前术后 3 个月，后续治疗中。

病例三：8 岁男性患儿，左侧丘脑及三角区占位，肿瘤镜下全切（图 8-7）。

病例四：9 岁男性患儿，左侧丘脑占位，肿瘤镜下近全切除（图 8-8）。

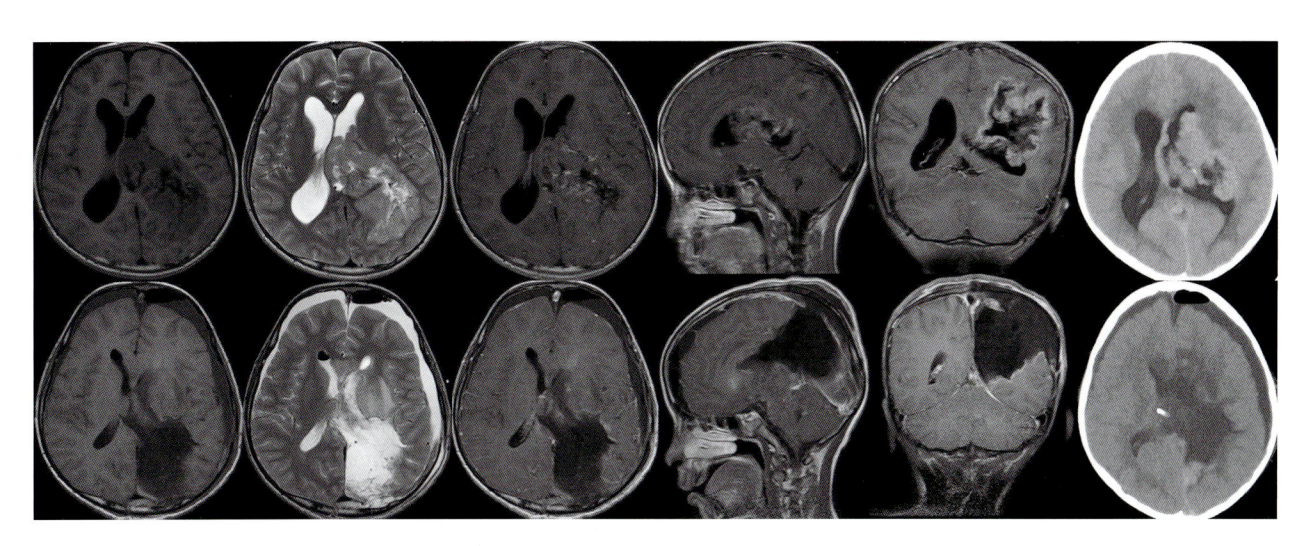

▲ 图 8-7 病例三的相关资料。上排：术前头颅 CT/MR；下排：术后头颅 CT/MR，提示肿瘤全切

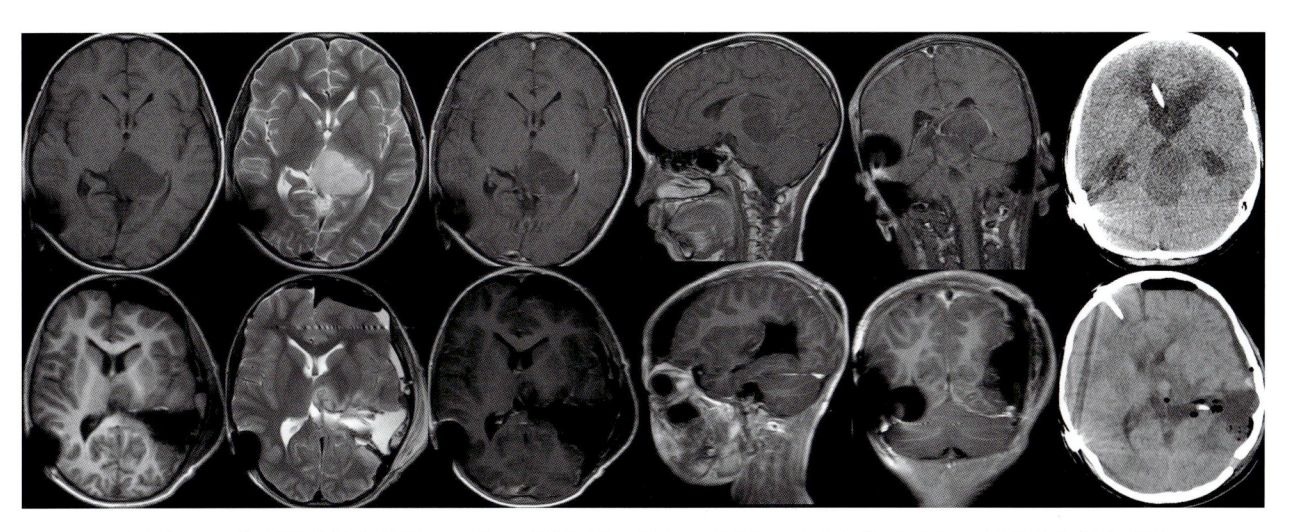

▲ 图 8-8 病例四的相关资料。上排：术前头颅 CT/MR；下排：术后头颅 CT/MR，提示肿瘤近全切除

组织病理：胶质母细胞瘤（Ki-67：40%～50%）；

基因检测：*IDH* 野生，*H3K27M* 突变，*TP53* 突变；

整合诊断：儿童型弥漫性中线胶质瘤，伴 *H3K27* 改变；

CNS WHO 分级：4 级；

术后状态（KPS 评分）：80 分；

患儿术后进行标准治疗，目前术后 3 个月，后续治疗中。

病例五：9 岁女性患儿，左侧小脑半球占位，肿瘤镜下全切（图 8-9）。

组织病理：胶质母细胞瘤（Ki-67：30%）；

基因检测：*IDH* 野生，*H3* 野生，*ATRX* 突变，*PDGFRA* 扩增；

整合诊断：弥漫性儿童型高级别胶质瘤，*H3* 及 *IDH* 野生型；

CNS WHO 分级：4 级；

术后状态（KPS 评分）：90 分；

患儿术后进行标准治疗，目前术后 6 个月，正常学习生活。

病例六：9 岁男性患儿，左侧丘脑占位，肿瘤镜下近全切除（图 8-10）。

组织病理：胶质母细胞瘤（Ki-67：30%）；

基因检测：*IDH* 野生，*H3* 野生，*BRAF* 突变，

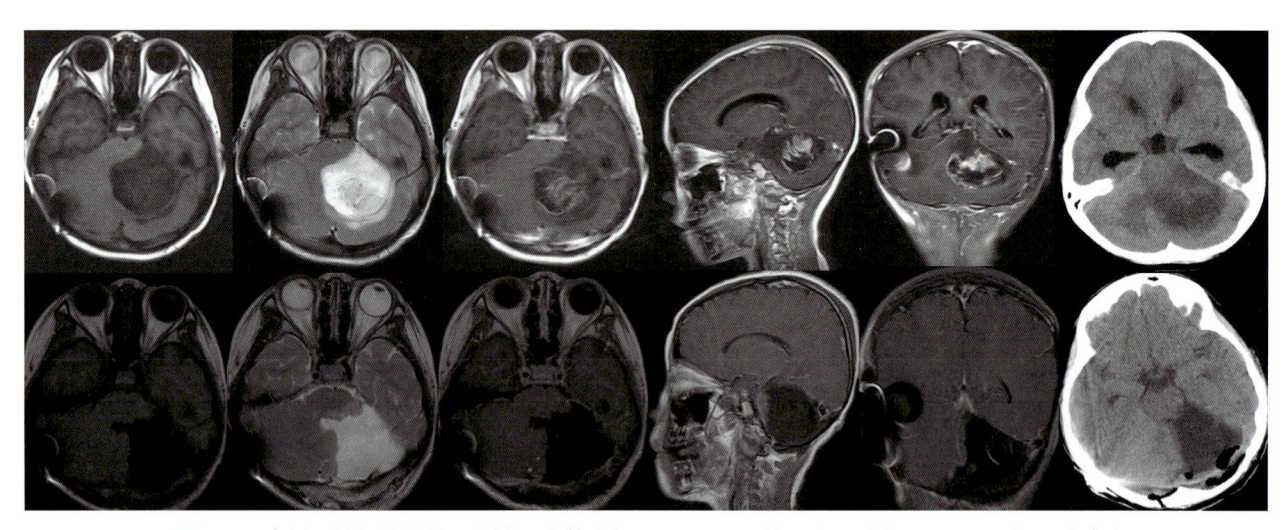

▲ 图 8-9 病例五的相关资料。上排：术前头颅 **CT/MR**；下排：术后头颅 **CT/MR**，提示肿瘤全切

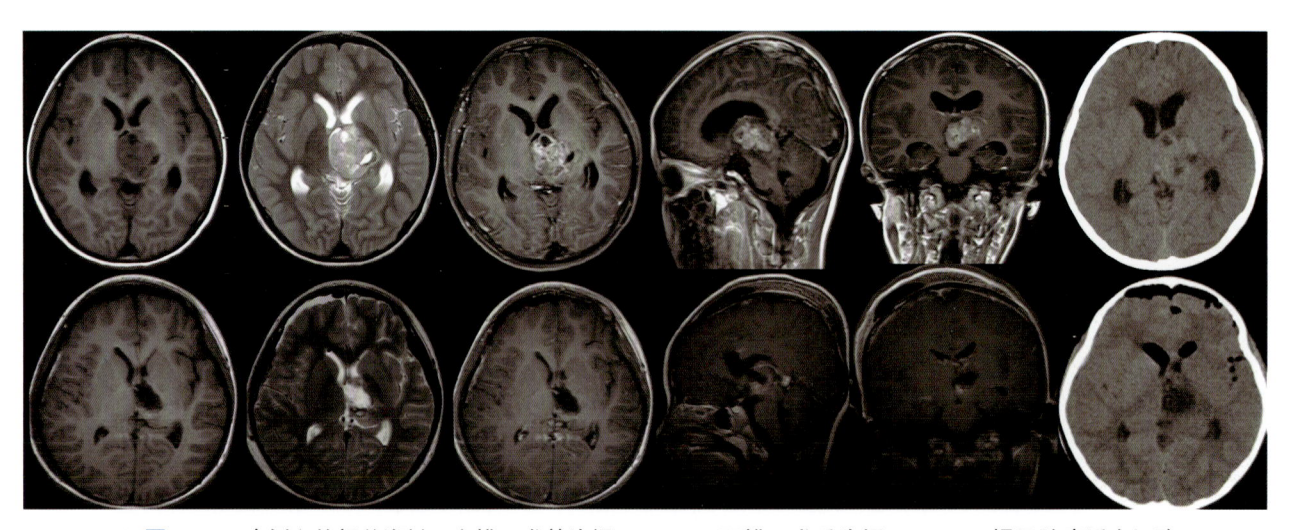

▲ 图 8-10 病例六的相关资料。上排：术前头颅 **CT/MR**；下排：术后头颅 **CT/MR**，提示肿瘤近全切除

PDGFRA 扩增；

整合诊断：弥漫性儿童型高级别胶质瘤，H3 及 IDH 野生型；

CNS WHO 分级：4 级；

术后状态（KPS 评分）：80 分；

患儿术后进行标准治疗，目前术后 5.5 年，正常学习生活。

病例七：7 岁男性患儿，右颞占位，肿瘤镜下全切（图 8-11）。

组织病理：胶质母细胞瘤（Ki-67：30%）；

基因检测：未进行基因检测；

整合诊断：儿童型弥漫性高级别胶质瘤，NOS 型；

CNS WHO 分级：4 级；

术后状态（KPS 评分）：90 分；

患儿术后进行标准治疗，目前术后 7 年，正常学习生活。

病例八：12 岁女性患儿，鞍上、左侧视束、视放射区占位，肿瘤镜下部分切除（图 8-12）。

组织病理：胶质母细胞瘤（Ki-67：30%）；

基因检测：未进行基因检测；

整合诊断：儿童型弥漫性高级别胶质瘤，NOS 型；

CNS WHO 分级：4 级；

术后状态（KPS 评分）：60 分；

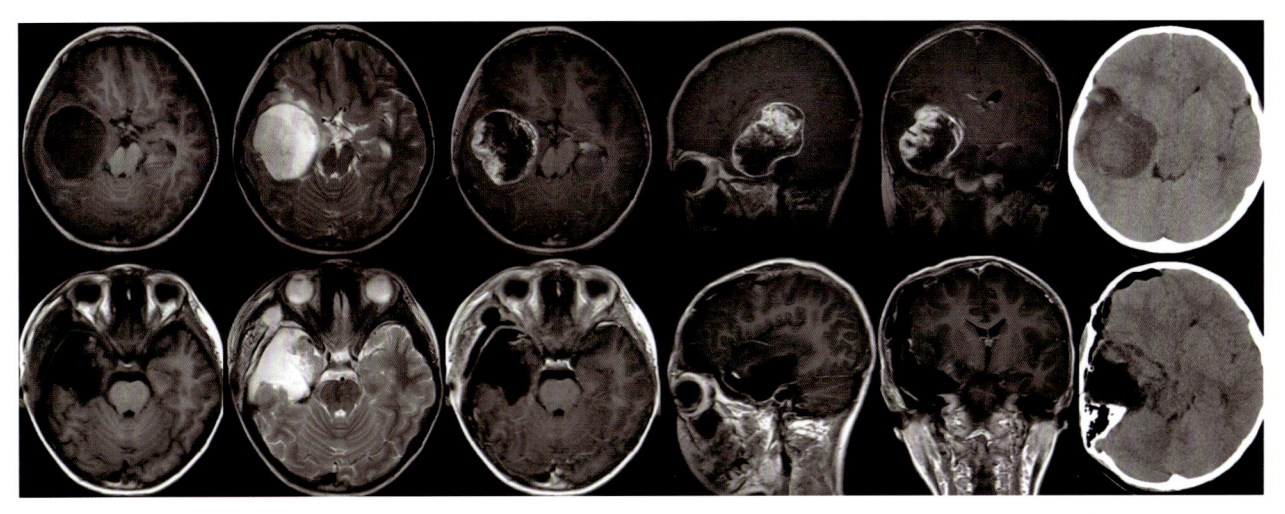

▲ 图 8-11　病例七的相关资料。上排：术前头颅 CT/MR；下排：术后头颅 CT/MR，提示肿瘤全切

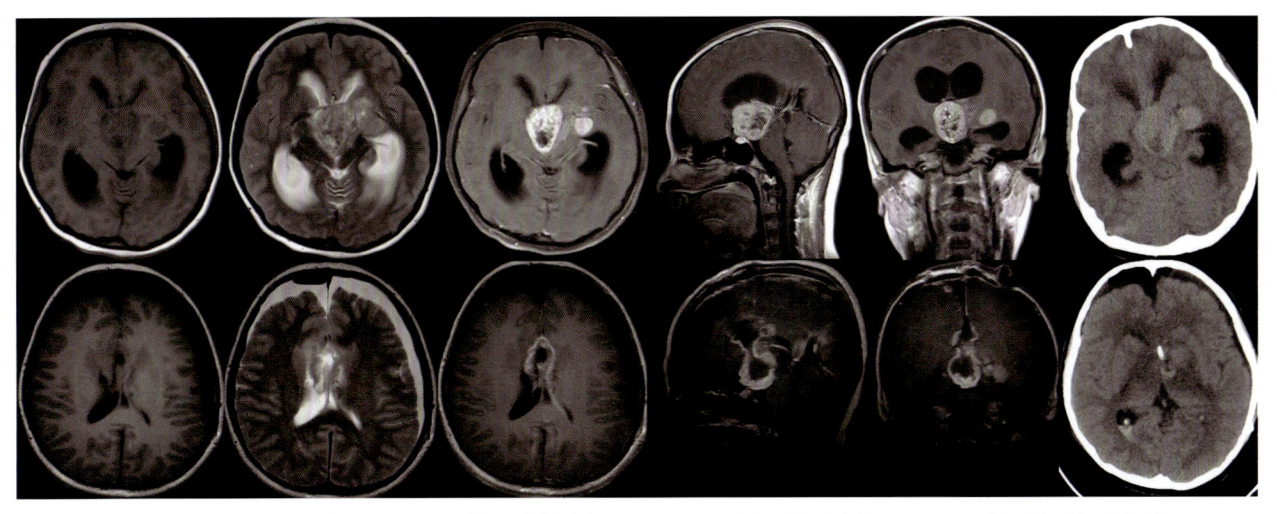

▲ 图 8-12　病例八的相关资料。上排：术前头颅 CT/MR；下排：术后头颅 CT/MR，提示肿瘤部分切除

患儿术后未完成标准治疗，术后 4 个月死亡。

病例九：15 岁男性患儿，右颞、基底节区、枕叶多发占位，肿瘤镜下部分切除（图 8-13）。

组织病理：胶质母细胞瘤（Ki-67：80%）；

基因检测：IDH 野生，H3G34R 突变；

整合诊断：儿童型弥漫性半球胶质瘤，H3G34 突变型；

CNS WHO 分级：4 级；

术后状态（KPS 评分）：50 分；

患儿术后进行标准治疗，未结束治疗，随访中。

通过上述病例总结，儿童型弥漫性高级别胶质瘤（DHGG）预后直接相关因素除了基因变异外，还包括：①手术切除程度（首要相关因素），应尽量镜下全切肿瘤；②肿瘤局限、边界清晰者，一旦手术全切，预后好；若肿瘤弥散、种植转移无法全切者，预后不佳；③肿瘤 Ki-67 值 ≤30% 者预后好；④术后 KPS 评分 ≥80 分者预后好；⑤术后 2～6 周开始标准治疗者预后好。

5. 请谈一下北京天坛医院儿童型弥漫性高级别胶质瘤（DHGG）的诊疗规范。

(1) 在最大安全范围内尽量全切肿瘤是儿童型 DHGG 治疗的关键。

(2) 年龄 ≥3 岁的患儿，术后 2～6 周开始放疗，推荐采用三维适形或适形调强放疗，同步替莫唑胺（TMZ）口服；年龄 <3 岁幼儿先行化疗，延迟放疗。

(3) 化疗目前无标准方案，可选择：PCV 方案，TMZ+CCNU 方案等，根据情况灵活调整。

(4) 行外周血及肿瘤标本基因检测，根据检测结果寻求靶向治疗和免疫治疗方案。

(5) 末次放疗后 2 周，行全脑全脊髓 MRI 强化扫描；之后间隔 3 个月进行复查，动态观察。

(6) 尽早行科学的康复治疗，促进机体恢复。

总结

儿童型弥漫性高级别胶质瘤（DHGG）具有特殊的分子变异特征，儿童型治疗效果明显好于成人型，保证安全的前提下尽可能全切肿瘤、辅以同步放化疗，是目前最佳治疗方案。2021 新版 WHO CNS 肿瘤分类，更加突出了基因变异在肿瘤发育中的关键作用，必将极大促进靶向治疗、免疫治疗及各种新兴治疗的迅猛发展，进一步改善 DHGG 治疗效果，为广大患儿开辟美好的明天。

参考文献

[1] Louis DN, Perry A, Wesseling P, et al. The 2021 WHO Classification of Tumors of the Central Nervous System: a

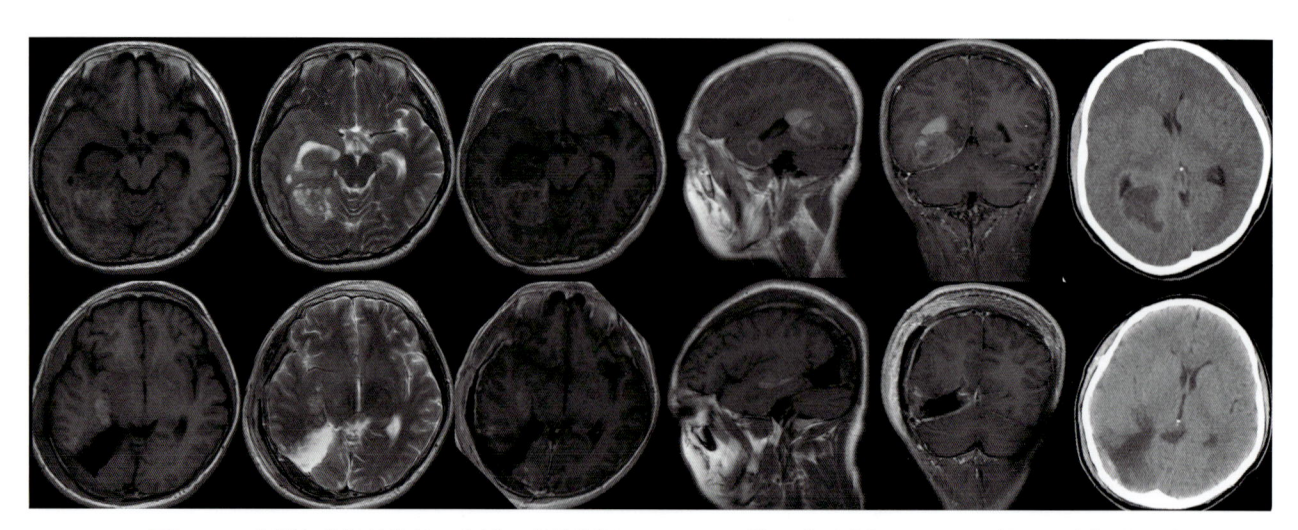

▲ 图 8-13 病例九的相关资料。上排：术前头颅 CT/MR；下排：术后头颅 CT/MR，提示肿瘤部分切除

summary [J]. Neuro Oncol, 2021, 23(8): 1231–1251.
[2] Nikitovic M, Stanic D, Pekmezovic T, et al. Pediatric glioblastoma: a single institution experience [J]. Childs Nerv Syst, 2016, 32(1): 97–103.
[3] Broniscer A, Gajjar A. Supratentorial high-grade astrocytoma and diffuse brainstem glioma: two challenges for the pediatric oncologist [J]. Oncologist, 2004, 9(2): 197–206.
[4] Mahvash M, Hugo HH, Maslehaty H, et al. Glioblastoma multiforme in children: report of 13 cases and review of the literature [J]. Pediatr Neurol, 2011, 45(3): 178–180.
[5] Tamimi AF, Juweid M. Epidemiology and Outcome of Glioblastoma[M]//De Vleeschouwer S. Glioblastoma. Brisbane (AU): Codon Publications, 2017
[6] Ostrom QT, Gittleman H, Fulop J, et al. CBTRUS Statistical Report: Primary Brain and Central Nervous System Tumors Diagnosed in the United States in 2008–2012 [J]. Neuro Oncol, 2015, 17 Suppl 4: iv1–iv62.
[7] Lee CH, Jung KW, Yoo H, et al. Epidemiology of primary brain and central nervous system tumors in Korea [J]. J Korean Neurosurg Soc, 2010, 48(2): 145–152.
[8] Broniscer A. Past, present, and future strategies in the treatment of high-grade glioma in children [J]. Cancer Invest, 2006, 24(1): 77–81.
[9] Perkins SM, Rubin JB, Leonard JR, et al. Glioblastoma in children: a single-institution experience [J]. Int J Radiat Oncol Biol Phys, 2011, 80(4): 1117–1121.
[10] Suri V, Das P, Pathak P, et al. Pediatric glioblastomas: a histopathological and molecular genetic study [J]. Neuro Oncol, 2009, 11(3): 274–280.
[11] Das KK, Mehrotra A, Nair AP, et al. Pediatric glioblastoma: clinico-radiological profile and factors affecting the outcome [J]. Childs Nerv Syst, 2012, 28(12): 2055–2062.
[12] Ostrom QT, Rubin JB, Lathia JD, et al. Females have the survival advantage in glioblastoma [J]. Neuro-Oncology, 2018, 20(4): 576–577.
[13] Kerkhof M, Dielemans JC, Van Breemen MS, et al. Effect of valproic acid on seizure control and on survival in patients with glioblastoma multiforme [J]. Neuro Oncol, 2013, 15(7): 961–967.
[14] Chaichana K, Parker S, Olivi A, et al. A proposed classification system that projects outcomes based on preoperative variables for adult patients with glioblastoma multiforme Clinical article [J]. Journal of Neurosurgery, 2010, 112(5): 997–1004.
[15] Fangusaro J. Pediatric high-grade gliomas and diffuse intrinsic pontine gliomas [J]. J Child Neurol, 2009, 24(11): 1409–1417.
[16] Omuro A, Deangelis LM. Glioblastoma and other malignant gliomas: a clinical review [J]. JAMA, 2013, 310(17): 1842–1850.
[17] Reddy GD, Sen AN, Patel AJ, et al. Glioblastoma of the cerebellum in children: report of five cases and review of the literature [J]. Childs Nerv Syst, 2013, 29(5): 821–832.
[18] Das KK, Kumar R: Pediatric Glioblastoma, De Vleeschouwer S, editor, Glioblastoma, Brisbane (AU): Codon Publications Copyright: The Authors. , 2017.
[19] Panigrahy A, Blüml S. Neuroimaging of pediatric brain tumors: from basic to advanced magnetic resonance imaging (MRI) [J]. J Child Neurol, 2009, 24(11): 1343–1365.
[20] Chang YW, Yoon HK, Shin HJ, et al. MR imaging of glioblastoma in children: usefulness of diffusion/perfusion-weighted MRI and MR spectroscopy [J]. Pediatr Radiol, 2003, 33(12): 836–842.
[21] Fangusaro J. Pediatric high grade glioma: a review and update on tumor clinical characteristics and biology [J]. Front Oncol, 2012, 2: 105.
[22] Korshunov A, Ryzhova M, Hovestadt V, et al. Integrated analysis of pediatric glioblastoma reveals a subset of biologically favorable tumors with associated molecular prognostic markers [J]. Acta Neuropathologica, 2015, 129(5): 669–678.
[23] Pollack IF, Hamilton RL, Sobol RW, et al. IDH1 mutations are common in malignant gliomas arising in adolescents: a report from the Children's Oncology Group [J]. Childs Nerv Syst, 2011, 27(1): 87–94.
[24] Buccoliero AM, Castiglione F, Degl'innocenti D R, et al. IDH1 Mutation in Pediatric Gliomas: Has it a Diagnostic and Prognostic Value? [J]. Fetal and Pediatric Pathology, 2012, 31(5): 278–282.
[25] Dahiya S, Emnett R J, Haydon DH, et al. BRAF-V600E mutation in pediatric and adult glioblastoma [J]. Neuro-Oncology, 2014, 16(2): 318–319.
[26] Pollack IF, Hamilton RL, Burger PC, et al. Akt activation is a common event in pediatric malignant gliomas and a potential adverse prognostic marker: a report from the Children's Oncology Group [J]. J Neurooncol, 2010, 99(2): 155–163.
[27] Wu G, Broniscer A, Mceachron TA, et al. Somatic histone H3 alterations in pediatric diffuse intrinsic pontine gliomas and non-brainstem glioblastomas [J]. Nat Genet, 2012, 44(3): 251–253.
[28] Lee JY, Park CK, Park SH, et al. MGMT promoter gene methylation in pediatric glioblastoma: analysis using MS-MLPA [J]. Childs Nerv Syst, 2011, 27(11): 1877–1883.
[29] Paugh BS, Zhu X, Qu C, et al. Novel oncogenic PDGFRA mutations in pediatric high-grade gliomas [J]. Cancer Res, 2013, 73(20): 6219–6229.
[30] Brandes AA, Tosoni A, Franceschi E, et al. Glioblastoma in adults [J]. Crit Rev Oncol Hematol, 2008, 67(2): 139–152.
[31] Finocchiaro G, Pellegatta S. Perspectives for immunotherapy in glioblastoma treatment [J]. Curr Opin Oncol, 2014, 26(6): 608–614.
[32] Li X, Li Y, Cao Y, et al. Risk of subsequent cancer among pediatric, adult and elderly patients following a primary diagnosis of glioblastoma multiforme: a population-based study of the SEER database [J]. Int J Neurosci, 2017, 127(11): 1005–1011.
[33] Aldape K, Zadeh G, Mansouri S, et al. Glioblastoma: pathology, molecular mechanisms and markers [J]. Acta Neuropathologica, 2015, 129(6): 829–848.
[34] Tan AC, Ashley DM, Lopez GY, et al. Management of glioblastoma: State of the art and future directions [J]. CA Cancer J Clin, 2020, 70(4): 299–312.
[35] Roth P, Gramatzki D, Weller M. Management of Elderly Patients with Glioblastoma [J]. Curr Neurol Neurosci Rep, 2017, 17(4): 35.
[36] Adams H, Adams HH, Jackson C, et al. Evaluating extent of resection in pediatric glioblastoma: a multiple propensity score-adjusted population-based analysis [J]. Childs Nerv Syst, 2016, 32(3): 493–503.
[37] Song KS, Phi JH, Cho BK, et al. Long-term outcomes in children with glioblastoma [J]. J Neurosurg Pediatr, 2010, 6(2): 145–149.
[38] Roh TH, Park HH, Kang SG, et al. Long-term outcomes of concomitant chemoradiotherapy with temozolomide for newly diagnosed glioblastoma patients: A single-center analysis [J]. Medicine (Baltimore), 2017, 96(27): e7422.
[39] Torre M, Vasudevaraja V, Serrano J, et al. Molecular and clinicopathologic features of gliomas harboring NTRK fusions

[J]. Acta Neuropathol Commun, 2020, 8(1): 107.

[40] Nabors LB, Portnow J, Ahluwalia M, et al. Central Nervous System Cancers, Version 3. 2020, NCCN Clinical Practice Guidelines in Oncology [J]. J Natl Compr Canc Netw, 2020, 18(11): 1537–1570.

[41] 刘岩红, 国家卫生健康委员会医政医管局. 脑胶质瘤诊疗规范 (2018 年版) [J]. 中华神经外科杂志, 2019, 35(3): 217–239.

[42] Perkins SM, Rubin JB, Leonard JR, et al. Glioblastoma in Children: A Single-Institution Experience [J]. International Journal of Radiation Oncology Biology Physics, 2011, 80(4): 1117–1121.

[43] Omuro A, Deangelis LM. Glioblastoma and Other Malignant Gliomas A Clinical Review [J]. Jama-Journal of the American Medical Association, 2013, 310(17): 1842–1850.

[44] Korshunov A, Schrimpf D, Ryzhova M, et al. H3-/IDH-wild type pediatric glioblastoma is comprised of molecularly and prognostically distinct subtypes with associated oncogenic drivers [J]. Acta Neuropathologica, 2017, 134(3): 507–516.

[45] Liu M, Thakkar JP, Garcia CR, et al. National cancer database analysis of outcomes in pediatric glioblastoma [J]. Cancer Medicine, 2018, 7(4): 1151–1159.

[46] Braunstein S, Raleigh D, Bindra R, et al. Pediatric high-grade glioma: current molecular landscape and therapeutic approaches [J]. J Neurooncol, 2017, 134(3): 541–549.

[47] Jones C, Perryman L, Hargrave D. Paediatric and adult malignant glioma: close relatives or distant cousins? [J]. Nat Rev Clin Oncol, 2012, 9(7): 400–413.

[48] Okonogi N, Shirai K, Oike T, et al. Topics in chemotherapy, molecular-targeted therapy, and immunotherapy for newly-diagnosed glioblastoma multiforme [J]. Anticancer Res, 2015, 35(3): 1229–1235.

[49] Sposto R, Ertel IJ, Jenkin RD, et al. The effectiveness of chemotherapy for treatment of high grade astrocytoma in children: results of a randomized trial. A report from the Childrens Cancer Study Group [J]. J Neurooncol, 1989, 7(2): 165–177.

[50] Narayana A, Kunnakkat S, Chacko-Mathew J, et al. Bevacizumab in recurrent high-grade pediatric gliomas [J]. Neuro Oncol, 2010, 12(9): 985–990.

[51] Bastien JI, Mcneill KA, Fine HA. Molecular characterizations of glioblastoma, targeted therapy, and clinical results to date [J]. Cancer, 2015, 121(4): 502–516.

第9章 宫剑谈儿童视路胶质瘤（OPG）的天坛诊疗规范

儿童视路胶质瘤是常见鞍区肿瘤，发病率仅次于颅咽管瘤。目前，国内外关于儿童视路胶质瘤的治疗无统一规范，是定期随访还是积极治疗；是放疗、化疗还是靶向治疗；若手术，肿瘤是全切、部分切除还是活检；众说纷纭，治疗效果大相径庭。据此，神外资讯采访了北京天坛医院小儿神经外科主任宫剑教授，作为全国最大的儿童视路胶质瘤诊疗中心，请他谈谈天坛诊疗规范，供全国同道借鉴。以下是访谈实录。

1. 什么是儿童视路胶质瘤？

视路胶质瘤（optic pathway glioma，OPG）是起源于视觉传导通路的星形细胞瘤，可累及视神经、视交叉、视束、视放射、下丘脑、第三脑室等多个解剖区域。儿童多见，60%发生于5岁之前的幼儿，男性多于女性，占儿童颅内肿瘤的4%~5%，儿童幕上肿瘤的15%[1-3]。视路胶质瘤多以水平眼震为首发症状，可伴视力减退、视野缺损；若累及下丘脑，表现为极度消瘦、性早熟；若堵塞室间孔或导水管，造成梗阻性脑积水，可出现头痛、呕吐等高颅压症状。视路胶质瘤依据解剖受累范围临床分型（Dodge分型，Ⅰ型占比25%、Ⅱ型和Ⅲ型占比75%）：Ⅰ型是肿瘤仅累及视神经；Ⅱ型是肿瘤侵犯视交叉；Ⅲ型是肿瘤侵犯下丘脑、突入第三脑室，可引发梗阻性脑积水[4]。视路胶质瘤经手术减压辅助放疗，5年生存率高达84.1%，预后良好[5]。视路胶质瘤组织病理以毛细胞型星形细胞瘤（WHO Ⅰ级）和毛黏液样星形细胞瘤（WHO Ⅱ级）多见[6]；纤维型星形细胞瘤（WHO Ⅱ级）少见，高级别胶质瘤罕见[7-9]。

2. 儿童视路胶质瘤有何特点？如何与其他儿童鞍区肿瘤准确鉴别？

首先要纠正一个误区，儿童鞍区病变并不都是肿瘤，儿童鞍区肿瘤也并不都是颅咽管瘤。若经验不足，将儿童鞍区病变当作颅咽管瘤加以根治性切除可能导致灾难性后果。儿童常见鞍区病变包括朗格汉斯细胞组织细胞增生症、甲减继发垂体增生等，无须外科治疗[10,11]；儿童鞍区肿瘤最常见的是颅咽管瘤（33%~54%）、其次是视路胶质瘤（16%~20%）、生殖细胞肿瘤（7%~14%），垂体瘤少见（3%）[12-19]。各肿瘤治疗方法完全不同：颅咽管瘤需要根治性切除、鞍区生殖细胞瘤不需要手术而是通过化放疗加以治愈、视路胶质瘤需要部分切除配合放疗。因此，儿童鞍区肿瘤准确鉴别至关重要，一旦误诊误治，患儿可能致残致死。在此，对儿童鞍区肿瘤鉴别的关键点加以梳理，以期各位同道在临床实践中做出准确判断。

(1) 颅咽管瘤：①主诉多为生长发育迟缓；②可出现视力减退、视野缺损，很少出现尿崩症；③头颅CT特征性影像为鞍区病变蛋壳样钙化。

(2) 视路胶质瘤：①水平眼震多为首发症状；②婴幼儿期多极度消瘦、恶病质表现，可伴有性早熟（图9-1 A）；③ CT呈低密度影、多不伴钙化；④ 若皮肤分布牛奶咖啡斑，则NF1型OPG诊断明确（图9-1 B）。

（3）鞍区生殖细胞瘤：① 多为青春期女性，首发症状为多饮多尿；② CT呈团块状高密度影、多不伴钙化；③ 若血清HCG轻度升高则诊断明确[18]。

需要特别注意，儿童垂体腺瘤极为少见，75%为功能性垂体腺瘤[20]，治疗目的是使垂体功能恢复正常。若手术导致垂体功能低下，发育停滞、不孕不育，则治疗不成功[20, 21]。因此，小儿神经外科医生对儿童鞍区病变的治疗应怀有敬畏之心，若诊断不明，宁可随访观察，也不应贸然手术，造成不可逆损伤（图9-2）。

3. 为什么谈视路胶质瘤（OPG），就必然提到神经纤维瘤病Ⅰ型（NF1）？有何内在关联？

首先谈一下神经纤维瘤病Ⅰ型（NF1）与Ⅱ型（NF2），两者均为常染色体显性遗传性疾病。NF1发病率约为33/10万，是定位于染色体17q11.2的*NF1*基因发生突变，临床表现为皮肤牛奶咖啡斑、皮下多发性神经纤维瘤等，损害程度与*NF1*基因突变类型有关，移码突变＞剪切位点突变＞错义突变[22]。最严重的是*NF1*基因大片段杂合缺失，表现为婴儿期面部畸形、智力低下、早发恶性肿瘤等[22, 23]。有报道中国23例NF1患者中，仅2例合并OPG[24]，欧美人群中15%～20%的NF1合并OPG，发病率是中国的2～3倍[25]。NF2发病率约为1/25 000[26, 27]，是定位于染色体22q12.2的*NF2*基因（抑癌基因）发生突变，90%～95%发生双侧听神经瘤、45%～77%发生脑膜瘤（均与*NF2*基因失活有关）[28, 29]。

儿童视路胶质瘤合并*NF1*突变，即可明确诊断为NF1型OPG；反之，则诊断为散发型OPG。

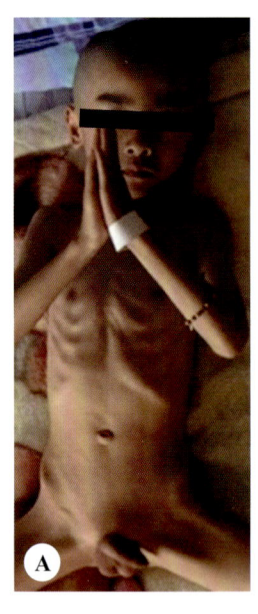

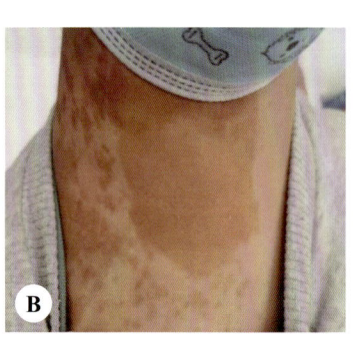

▲ 图9-1 A. 10岁男性患儿（身高112cm、体重15kg）极度消瘦，性早熟；B. NF1型OPG，典型皮肤牛奶咖啡斑

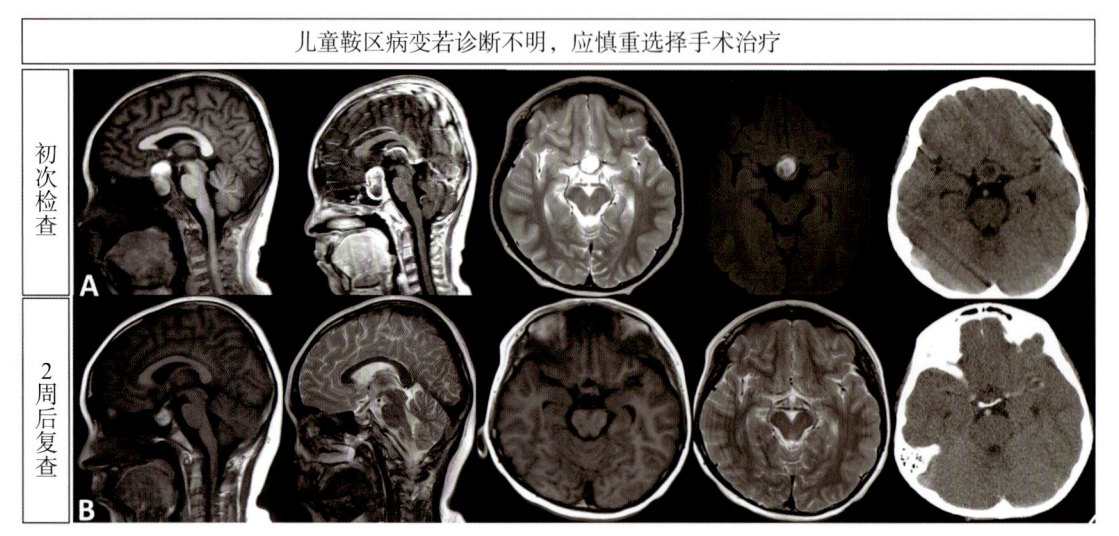

儿童鞍区病变若诊断不明，应慎重选择手术治疗

▲ 图9-2 9岁男性患儿，否认多饮多尿病史。主诉"头痛伴视物模糊1个月余，逐步缓解"。头颅CT示：鞍区混杂密度影，未见明显钙化；头颅MRI示：鞍区短T_1长T_2信号影，内部可见液平，外周环形强化（A）。血清PRL轻度升高，FT4略降低，AFP（–）、HCG（–）。颅咽管瘤还是垂体瘤卒中实难决断，因此随访观察。2周后患儿头痛缓解、视力明显改善，鞍区病变显著缩小（B），颅咽管瘤可除外

儿童视路胶质瘤为何要依据 NF1 突变分型呢？因为 NF1 型 OPG 的预后远好于散发型 OPG。近 2/3 的 NF1 型 OPG 终身无进展，不需要手术干预；反之，近 90% 的散发型 OPG 持续进展，最终需要临床干预[30]。因此，当患儿初步诊断为 OPG 时，首先要判定是散发型还是 NF1 型，以确定进一步诊疗方案（表 9-1）。需要指出，NF1 型 OPG 欧美人多见，国外报道约 30% 的 OPG 患儿合并 NF1 突变[31]；而我们曾对 21 例中国儿童 OPG 样本进行基因检测，仅 1 例存在 NF1 突变（4.8%），突变率远低于欧美人群。NF1 型 OPG 多幼年起病、进展缓慢，常因皮肤咖啡斑就诊偶然发现颅内占位，高达 70% 的 NF1 型 OPG 没有临床症状，甚至存在肿瘤自然消退现象[32]（图 9-3）；若肿瘤稳定，10 岁后进展的概率逐步降低，成年后再进展则极为罕见。总体上仅有 1/3 的 NF1 型 OPG 需要临床干预，预后较好[33]。反之，散发型 OPG 在中国多见，全年龄段发病，因视力减退、头痛呕吐等发现颅内占位，病程短、进展快，90% 需要临床干预（图 9-4 和图 9-5）[30]。

表 9-1　儿童视路胶质瘤 NF1 型与散发型之差异

	NF1 型 OPG	散发型 OPG
NF1 基因在 OPG 中占比	NF1 基因突变欧美近 30%，中国仅 5%	NF1 基因无突变欧洲仅 70%，中国近 95%
肿瘤部位	累及视神经（多为 Dodge Ⅰ 型）	累及视交叉、下丘脑（多为 Dodge Ⅱ~Ⅲ 型）
常见临床表现	性早熟	高颅压症状（常合并脑积水）
视觉障碍	少见	多见
发病年龄	10 岁以内多见	全年龄段可见
病情进展	进展缓慢，10 岁后基本停滞，仅 1/3 需临床干预	进展快，90% 需要临床干预

4. WHO CNS 肿瘤分类新版变化较大，OPG 在分类上该如何归属呢？

无论新旧版，都未对儿童视路胶质瘤进行单独分类。旧版（2016，第 4 版）以组织病理为基

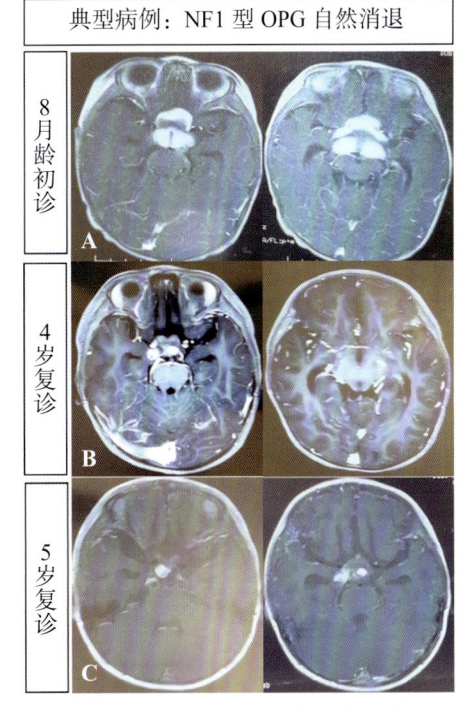

▲ 图 9-3　4 岁女性患儿，因"新生儿黄疸"行颅脑 MRI 检查发现鞍区病变，外周血基因检测显示 NF1 突变，NF1 型 OPG 诊断明确。A. 8 月龄时可见视交叉、双侧视束占位；B. 4 岁时瘤体明显缩小，提示肿瘤消退；C. 5 岁时瘤体进一步缩小，自然消退趋势明显

础，新版（2021，第 5 版）则强调基因变异并结合组织病理、免疫组化予以整合。至本书撰写为止，国内外均未对儿童视路胶质瘤的分类进行梳理。据此，我们归纳出儿童视路胶质瘤（OPG）整合诊断（天坛 2021），并期望在实践中不断完善（表 9-2）。

依据 2016 版分类，视路胶质瘤多属于毛细胞型星形细胞瘤（PA，WHO Ⅰ 级）或毛细胞黏液样型星形细胞瘤（PMA，WHO Ⅱ 级），高级别胶质瘤仅占 2%[34]，胶质母细胞瘤极为罕见，全球仅见 3 例报道[7-9]（图 9-6）。

依据 2021 版分类，视路胶质瘤归为儿童型弥漫性低级别胶质瘤（DLGG）与局限性星形细胞胶质瘤（CAS）。前者包括：①弥漫性星形细胞瘤，伴 MYB 或 MYBL1 改变；②弥漫性低级别胶质瘤，伴 MAPK 信号通路改变；③青少年多形性低级别神经上皮肿瘤；后者包括：①毛细胞型星形细胞瘤；②具有毛样特征的高级别星形细胞瘤[35]。

典型病例：散发型 OPG 持续进展

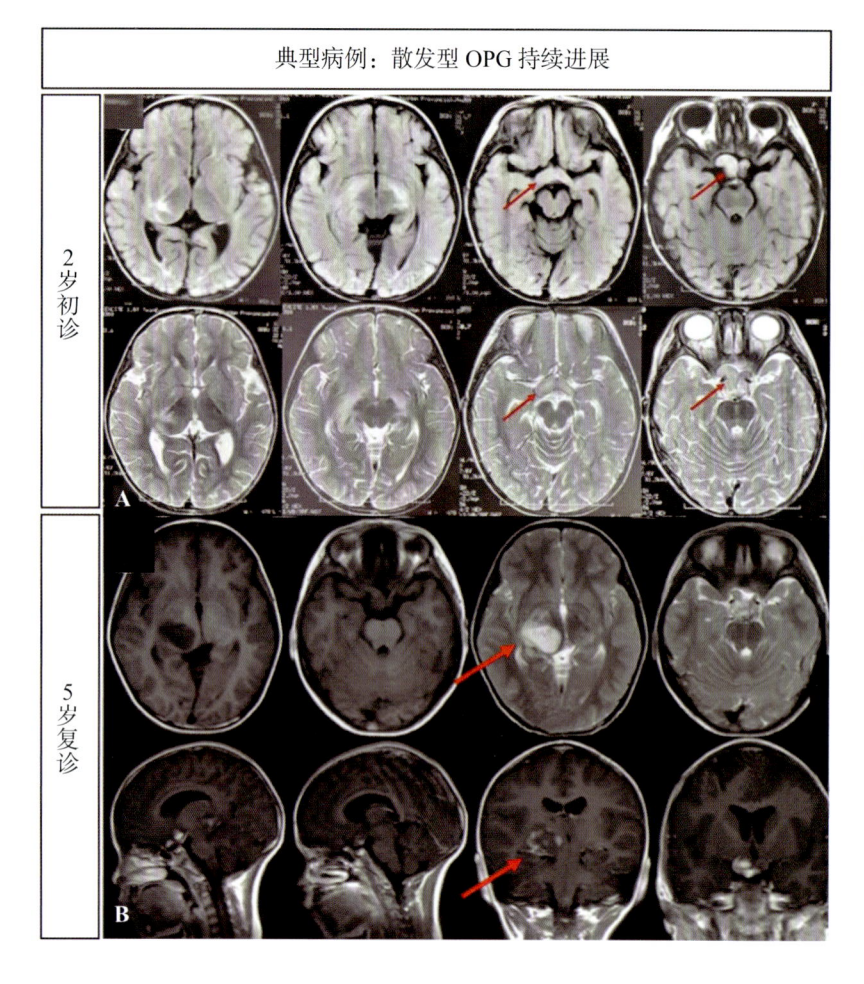

◀ 图 9-4 5 岁女性患儿，主诉：双眼水平震颤 3 年，视力下降 2 年，头晕 1 个月余。3 年前发现视交叉、视束占位，外周血 *NF1* 基因突变（-），散发型 OPG 诊断明确。A. 2 岁时发现视交叉、视束占位，因顾虑手术风险，选择动态观察；B. 5 岁时右眼视力减退明显，MRI 提示肿瘤进展，累及右侧丘脑、视放射。最终选择手术部分切除。病理回报：星形细胞瘤；免疫组化：IDH1（-），ATRX（+），P53（5% 弱 +），Ki-67（2%～6%），H3K27me3（+），BRAFV600E（-）；基因检测：*NF1* 突变（-）。整合诊断：儿童型弥漫性低级别胶质瘤，NOS 型。术后放疗效果好，视力较前改善明显

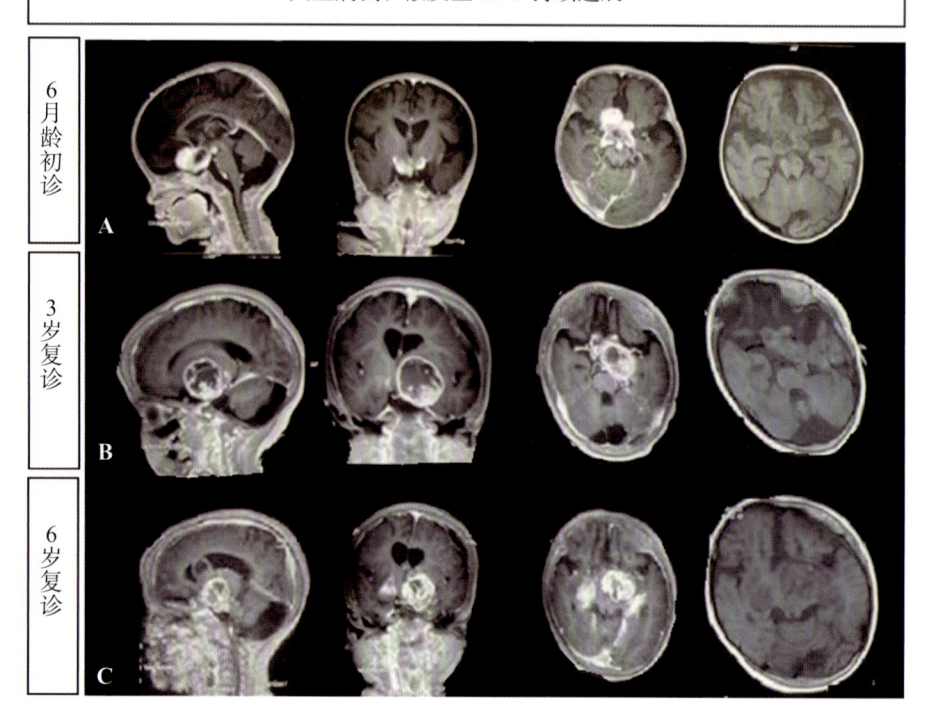

典型病例：散发型 OPG 持续进展

◀ 图 9-5 6 岁男性患儿，6 月龄时因头围增大发现鞍上占位，因顾虑手术风险，选择动态观察。A. 6 月龄显示鞍区占位；B. 3 岁显示肿瘤明显增大，双侧视力减退明显；C. 6 岁显示肿瘤持续进展，突入侧脑室并向对侧视束播散，双眼仅存在光感。家长终于下决心手术，行肿瘤部分切除。病理回报：毛细胞型星形细胞瘤；免疫组化：IDH1（-），ATRX（部分 +），P53（偶见 +），Ki-67（1%～3%），BRAFV600E（-）；基因检测：*BRAF* 突变（+），*NF1* 突变（-）；整合诊断：毛细胞型星形细胞瘤，伴 *BRAF* 突变。后续放疗，进行中

表 9-2　儿童视路胶质瘤整合诊断（天坛 2021）

组织学分型	分子特征	整合诊断	WHO 分级
局限性星形细胞胶质瘤	KIAA1549-BRAF 融合、BRAF 突变、NF-1 突变	毛细胞型星形细胞瘤	3
	BRAF 改变、NF-1 突变基础上发生 ATRX 突变、CDKN2A/B 纯合缺失	具有毛样特征的高级别星形细胞瘤	3～4
儿童型弥漫性低级别胶质瘤	MYB/MYBL1 改变	弥漫性星形细胞瘤，伴 MYB 或 MYBL1 改变	1
	MAPK（FGFR1，BRAF）通路改变	弥漫性低级别胶质瘤，伴 MAPK 信号通路改变	未定级
	BRAF 改变，FGFR 家族	青少年多形性低级别神经上皮肿瘤	1

毛细胞型星形细胞瘤 / 毛黏液样型星形细胞瘤，若发生 KIAA1549-BRAF 融合、BRAF 突变、NF1 突变，在新版分类中归属为毛细胞型星形细胞瘤（1 级）；毛细胞型星形细胞瘤 / 毛黏液样型星形细胞瘤若发生 ATRX 突变、CDKN2A/B 纯合缺失，则提示恶性转化，在新版分类中归属为具有毛样特征的高级别星形细胞瘤（3、4 级）

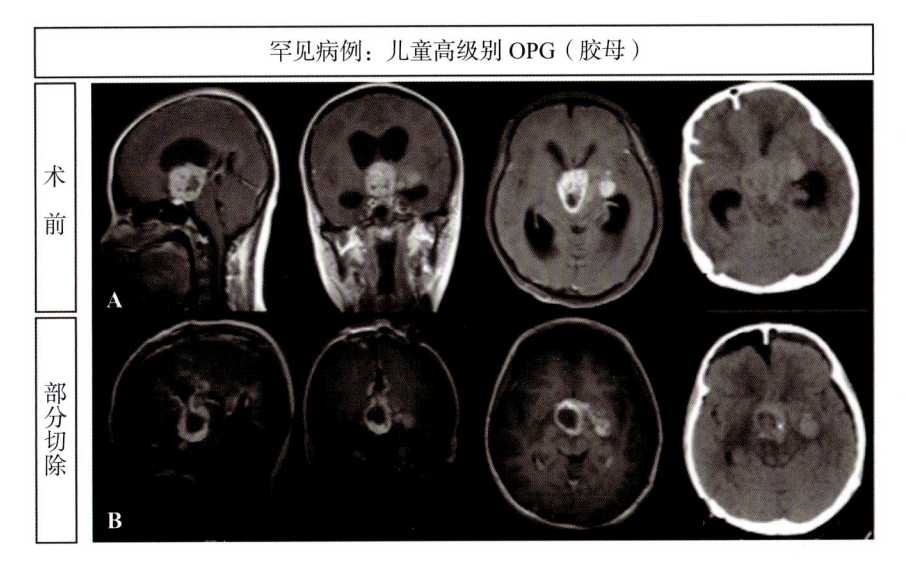

罕见病例：儿童高级别 OPG（胶母）

术前

部分切除

◀ 图 9-6　12 岁女性患儿，主诉：视力减退 1 年，头痛加重 1 个月。头颅 CT/MRI 显示：鞍上、视交叉、左侧视束、视放射占位，行肿瘤部分切除。病理回报：胶质母细胞瘤（Ki-67：30%）；免疫组化：GFAP（+），Olig-2（散在 +），SMA（血管阳性），S100（+），INI-1（+）；基因未检测。整合诊断：儿童型弥漫性高级别胶质瘤，NOS 型，术后 4 个月死亡

研究显示，儿童低级别胶质瘤存在的基因突变主要与促分裂素原活化蛋白激酶（MAPK）信号传导通路上调的基因相关，如 BRAF2 突变或融合，FGFR1 突变或重构，NF1 突变以及 NTRK 基因家族融合等[36]，70% 以上的毛细胞型星形细胞瘤可观察到 KIAA1549-BRAF 基因融合[37, 38]。反之，ATRX、CDKN2A、TP53 突变的儿童低级别胶质瘤预后较差[39]，BRAFV600E 突变合并 CDKN2A/B 纯合缺失可能导致低级别胶质瘤恶性转化[39, 40]。因此，利用分子特征对儿童低级别胶质瘤进行危险分层，有助于临床决策：合并 NF1 突变、KIAA1549-BRAF 融合、CRAF 突变的可归为低风险；合并 BRAFV600E 突变、IDH1 突变、FGFR1 突变的可归为中风险；合并 H3K27M 突变或 BRAFV600E 突变合并 CDKN2A/B 纯合缺失的归为高风险[40]。

5. 儿童视路胶质瘤，国内外是否有规范化治疗方案？

至本书撰写为止，国内外针对儿童视路胶质瘤均缺乏规范化治疗方案，何时治疗？如何治疗？是否需要手术？如何手术？术后是放疗、化疗，还是靶向治疗？治疗效果如何？既缺乏大宗病例总结、长时间随访，也缺乏令人信服的治疗效果与诊疗规范。作为全国最大的儿童视路胶质

瘤诊疗中心，我们正着手进行梳理，有义务尽早推出天坛的数据与同行共享，造福广大患儿。

目前多数学者认为，对于偶然发现的视路胶质瘤，若无临床症状，应进行外周血检测，判定是散发型还是 NF1 型 OPG。前者近 90% 患儿发生病情进展，需要临床干预，应坚持逐年复查，及时治疗；后者可长期随诊，10 岁后肿瘤进展概率逐年减小，复查间隔可延长至 1 次 /3～5 年，仅 1/3 患者最终需要临床干预[33, 41, 42]。若出现临床症状，应积极手术治疗。我们与众多学者意见一致，OPG 的手术治疗不可替代[43, 44]。手术目的：①明确组织病理及分子特征，对指导后续治疗具有决定性作用；②充分减轻瘤负荷，尽量切断瘤内供血，使肿瘤从富血供向乏血供转化，提高放疗敏感性[45]；③打通脑脊液循环，缓解高颅压，降低后续治疗风险。具体而言，对于局限于一侧眶内 Dodge Ⅰ型 OPG，若瘤体持续进展且存在颅内侵犯风险时，应及时请眼科医生评估是否行根治性切除以阻断肿瘤向颅内蔓延[46]；若瘤累及视交叉、下丘脑（Dodge Ⅱ～Ⅲ型）出现相应症状，应由神经外科医生主导，采取部分切除，且要避免视路与下丘脑的损伤。

Jenkin 认为，OPG 手术部分切除后，应积极放疗，治疗效果好于手术后单纯观察的患者[43]。Awdeh 报道，手术配合放疗对患者视力的恢复明显好于单纯放疗的患者。因此，放疗前瘤体充分内减压，视力改善效果明显[45]。放疗作为治疗 OPG 的传统方法，能够有效地控制肿瘤的进展（总剂量 40～56Gy）。接受放疗的 OPG 患儿 10 年生存率高达 80%～90%，视力、视野改善率达到 30%～55%，明显好于化疗[47]。我国采用 3 岁以上即可接受放疗的标准，5—7 岁以上散发型 OPG，放疗是术后首选治疗[48]。化疗作为传统治疗方式，用于 OPG 的治疗至今已有近 50 年的历史。化疗更适用于轻症患儿，卡铂联合长春新碱（CV 方案）治疗初诊和复发的 OPG 有效率分别为 66.67% 与 50%[49]，化疗对视力、视野的改善作用有限，部分患者化疗效果不佳，需要手术补救，总体治疗效果逊于手术治疗及放疗（表 9-3）[43, 44, 50]。

6. 目前儿童 OPG 治疗争议最大的几个热点问题是什么？

(1) 手术的切除程度如何？

如前所述，众多学者认为，OPG 的手术治疗

表 9-3　世界主要治疗中心儿童视路胶质瘤疗效对比 [44, 51-55]

机构名称	治疗方案	预　后
美国，纽约大学朗格尼儿童中心，2019[52]	手术治疗 37 例、放化疗失败后补救手术治疗 46 例	5 年和 10 年总生存率分别为 87% 和 78%，5 年和 10 年无进展生存率分别为 55% 和 46%
中国，首都医科大学附属北京天坛医院	手术配合化疗	80 例患者随访 1～7 年（平均 50 个月）；5 年总生存率 100%，无进展生存率为 90%（图 9-7 和图 9-8）
法国：古斯塔夫·鲁西研究所儿科，1998[51]	单纯放疗	69 例患者，中位随访时间 7 年，10 年总生存率 83%，无进展生存率 65.5%，放疗后视力改善率 26%～42% 保持稳定
德国：纽伦堡大学医院放射科，2000[53]	单纯放疗	25 例患者，10 年总生存率 94%，无进展生存率 69%，放疗后视力改善率 36%～52% 保持稳定
澳大利亚：墨尔本皇家儿童医院儿童癌症中心，2014[44]	单纯化疗	42 例患者，化疗期间，14% 视力改善，9% 视力恶化，其余稳定，平均 78 个月随访，26% 的患者失明
法国：法国儿科肿瘤学会，2003[54]	单纯化疗	85 例患者（丙卡嗪+卡铂、依托泊苷+顺铂、长春新碱+环磷酰胺交替化疗），5 年总生存率 89%，无进展生存率 34%
意大利：国家肿瘤研究所小儿肿瘤科，2002[56]	单纯化疗	29 例患者，顺铂+依托泊苷化疗方案，中位随访时间 44 个月。3 年总生存率 100%，无进展生存率 78%

第 9 章 宫剑谈儿童视路胶质瘤（OPG）的天坛诊疗规范

经典病例：儿童巨大 OPG 部分切除 + 放疗

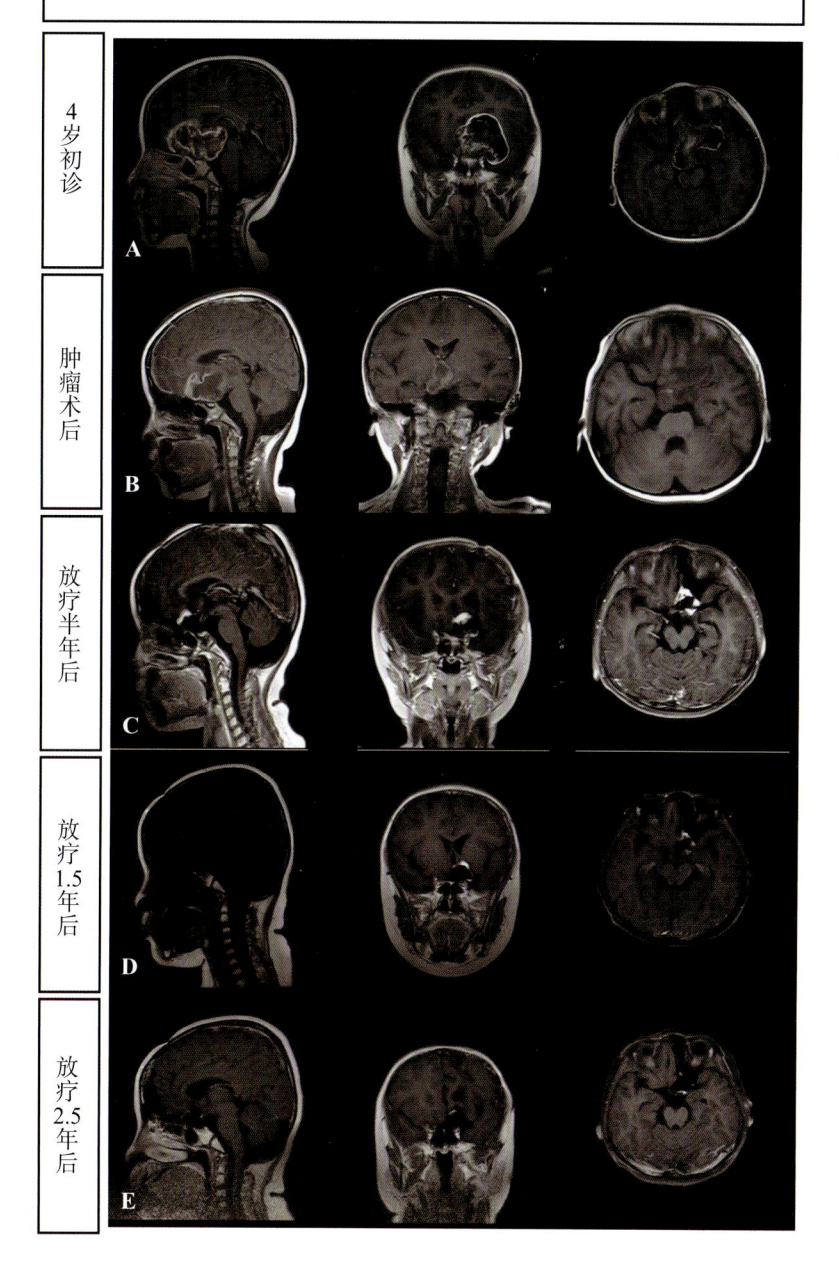

4岁初诊 — A
肿瘤术后 — B
放疗半年后 — C
放疗1.5年后 — D
放疗2.5年后 — E

◀ 图 9-7 4岁女性患儿巨大视路胶质瘤，部分切除配合放疗。A. 4岁初诊时 MRI 显示鞍上、鞍旁巨大占位；B. 肿瘤部分切除，病理提示：毛细胞型星形细胞瘤，术后及时放疗；C. 放疗后半年肿瘤大部消失；D. 放疗后1年半肿瘤已不明显；E. 放疗后两年半肿瘤基本消失，疗效满意

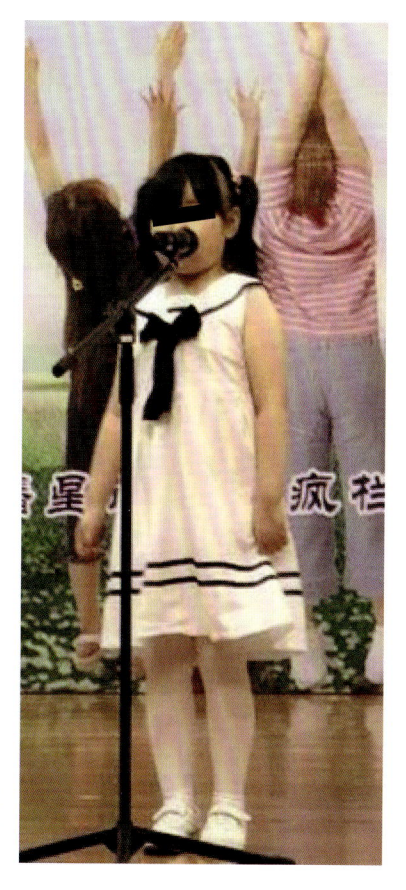

▶ 图 9-8 患儿已康复，正常学习生活，笔者甚感欣慰

151

不可替代，手术切除配合放疗是最佳选择。目前争议最大的是肿瘤切除程度，存在两个极端：有的学者顾虑手术风险，谨慎采用活检配合放疗[5]；有的学者则激进的提出根治性切除，从而避免后续放化疗[51]。前者，事实上 OPG 根据临床与影像学特征基本可以明确诊断，活检并不是放化疗的前提[55]，单纯活检不能减轻瘤负荷，配合放疗效果不佳[45]。而后者，则坚决反对。我们知道，视路胶质瘤起源于视觉传导通路、毗邻下丘脑，对肿瘤进行根治性切除，势必造成视觉传导通路的中断，这种医源性的损伤是难以接受的。同时，根治性切除必将造成严重的下丘脑损伤，本可以治愈的低级别胶质瘤因为手术导致昏迷甚至死亡，应严格避免。因此，我们认为儿童视路胶质瘤，部分切除配合放疗是最佳选择。

(2) 若采用部分切除，切除范围可否量化？

儿童视路胶质瘤的手术，天坛小儿神外历经 20 年的改进与传承，究竟切除到什么程度，始终没有量化标准，口口相传的是"适可而止"，该如何领会呢？

如前所述，视路胶质瘤部分切除的目的：①明确病理；②充分减轻瘤负荷；③打通脑脊液循环。但是，明确病理可以通过活检实现，打通脑脊液循环不如脑室 – 腹腔分流更可靠。因此，手术的关键在于第 2 点：充分减轻瘤负荷，尽量切断瘤内血供，保证后续放疗效果[45]。若切除过少，术后残余肿瘤易发生卒中，严重者危及生命；若切除过多，易导致下丘脑损伤，严重者同样危及生命（图 9-9）。"适可而止"该如何衡量呢？笔者体会如下。

① 视路胶质瘤的手术同样要遵循"中线肿瘤，中线入路"的原则，尽量避免侧方入路，造成视觉传导纤维的损伤。

② 依据肿瘤生长方向，若选择前纵裂入路，下丘脑损伤轻，应注意视路的保护；若选择胼胝体 – 穹窿间入路，视路损伤轻，应注意下丘脑的保护。

③ 手术以减轻瘤负荷为目的，沿中线纵行切

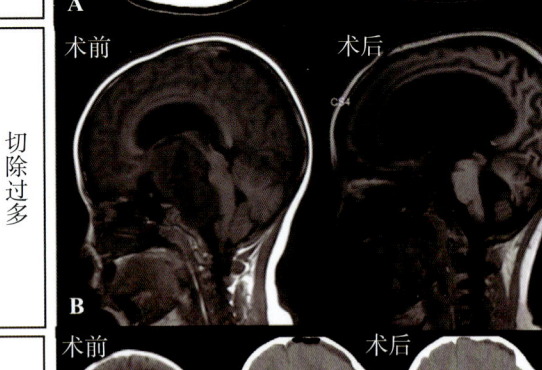

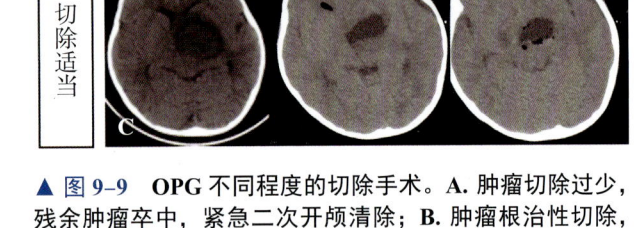

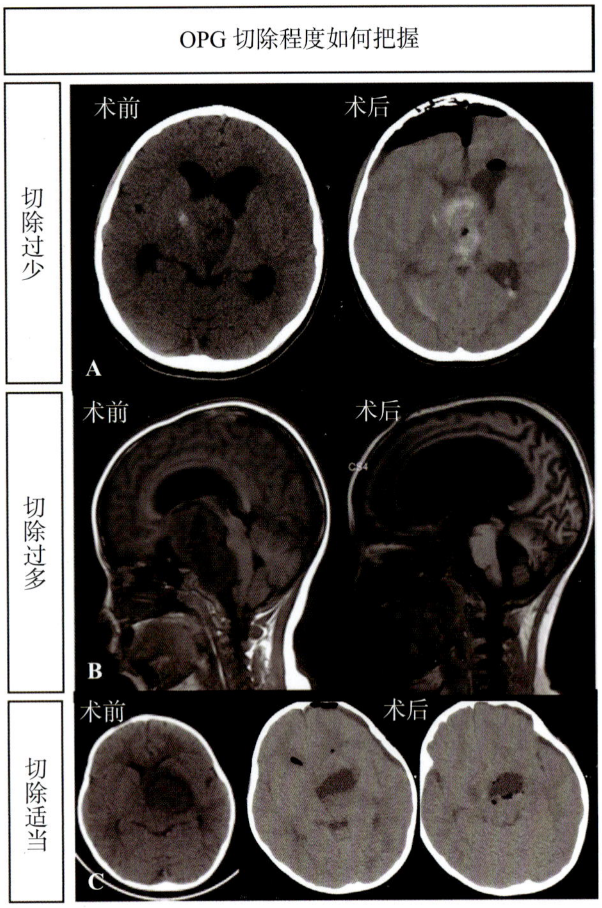

▲ 图 9-9 OPG 不同程度的切除手术。A. 肿瘤切除过少，残余肿瘤卒中，紧急二次开颅清除；B. 肿瘤根治性切除，术后深昏迷，去大脑强直，预后差；C. 肿瘤切除恰到好处，效果好

开肿瘤包膜，严格进行瘤内操作、囊内减压，避免游离肿瘤边缘造成视觉传导通路与下丘脑的损伤。要直视下操作，避免盲刮、盲拽，过度牵拉。

④ 视路胶质瘤存在高度的异质性，若呈胶冻样、血供不丰富，应尽量吸除，充分囊内减压；若血供丰富，瘤内富含成簇小分支动脉，应确切电凝止血，既防止残余肿瘤卒中，又尽可能使肿瘤由富血供向乏血供转化，提高对后续放疗的敏感性[2, 56, 57]；若瘤体硬韧、钙化明显，可采用超吸（CUSA）瘤内减压，但切记保持包膜完整，避免突破包膜与基底池沟通，造成视交叉或下丘脑的损伤。

(3) NF1 型 OPG 术后能否放疗？

NF1 型 OPG 术后可否放疗目前存在争议。有

学者认为放疗可导致儿童认知功能减退、内分泌功能障碍，甚至诱发新生肿瘤及恶性转化[13]。作为国内最大的儿童视路胶质瘤治疗中心，我们认为OPG的治疗是以挽救视力与保护生命为首要前提，术后选择放疗还是化疗，应该是哪个有效就选择哪个。事实证明，放疗优于化疗，特别是对视力改善，优势明显[7, 33, 51]。至于放疗可能导致的内分泌功能障碍，我们知道，累及下丘脑的肿瘤本身可导致内分泌功能障碍，进而诱发认知功能障碍[5, 58]，哪些是放疗引起的，值得进一步探讨[59]。NF1患者随访过程，3%新生颅内肿瘤[25]，若把新生肿瘤都归于放疗，未免牵强，需要更多病例加以证实。因此NF1型OPG患者并非放疗禁忌证[13]。

(4) OPG合并梗阻性脑积水该如何处理？

视路胶质瘤多位于中线部位，易发生梗阻性脑积水（约30%）[2]。因此，在切除肿瘤前，通过脑室-腹腔分流缓解脑积水、解除高颅压，安全可靠（图9-10）。有学者提出通过切除肿瘤，打通脑脊液循环而避免分流手术，初衷很好，但临床可行性差。我们知道，视路胶质瘤的手术原则是部分切除肿瘤，明确病理、减轻瘤负荷，即使手术一时打通了脑脊液循环（解除肿瘤对室间孔、导水管上口的阻塞，图9-11），残余肿瘤的术后肿胀很容易再次阻塞脑脊液循环。再加上手术残渣、凝血块、止血材料等因素的影响及后续放疗过程中脑组织顺应性改变，术后脑积水再发率极高。我们回顾了近3年天坛小儿神外80例儿童视路胶质瘤，合并梗阻性脑积水40例，21例术前分流，顺利进行手术及后续放化疗，无脑积水再发；19例术前未分流，术后放化疗期间脑积水再发11例（57.9%），5例（23.8%）急诊行脑室-

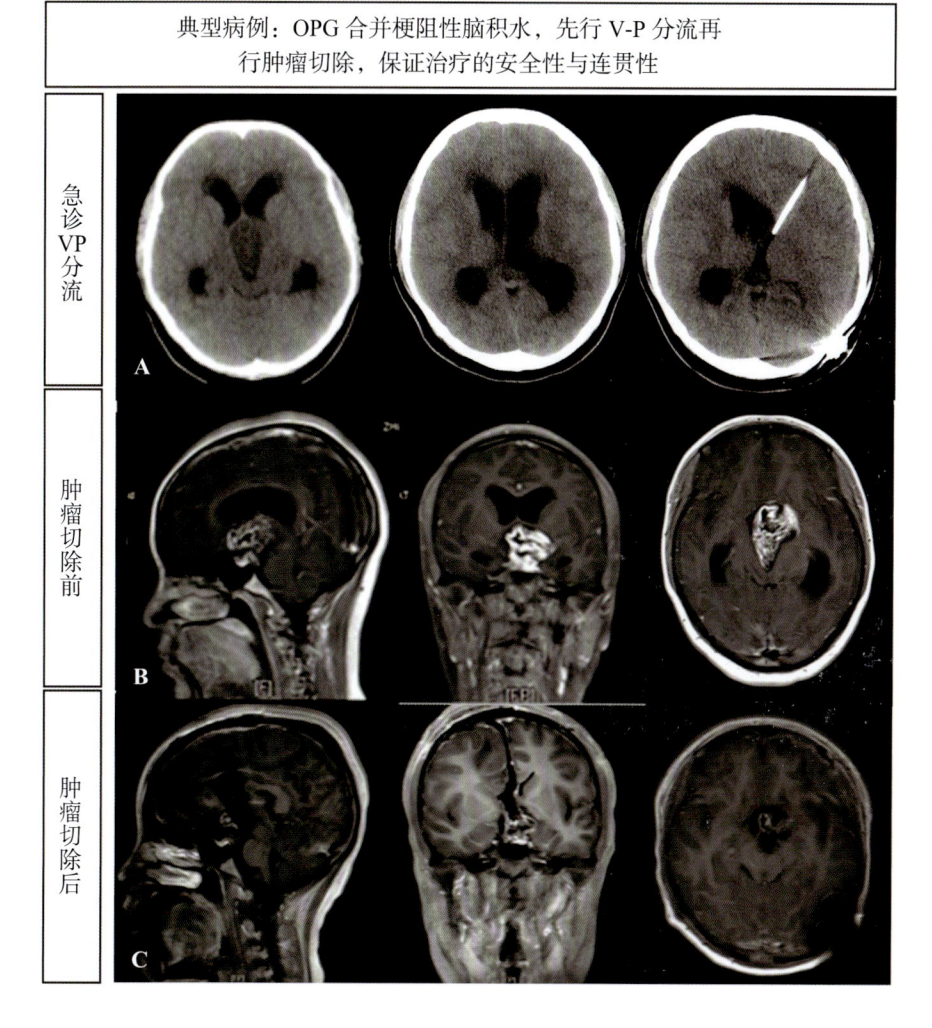

典型病例：OPG合并梗阻性脑积水，先行V-P分流再行肿瘤切除，保证治疗的安全性与连贯性

◀ 图9-10　15岁女性患儿。主诉：左眼视力减退2个月，头痛加重伴呕吐1周。头颅CT/MRI显示：视路胶质瘤，梗阻性脑积水（A和B）。急行左侧脑室-腹腔分流术缓解高颅压，患儿状态明显改善。继而行肿瘤大部切除术（C），术后恢复好，左眼视力有所改善，顺利转入放疗。整个治疗过程连贯有序，一气呵成

腹腔分流加以抢救，辅助治疗被打断，效果不佳（图 9-12）。在此我们明确告诫同行，不要试图通过切除视路胶质瘤缓解梗阻性脑积水，疗效极不确切，脑积水再发率高，潜藏巨大风险：轻则打断后续治疗；重则突发脑疝、呼吸停止，危及患儿生命，我们都是有深刻教训的。因此，若 OPG 合并梗阻性脑积水，先行脑室-腹腔分流确切解除高颅压，为后续治疗全程提供安全保障，值得推广。

(5) OPG 肿瘤播散，治疗效果如何？

儿童视路胶质瘤多为组织学良性表现，但少数毛细胞型星形细胞瘤具有很强的侵袭性，3%~12% 会出现播散转移[60-62]，多发生于颅内或椎管内软膜下腔[63]（图 9-13）。若 OPG 已出现播散转移，仍可通过部分切除配合全脑全脊髓放疗，以及口服替莫唑胺（TMZ）等方案综合治疗，患者的临床症状和影像学表现多会改善，部分患者可以治愈[62, 64, 65]。

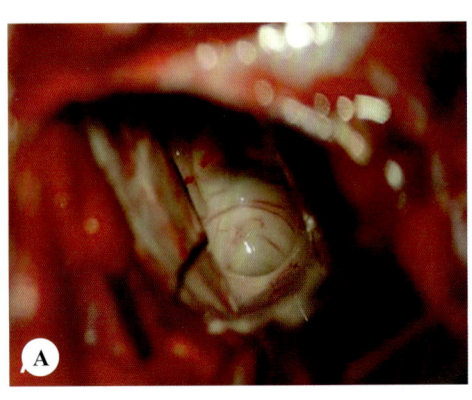

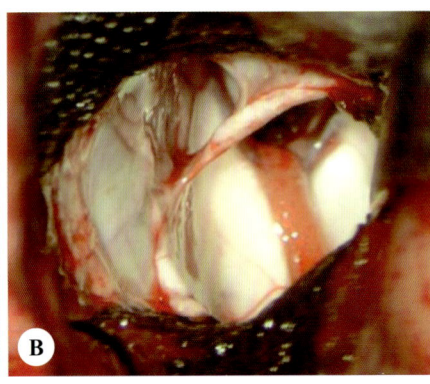

◀ 图 9-11 术中所见：A. 暴露导水管上口；B. 暴露右侧室间孔

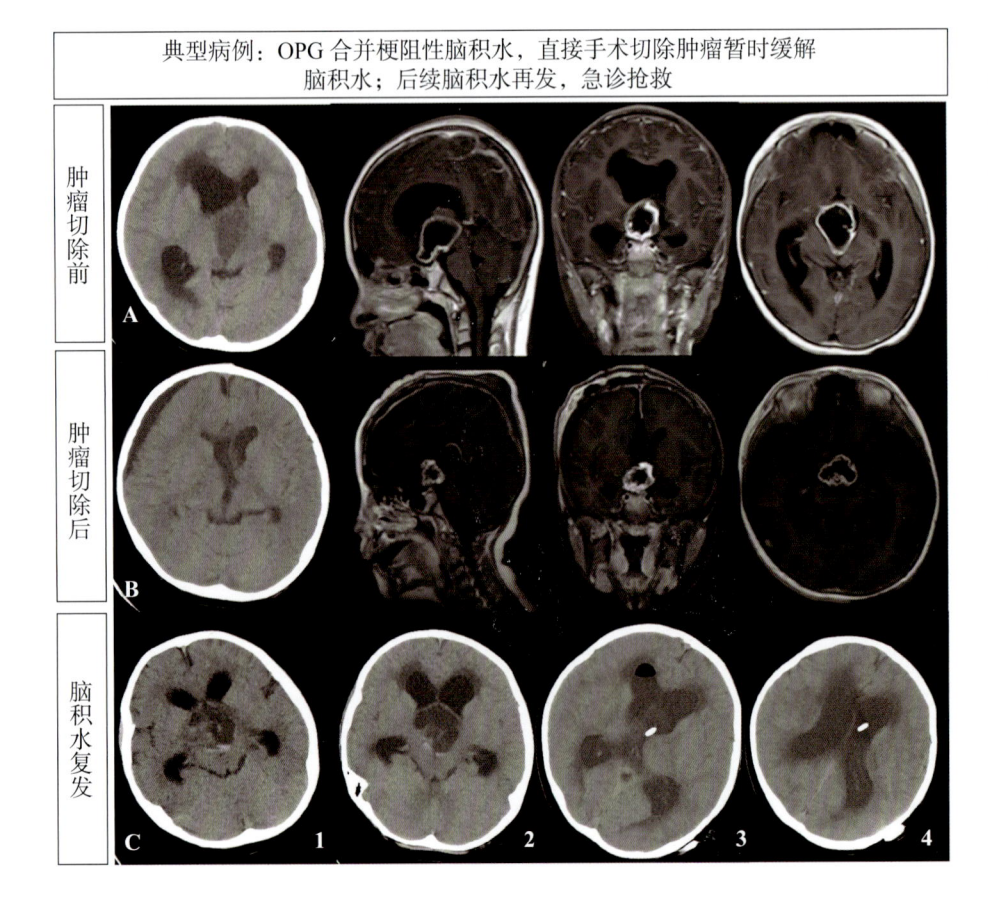

◀ 图 9-12 6 岁男性患儿。主诉：间断性头痛呕吐 2 个月余，左眼内斜视 2 周。头颅 CT/MRI 显示：视路胶质瘤，梗阻性脑积水（A）。未先行分流，直接肿瘤切除，脑积水暂时缓解（B）。后续治疗中，脑积水再发，病情危重（C1 和 C2），急行左侧脑室-腹腔分流术挽救生命（C3 和 C4），辅助治疗中断，效果不佳

典型病例：OPG 合并梗阻性脑积水，直接手术切除肿瘤暂时缓解脑积水；后续脑积水再发，急诊抢救

典型病例：OPG 脑干、小脑、脊髓等多发软膜下播散

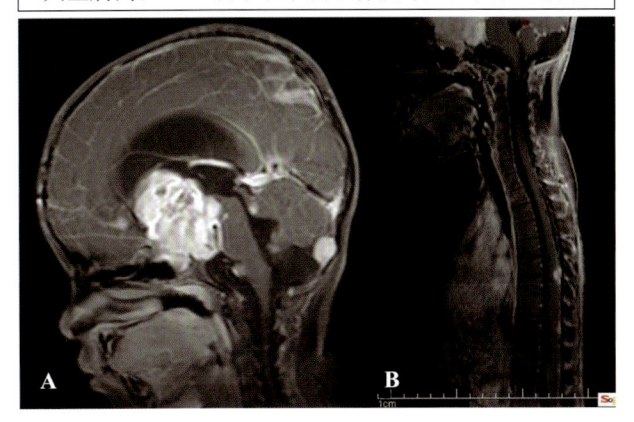

▲ 图 9-13　儿童视路胶质瘤，脑干、小脑、脊髓多发软膜下播散转移

7. 儿童视路胶质瘤的靶向药物治疗有何新进展？

多数儿童低级别胶质瘤（low-grade glioma，LGG）与 MAPK 通路中相关分子上调有关，出现某些基因突变的 OPG 可试行靶向药物治疗[66]：达拉菲尼、维莫菲尼等 BRAF 抑制药，对合并 *BRAFV600E* 突变的难治性 OPG 有效[67]；但若应用于 *BRAF-KIAA1546* 融合或 BRAF 野生型 OPG 中，反而会加速肿瘤进展[68]。新一代 BRAF 抑制药 PLX8394 目前还处于临床试验阶段[69]，MEK 抑制药曲美替尼对一些难治性 OPG 有一定疗效[70]，司美替尼在 *BRAF* 基因变异或 *NF1* 相关的 LGG 均有效，该药近期已获得美国食品药品管理局批准，可用于治疗＞2 岁 NF1 型 OPG[71]。mTOR 抑制药依维莫司对复发进展性 NF1 型 OPG 疗效显著[57]，抗血管生成药贝伐单抗可使肿瘤缩小、改善患儿的视力[72]。FGFR，ALK，ROS1 以及 NTRK 等突变在儿童 OPG 中较为少见，相关靶向治疗仍处于探索阶段[66]。

需要指出，各类靶向药物，属于补充治疗。儿童视路胶质瘤的首选依然是减瘤手术加放疗，对此，广大同道与家长应该清醒认识。

8. 最后请您谈一谈儿童视路胶质瘤天坛诊疗规范

据此，我们结合大量临床实践，制订出了儿童视路胶质瘤（OPG）天坛诊疗规范（2021）。

(1) 儿童视路胶质瘤合并梗阻性脑积水，若出现头痛、呕吐等症状，应先行脑室-腹腔分流术缓解高颅压，为后续治疗提供安全保障。

(2) 儿童视路胶质瘤若临床症状明显，应首选手术治疗。手术策略是肿瘤部分切除，明确病理，减轻瘤负荷，将肿瘤从富血供向乏血供转化而增加放疗敏感性。手术应注意视路与下丘脑的保护，禁忌根治性切除。

(3) 术后若条件允许，应尽早（1 个月内）行放疗、次选化疗，肿瘤治疗效果及视力改善程度，放疗优于化疗。

(4) 具体可参照以下路线图（图 9-14）。

总　结

视路胶质瘤（OPG）是儿童常见鞍区肿瘤，迄今为止，国内外均没有标准的诊疗规范，治疗效果差异巨大。在此，我们提出 OPG 整合诊断及治疗规范，与同道共享，希望大家汲取我们的经验教训，少走弯路，提高疗效，造福广大患儿。

参考文献

[1] Jahraus CD, Tarbell NJ. Optic pathway gliomas [J]. Pediatr Blood Cancer, 2006, 46(5):586–596.
[2] Rasool N, Odel JG, Kazim M. Optic pathway glioma of childhood [J]. Curr Opin Ophthalmol, 2017, 28(3):289–295.
[3] Aihara Y, Chiba K, Eguchi S, et al. Pediatric Optic Pathway/Hypothalamic Glioma [J]. Neurol Med Chir (Tokyo), 2018, 58(1):1–9.
[4] Dodge HJ, Love J G, Craig WM, et al. Gliomas of the optic nerves [J]. AMA Arch Neurol Psychiatry, 1958, 79(6):607–621.
[5] Liu Y, Hao X, Liu W, et al. Analysis of Survival Prognosis for Children with Symptomatic Optic Pathway Gliomas Who Received Surgery [J]. World Neurosurg, 2018, 109:e1–e15.
[6] Ryall S, Tabori U, Hawkins C. Pediatric low-grade glioma in the era of molecular diagnostics [J]. Acta Neuropathol Commun, 2020, 8(1):30.
[7] Munoz-Cardona ML, Llano-Naranjo Y, Londono-Ocampo F, et al. Acute Visual Loss Related to Retinal Vascular Occlusion Secondary to Visual Pathway Primary Glioblastoma [J]. J Neuroophthalmol, 2021, 41(2):e142–e144.
[8] Lin CY, Huang HM. Unilateral malignant optic glioma following glioblastoma multiforme in the young: a case report and literature review [J]. BMC Ophthalmol, 2017, 17(1):21.
[9] Siedler DG, Beechey JC, Jessup PJ, et al. Infantile Optic Pathway Glioblastoma [J]. World Neurosurg, 2019, 129:172–175.

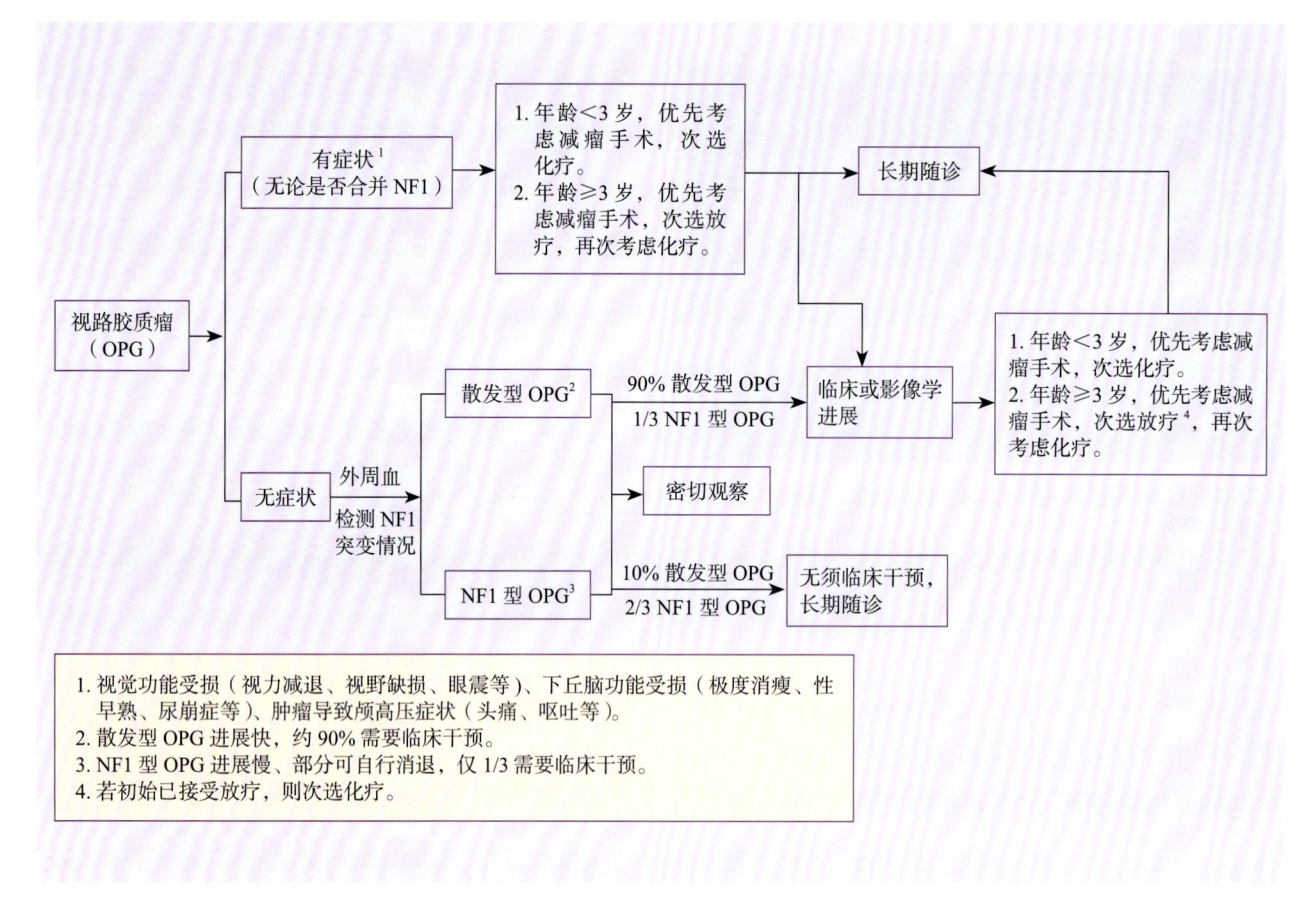

▲ 图 9-14 儿童视路胶质瘤天坛诊疗规范（2021）

[10] 朱惠娟. 鞍区病变的诊断与治疗 [J]. 中华内科杂志, 2016, 55(1):49–50.

[11] 白光辉, 邹爱国, 严志汉, 等. 儿童鞍区常见肿瘤 26 例影像学分析 [J]. 浙江医学, 2006, 28(4):304–306.

[12] Jagannathan J, Dumont AS, Jane JJ, et al. Pediatric sellar tumors: diagnostic procedures and management [J]. Neurosurg Focus, 2005, 18(6A):E6.

[13] Fried I, Tabori U, Tihan T, et al. Optic pathway gliomas: a review [J]. CNS Oncol, 2013, 2(2):143–159.

[14] Pak-Yin L A, Moreira DC, Sun C, et al. Challenges and opportunities for managing pediatric central nervous system tumors in China [J]. Pediatr Investig, 2020, 4(3):211–217.

[15] 周大彪, 罗世祺, 马振宇, 等. 1267 例儿童神经系统肿瘤的流行病学 [J]. 中华神经外科杂志, 2007, 23(1):4–7.

[16] 李莉红, 李玉华, 郑慧, 等. 儿童鞍区占位性病变的临床与影像学特征 [J]. 实用放射学杂志, 2017, 33(4):593–596, 652.

[17] 刘博, 廖宇翔, 张治平, 等. 儿童鞍区肿瘤的治疗策略 [J]. 国际神经病学神经外科学杂志, 2018, 45(4):383–386.

[18] 幸兵, 郭晓鹏, 姚勇, 等. 儿童鞍区生殖细胞肿瘤的早期诊断及治疗策略 [C]. 第三届全国小儿神经外科学术大会, 重庆, 2015.

[19] 宫剑, 甲戈, 张玉琪, 等. 鞍区生殖细胞瘤的早期诊断及综合治疗 [J]. 中国微侵袭神经外科杂志, 2012, 17(6):245–247.

[20] Keil MF, Stratakis CA. Pituitary tumors in childhood: update of diagnosis, treatment and molecular genetics [J]. Expert Rev Neurother, 2008, 8(4):563–574.

[21] 邢亚洲, 王新军. 儿童垂体腺瘤的临床特点及治疗 [J]. 中华实用儿科临床杂志, 2017, 32(18):1429–1432.

[22] 孙漓, 周列民, 周珏倩, 等. 中国人 NF1 基因突变分析 [J]. 中国现代神经疾病杂志, 2007, 7(4):343–346.

[23] 吉津, 郭琴, 章若画, 等. 1 型神经纤维瘤病 NF1 基因突变检测 [J]. 中华皮肤科杂志, 2017, 50(6):442–444.

[24] 洪伟, 李宇杰, 贾宗良. 24 例神经纤维瘤病临床分析 [J]. 现代肿瘤医学, 2012, 20(7):1447–1450.

[25] Adil A, Singh AK. Neurofibromatosis Type 1[M]. Treasure Island (FL): StatPearls Publishing, 2022.

[26] Evans DG, Moran A, King A, et al. Incidence of vestibular schwannoma and neurofibromatosis 2 in the North West of England over a 10–year period: higher incidence than previously thought [J]. Otol Neurotol, 2005, 26(1):93–97.

[27] Evans DG, Howard E, Giblin C, et al. Birth incidence and prevalence of tumor-prone syndromes: estimates from a UK family genetic register service [J]. Am J Med Genet A, 2010, 152A(2):327–332.

[28] Smith MJ, Higgs JE, Bowers NL, et al. Cranial meningiomas in 411 neurofibromatosis type 2 (NF2) patients with proven gene mutations: clear positional effect of mutations, but absence of female severity effect on age at onset [J]. J Med Genet, 2011, 48(4):261–265.

[29] Parry DM, Eldridge R, Kaiser-Kupfer M I, et al. Neurofibromatosis 2 (NF2): clinical characteristics of 63 affected individuals and clinical evidence for heterogeneity [J]. Am J Med Genet, 1994, 52(4):450–461.

[30] Dutton JJ. Gliomas of the anterior visual pathway [J]. Survey of

Ophthalmology, 1994, 38(5):427–452.
[31] Listernick R, Charrow J, Greenwald M, et al. Natural history of optic pathway tumors in children with neurofibromatosis type 1: a longitudinal study [J]. J Pediatr, 1994, 125(1):63–66.
[32] Sellmer L, Farschtschi S, Marangoni M, et al. Serial MRIs provide novel insight into natural history of optic pathway gliomas in patients with neurofibromatosis 1 [J]. Orphanet J Rare Dis, 2018, 13(1):62.
[33] Cassina M, Frizziero L, Opocher E, et al. Optic Pathway Glioma in Type 1 Neurofibromatosis: Review of Its Pathogenesis, Diagnostic Assessment, and Treatment Recommendations [J]. Cancers (Basel), 2019, 11(11).
[34] Louis DN, Perry A, Reifenberger G, et al. The 2016 World Health Organization Classification of Tumors of the Central Nervous System: a summary [J]. Acta Neuropathol, 2016, 131(6):803–820.
[35] Louis DN, Perry A, Wesseling P, et al. The 2021 WHO Classification of Tumors of the Central Nervous System: a summary [J]. Neuro Oncol, 2021, 23(8):1231–1251.
[36] Kornreich L, Blaser S, Schwarz M, et al. Optic pathway glioma: correlation of imaging findings with the presence of neurofibromatosis [J]. AJNR Am J Neuroradiol, 2001, 22(10):1963–1969.
[37] Jones DT, Kocialkowski S, Liu L, et al. Tandem duplication producing a novel oncogenic BRAF fusion gene defines the majority of pilocytic astrocytomas [J]. Cancer Res, 2008, 68(21):8673–8677.
[38] Mistry M, Zhukova N, Merico D, et al. BRAF mutation and CDKN2A deletion define a clinically distinct subgroup of childhood secondary high-grade glioma [J]. J Clin Oncol, 2015, 33(9):1015–1022.
[39] Packer RJ, Iavarone A, Jones D, et al. Implications of new understandings of gliomas in children and adults with NF1: report of a consensus conference [J]. Neuro Oncol, 2020, 22(6):773–784.
[40] Ryall S, Tabori U, Hawkins C. Pediatric low-grade glioma in the era of molecular diagnostics [J]. Acta Neuropathol Commun, 2020, 8(1):30.
[41] Friedrich RE, Nuding MA. Optic Pathway Glioma and Cerebral Focal Abnormal Signal Intensity in Patients with Neurofibromatosis Type 1: Characteristics, Treatment Choices and Follow-up in 134 Affected Individuals and a Brief Review of the Literature [J]. Anticancer Res, 2016, 36(8):4095–4121.
[42] Listernick R, Ferner RE, Piersall L, et al. Late-onset optic pathway tumors in children with neurofibromatosis 1 [J]. Neurology, 2004, 63(10):1944–1946.
[43] Jenkin D, Angyalfi S, Becker L, et al. Optic glioma in children: surveillance, resection, or irradiation? [J]. Int J Radiat Oncol Biol Phys, 1993, 25(2):215–225.
[44] Dodgshun AJ, Elder JE, Hansford JR, et al. Long-term visual outcome after chemotherapy for optic pathway glioma in children: Site and age are strongly predictive [J]. Cancer, 2015, 121(23):4190–4196.
[45] Awdeh RM, Kiehna EN, Drewry RD, et al. Visual outcomes in pediatric optic pathway glioma after conformal radiation therapy [J]. Int J Radiat Oncol Biol Phys, 2012, 84(1):46–51.
[46] Listernick R, Ferner RE, Liu GT, et al. Optic pathway gliomas in neurofibromatosis-1: controversies and recommendations [J]. Ann Neurol, 2007, 61(3):189–198.
[47] Bataini JP, Delanian S, Ponvert D. Chiasmal gliomas: results of irradiation management in 57 patients and review of literature [J]. Int J Radiat Oncol Biol Phys, 1991, 21(3):615–623.
[48] Binning MJ, Liu JK, Kestle JR, et al. Optic pathway gliomas: a review [J]. Neurosurg Focus, 2007, 23(5):E2.
[49] Packer RJ, Lange B, Ater J, et al. Carboplatin and vincristine for recurrent and newly diagnosed low-grade gliomas of childhood [J]. J Clin Oncol, 1993, 11(5):850–856.
[50] Cappelli C, Grill J, Raquin M, et al. Long-term follow up of 69 patients treated for optic pathway tumours before the chemotherapy era [J]. Arch Dis Child, 1998, 79(4):334–338.
[51] Hidalgo ET, Kvint S, Orillac C, et al. Long-term clinical and visual outcomes after surgical resection of pediatric pilocytic/pilomyxoid optic pathway gliomas [J]. J Neurosurg Pediatr, 2019, 24(2):166–173.
[52] Grabenbauer GG, Schuchardt U, Buchfelder M, et al. Radiation therapy of optico-hypothalamic gliomas (OHG)--radiographic response, vision and late toxicity [J]. Radiother Oncol, 2000, 54(3):239–245.
[53] Laithier V, Grill J, Le Deley MC, et al. Progression-free survival in children with optic pathway tumors: dependence on age and the quality of the response to chemotherapy--results of the first French prospective study for the French Society of Pediatric Oncology [J]. J Clin Oncol, 2003, 21(24):4572–4578.
[54] Massimino M, Spreafico F, Cefalo G, et al. High response rate to cisplatin/etoposide regimen in childhood low-grade glioma [J]. J Clin Oncol, 2002, 20(20):4209–4216.
[55] Sawamura Y, Kamada K, Kamoshima Y, et al. Role of surgery for optic pathway/hypothalamic astrocytomas in children [J]. Neuro Oncol, 2008, 10(5):725–733.
[56] 田永吉, 李德岭, 甲戈, 等. 53 例儿童视路胶质瘤的临床特点及预后分析[J]. 中华神经外科杂志, 2012, 28(11):1137–1140.
[57] Ullrich NJ, Prabhu SP, Reddy AT, et al. A phase II study of continuous oral mTOR inhibitor everolimus for recurrent, radiographic-progressive neurofibromatosis type 1–associated pediatric low-grade glioma: a Neurofibromatosis Clinical Trials Consortium study [J]. Neuro Oncol, 2020, 22(10):1527–1535.
[58] Hill CS, Khan M, Phipps K, et al. Neurosurgical experience of managing optic pathway gliomas [J]. Childs Nerv Syst, 2021, 37(6):1917–1929.
[59] Inskip PD, Curtis RE. New malignancies following childhood cancer in the United States, 1973–2002 [J]. Int J Cancer, 2007, 121(10):2233–2240.
[60] Morikawa M, Tamaki N, Kokunai T, et al. Cerebellar pilocytic astrocytoma with leptomeningeal dissemination: case report [J]. Surg Neurol, 1997, 48(1):49–51, 51–52.
[61] Pollack IF, Hurtt M, Pang D, et al. Dissemination of low grade intracranial astrocytomas in children [J]. Cancer, 1994, 73(11):2869–2878.
[62] Bian SX, McAleer MF, Vats TS, et al. Pilocytic astrocytoma with leptomeningeal dissemination [J]. Childs Nerv Syst, 2013, 29(3):441–450.
[63] Abel TJ, Chowdhary A, Thapa M, et al. Spinal cord pilocytic astrocytoma with leptomeningeal dissemination to the brain. Case report and review of the literature [J]. J Neurosurg, 2006, 105(6 Suppl):508–514.
[64] Aryan HE, Meltzer HS, Lu DC, et al. Management of pilocytic astrocytoma with diffuse leptomeningeal spread: two cases and review of the literature [J]. Childs Nerv Syst, 2005, 21(6):477–481.

[65] Terasaki M, Bouffet E, Maeda M, et al. Successful treatment of leptomeningeal gliomatosis of pilomyxoid astrocytoma after failed frontline chemotherapy [J]. Neurologist, 2012, 18(1): 32–35.

[66] Ryall S, Tabori U, Hawkins C. Pediatric low-grade glioma in the era of molecular diagnostics [J]. Acta Neuropathol Commun, 2020, 8(1):30.

[67] Bavle A, Jones J, Lin FY, et al. Dramatic clinical and radiographic response to BRAF inhibition in a patient with progressive disseminated optic pathway glioma refractory to MEK inhibition [J]. Pediatr Hematol Oncol, 2017, 34(4):254–259.

[68] Sievert AJ, Lang SS, Boucher KL, et al. Paradoxical activation and RAF inhibitor resistance of BRAF protein kinase fusions characterizing pediatric astrocytomas [J]. Proc Natl Acad Sci U S A, 2013, 110(15):5957–5962.

[69] Tutuka C, Andrews MC, Mariadason JM, et al. PLX8394, a new generation BRAF inhibitor, selectively inhibits BRAF in colonic adenocarcinoma cells and prevents paradoxical MAPK pathway activation [J]. Mol Cancer, 2017, 16(1):112.

[70] Miller C, Guillaume D, Dusenbery K, et al. Report of effective trametinib therapy in 2 children with progressive hypothalamic optic pathway pilocytic astrocytoma: documentation of volumetric response [J]. J Neurosurg Pediatr, 2017, 19(3):319–324.

[71] Fangusaro J, Onar-Thomas A, Young P T, et al. Selumetinib in paediatric patients with BRAF-aberrant or neurofibromatosis type 1–associated recurrent, refractory, or progressive low-grade glioma: a multicentre, phase 2 trial [J]. Lancet Oncol, 2019, 20(7):1011–1022.

[72] Avery RA, Hwang EI, Jakacki RI, et al. Marked recovery of vision in children with optic pathway gliomas treated with bevacizumab [J]. JAMA Ophthalmol, 2014, 132(1):111–114.

第 10 章 马振宇谈小儿神经外科的历史与展望

如果说神经外科是外科学上的皇冠，那么小儿神经外科就是皇冠上那颗璀璨的明珠。儿童是国家的未来，是民族的希望，为占我国人口 20% 的儿童提供医疗保障，就是为祖国全部的明天架起生命的桥梁，意义重大。在此辞旧迎新之际，神外资讯专访了北京天坛医院小儿神经外科前主任马振宇教授，请他对小儿神经外科历史进行回顾并对今后发展进行展望，以下是采访实录。

1. 请简述世界小儿神经外科发展史

1926 年，神经外科奠基人 Cushing 教授在波士顿举行的学术会议上首次进行了小儿神经外科专题发言"18 例 15 岁以下儿童脑肿瘤和脊髓肿瘤的手术分析"。1929 年，Ingraham 教授在波士顿儿童医院创立小儿神经外科，之后多伦多儿童医院、芝加哥儿童纪念医院陆续建立小儿神经外科，并称"世界三大小儿神经外科中心"。1954 年，Ingraham 和 Matson 出版了世界首部《婴儿与小儿神经外科学》。1982 年，美国神经外科医师学会小儿神经外科专业组将其改版为《小儿神经外科学》，至今更新至第 4 版。1987 年 Anthony J. Raimondi 编写的《小儿神经外科学：理论原则与手术艺术》同样影响深远，目前更新至第 2 版。

在专业学会方面，1967 年欧洲小儿神经外科学会（European Society for Pediatric Neurosurgery，ESPN）成立，有计划培养欧洲小儿神经外科医师；1973 年，国际小儿神经外科学会（International Society for Pediatric Neurosurgery，ISPN) 在芝加哥成立，每年举办学术会议并定期巡讲，着重扶持不发达国家小儿神经外科的发展，目前注册会员 300 余人；1978 年 1 月，18 名北美医师成立了美国小儿神经外科医师学会（ASPN)，创建专业杂志 *Pediatric Neurosurgery*，每年举办学术会议，现有注册会员 200 余人，是目前学术水平最高、影响力最大的国际小儿神经外科学术组织（图 10-1 和图 10-2）。

2. 请简述我国小儿神经外科发展史

新中国神经外科事业源于 1952 年赵以成教授在天津总医院创立的神经外科。1954 年，北京医学院第一附属医院神经外科成立，赵以成、阿鲁秋诺夫等任教。1955 年，中央卫生部决定该科室整体搬迁至北京同仁医院；1958 年北京市人民政府决定将北京同仁医院神经外科整体搬迁至北京宣武医院，赵以成教授总体负责天津及北京的学科建设，王忠诚院士具体负责宣武医院神经外科（图 10-3）。1960 年北京市神经外科研究所于宣武医院成立，神经外科划分为 4 个专业病区：小儿神经外科、颅内肿瘤、颅脑外伤、脑血管病及脊髓肿瘤。自此，新中国第一个小儿神经外科专业病房正式成立，白广明教授成为第一任小儿神经外科主任（白广明，辽宁营口人，1927 年出生，1948 年就读于北京医学院，1954 年毕业分配至北京医学院第一附属医院担任外科住院医师，1959

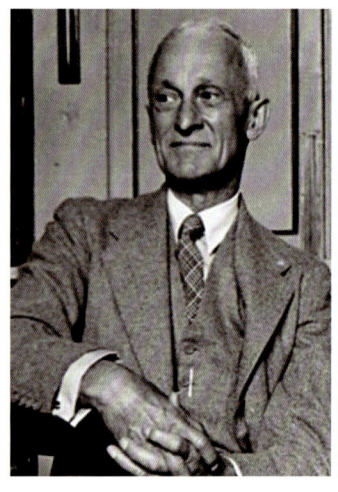

Harvey Cushing
（1869—1939）

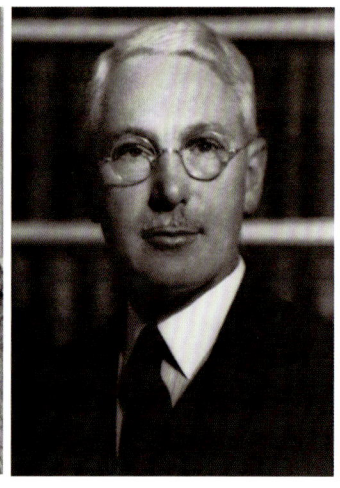

Franc Ingraham
（1898—1965）

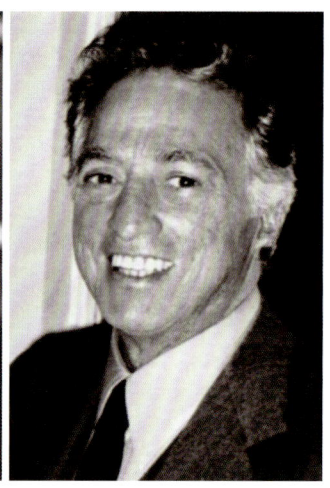

Anthony J. Raimondi
（1928—2000）

▲ 图 10-1　国际小儿神经外科奠基人

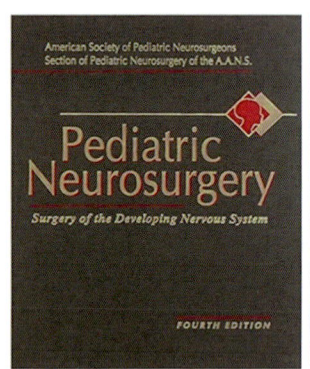

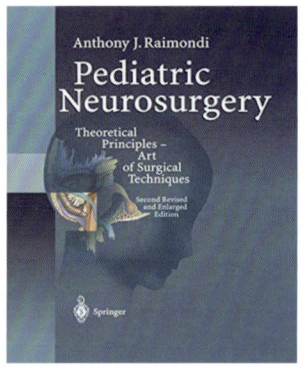

▲ 图 10-2　早期有影响的国际小儿神经外科专著

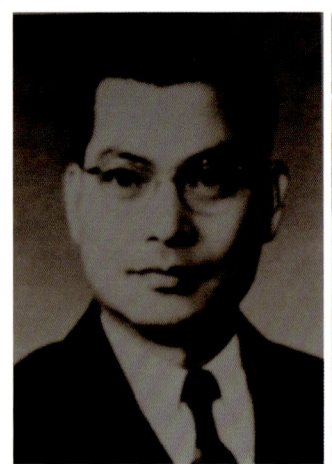

赵以成教授
（1908—1974）

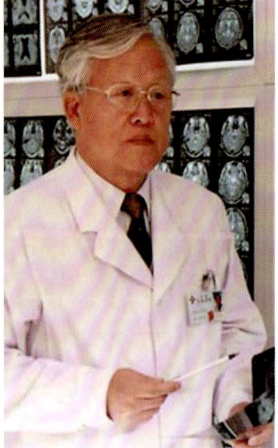

王忠诚院士
（1925—2012）

▲ 图 10-3　新中国神经外科先驱

年调入北京宣武医院神经外科，先后任小儿神经外科病区主任、北京市神经外科研究所副所长，于 1979 年逝世，享年 53 岁）（图 10-4）。白广明教授经常教导年轻医生："全国只有我们一家小儿神经外科专业病房，我们有责任总结经验教训，供同道借鉴，挽救更多儿童的生命。"1962 年他总结的"小儿颅内肿瘤 132 例分析"成为我国小儿神经外科里程碑式的论著。白广明教授在病重期间仍心系中国小儿神经外科事业，总结整理出毕生临床资料，托付与后辈罗世祺教授撰写一部儿童颅内肿瘤专著。罗教授在此基础上，集 2000 例儿童颅内肿瘤之经验，于 1992 年出版《儿童颅内肿瘤》，成为我国小儿神经外科首部专业巨著（图 10-5）。

1958 年上海新华医院正式成立，中国小儿外科奠基人之一佘亚雄教授于 1960 年任新华医院小儿外科主任，建科初期仅有 8 名医务人员和 18 张床位，直到 1962 年，佘教授创立小儿神经外科组，沈玉成教授担任科组主任，之后金惠明、孙莲萍、鲍南先后加入，为我国小儿神经外科做出重要贡献（图 10-6）。目前团队以马杰、陈若平教授为首，是集医、教、研于一体的小儿神经外科中心。

1980 年北京市人民政府决定，北京宣武医院

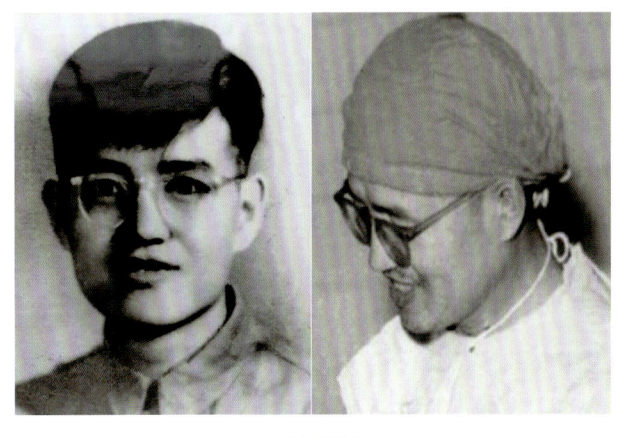

白广明教授
（1927—1979）

▲ 图10-4 中国小儿神经外科先驱白广明教授（1927—1979）

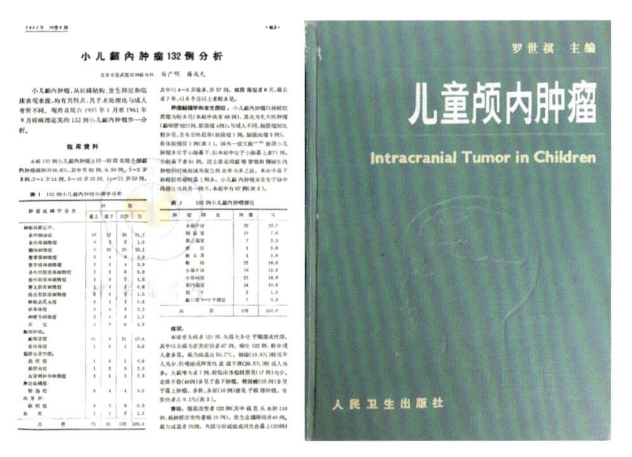

▲ 图10-5 1962年白广明教授发表小儿神经外科里程碑式的论著（左）。在白广明教授遗留的大量临床资料基础上，罗世祺教授主编的《儿童颅内肿瘤》于1992年正式出版（右）

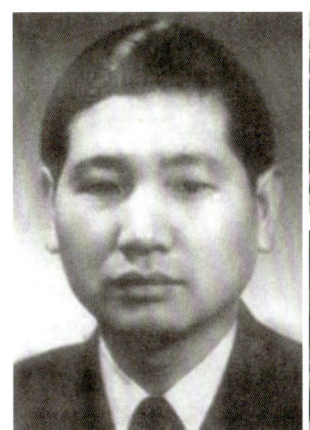

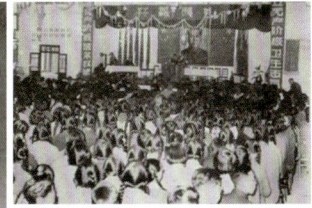

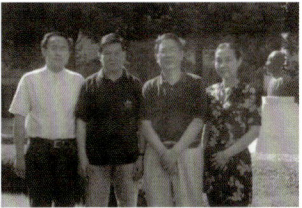

▲ 图10-6 中国小儿外科先驱佘亚雄教授（1917—1995）（左）。1958年上海新华医院成立（右上），小儿神外历任主任（左起：马杰 沈玉成 金惠明 孙莲萍）（右下）。摘自《为希望而攀登——记新华医院小儿神经外科的历史》

神经外科除少量留守人员，整体搬迁至新建的北京天坛医院，小儿神经外科病房也随之迁入，更名为北京天坛医院神经外科一病房。经过罗世祺教授、李德泽教授承前启后不断发展，1995年王忠诚院士亲自点将，经院党委研究决定，任命我担任神经外科一病房主任。

我接手小儿神外之后，发现医疗水平与世界先进水平差距巨大。如颅咽管瘤术后死亡率高，并发症多；松果体区肿瘤是手术禁区，难以全切，治疗效果差；没有认清儿童视路胶质瘤的特殊性，如何治疗无从谈起；在未解除梗阻性脑积水时切除髓母细胞瘤，极易出现术中急性脑膨出导致手术失败；巨大儿童颅内肿瘤手术风险大、治疗效果差。我们迫切需要探索出具有天坛特色的治疗方法，显著提高手术安全，降低致残致死率。通过不断积累，大胆探索，我科于2003年在国际上率先提出经胼胝体-穹窿间入路切除儿童松果体区肿瘤，手术千余例零死亡，全切率95%以上，彻底攻克了儿童松果体区肿瘤这一手术禁区[1]；于2001年在国内率先提出儿童颅咽管瘤术后电解质监测与管理，大大降低了致残致死率，治疗效果达到世界先进水平[2]；于2012年在国内率先总结出儿童视路胶质瘤的临床特点，并提出部分切除加放疗的治疗理念，千余例患儿疗效达到世界先进水平[3]；于1998年通过规范儿童髓母细胞瘤合并梗阻性脑积水的治疗策略，杜绝了因术中急性脑膨出导致手术失败的病例，治疗水平国内领先[4]；于2008年在国内率先提出儿童巨大颅内肿瘤分期不同入路实现肿瘤全切，大大提高了手术的安全性[5]。

在大幅提高天坛小儿神外诊疗水平的同时，我们谨记白广明教授的嘱托，把天坛经验向全国推广。我们每年接收来自全国的进修医师，同甘共苦、倾囊相授，培养出以南京儿童医院王刚教授、济南儿童医院王广宇教授、苏州儿童医院王杭州教授为杰出代表的小儿神外专家近200人，目前已成长为全国各地小儿神外领军人物。他们与出自天坛小儿神外的北京玉泉医院张玉琪教授，北大妇儿医院姚红新教授、首都儿研所邸飞教授等一批"天坛人",共同为发展中国小儿神经外科事业而奋斗。天坛小儿神外成为名副其实的中国小儿神经外科医师的摇篮。

3. 目前我国小儿神经外科发展现状

从世界范围来看,在广大中低收入国家居住着12亿儿童,仅有330名小儿神经外科医生,这意味着每360万儿童仅有1名小儿神经外科医生。形成鲜明对比的是,在高收入地区(北美、欧洲等),每37万名儿童就有1名小儿神经外科医生提供专业服务[6],而我国小儿神经外科医生资源匮乏,缺口巨大。

令人鼓舞的是,进入21世纪,全国各地小儿神经外科如雨后春笋般建立起来。复旦大学华山医院21世纪初委派孙安教授赴复旦儿科医院进修小儿外科、张荣教授赴美国UCSF大学进修小儿神经外科。2006年毛颖院长促成ISPN讲师班首次来华授课,张荣成为大陆首批ISPN会员。目前,张荣担任华山医院小儿神外主任。四川大学华西医院小儿神外成立于2010年4月,是西南地区最早成立小儿神外的综合医院,门诊量突破4000人/年,开颅手术超过700台/年。鞠延教授担任华西医院小儿神外主任。中南大学湘雅医院小儿神外成立于2012年,是湖南省内最早成立的以儿童神经系统疾病为治疗对象的亚专科,每年完成手术800余台,赵杰教授担任小儿神外主任。山东大学齐鲁医院小儿神经外科于2018年成立,是山东省神经外科质量控制中心,宫杰教授担任小儿神外主任。空军军医大学西京医院小儿神经外科创建于2007年,参与了国家级脑积水诊治规范、儿童颅缝早闭症诊治专家共识的制订,单中心完成了西北地区小儿神经外科疾病流行病学调查,贺晓生教授担任小儿神外主任。

时光荏苒,2018年首都医科大学附属北京天坛医院整体搬迁至花乡新址,各方面硬件大幅度提升,天坛小儿神外再次迎来大发展的黄金期。在病区主任宫剑教授的带领下,一批年轻专家脱颖而出。这批人才年富力强、干劲十足,既有海外留学经历,与国际最新理论紧密衔接,又在天坛小儿神外工作多年,临床经验丰富。特别是对"积60年几代人经验形成的天坛治疗理念"充分继承与发展,这笔宝贵财富是天坛小儿神外引领全国、同步世界的根本所在。我与宫剑教授多次促膝长谈,发现这批年轻的"天坛人",充满使命感与责任感(图10-7)。他们既为目前学界一些思想,如"废弃分流手术""视路胶质瘤行根治性切除""髓母细胞瘤减低剂量甚至放弃放疗"等与天坛理念相背离而忧虑,又通过不断推出"小儿神外常见疾病天坛诊疗规范"与全国同道共享,推广天坛经验。宫剑团队国际上首次提出针对儿童巨大颅咽管瘤先行囊腔穿刺,待瘤体缩小后再行手术切除,大大提高了手术全切率与安全性[7];国内率先提出针对儿童巨大颞叶囊肿,显微镜下较内镜下造瘘优势明显[8, 9],迅速得到同行的认可与普及。他们持续引领全国、走向世界,用实际行动践行白广明教授的遗愿:我们有责任总结经验教训,供同道借鉴,挽救更多儿童的生命。

4. 我国小儿神经外科今后的发展方向

首先,天坛小儿神外今后的发展方向就是:引领全国,同步世界。具体来说,何为引领全国?就是患者来自全国各地,相当比例的患者是当地无法治疗,或者是治疗效果不好需要"翻修"

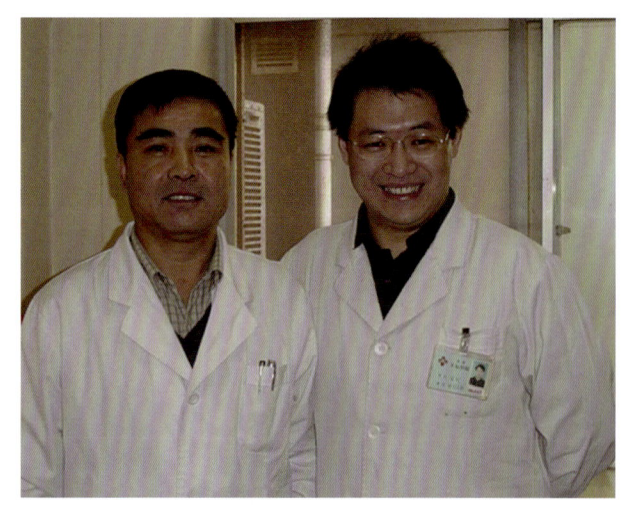

▲ 图10-7 2004年宫剑(右)赴北美从事博士后研究前,与马振宇主任(左)合影

的病例。近年来，这类患者比例逐年提高，代表小儿神外手术难度的颅咽管瘤、松果体区肿瘤、脑干肿瘤的病例大幅增加，充分体现了天坛小儿神外"国家队"的地位。对此，我们在业务上更要精益求精，为患者提供最佳治疗。何为同步世界呢？所谓达到世界水平，并不仅仅是在高水平杂志上发表几篇文章。在高水平杂志上发表论文，并不能完全代表一个医生的业务水平。我们要始终牢记"健康所系，性命相托"。我们是小儿神经外科医生，治病救人是我们的神圣使命，简单概括就是两个字："救命"。何为世界水平，就是有哪些我们原创的理论得到世界同行的认可，有哪些我们首创的术式得到世界同行的推广，有哪些我们成熟的诊疗规范得到世界同行的遵守与执行。再简单说，有多少发达国家的患儿来我们天坛小儿神外寻求治疗。当然，这需要几代人的不懈努力，也是年轻的天坛人应有的使命与担当。

我国小儿神外今后的发展方向是什么呢？应该尽快搭建全国学科建设平台，实现互联互通、信息共享，把最优质的医疗资源效益最大化，惠及全国各地、特别是边远贫困地区的儿童。最近，由北京天坛医院与复旦华山医院牵头成立的"国家神经系统疾病医学中心小儿神外联盟"就是一个成功范例，该联盟汇集国内四十余家小儿神经外科诊疗中心，可以依托该联盟，在"天坛小儿神外诊疗规范"基础上，尽早推出"国家小儿神经外科常见疾病诊疗专家共识"，形成行业规范。天坛遇到的疑难病例，可能许多同行从未遇到，我们把失败的经验教训与同道分享，就是希望大家举一反三、少走弯路，挽救更多的患儿，功在千秋。进而，我们应与国际同行充分交流合作，搭建覆盖全世界的诊疗平台，造福全球患儿，这是中国小儿神经外科医生应有的理想与情怀。

总结

新中国小儿神经外科历经60载发展，硕果累累，但与世界先进水平仍存在差距，特别是在国际学术界，缺乏中国力量、中国声音。北京天坛医院小儿神经外科经过几代人艰苦卓绝的开拓与奋斗，历史性地交接到以宫剑教授为代表的新一代"天坛人"手中，责任重大。希望他们不忘初心、牢记使命、接续奋斗、砥砺前行，引领全国小儿神外同道共同发展，形成合力，赶超世界先进水平，发出中国小儿神经外科的最强音！

马振宇教授简介

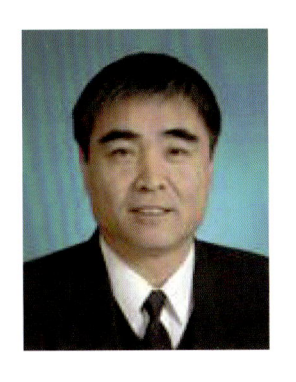

马振宇，北京市人，1949年出生，1974年起从事神经外科工作至今，1995年—2009年担任北京天坛医院小儿神经外科主任。任职期间，国际上率先开展经胼胝体-穹窿间入路切除儿童松果体区肿瘤；国内率先制定儿童颅咽管瘤术后电解质的管理规范、儿童视路胶质瘤的诊疗规范、髓母细胞瘤合并梗阻性脑积水围术期的管理规范，率先开展分期不同入路切除儿童巨大颅内肿瘤等，将病房年手术量由200余例提升至800余例，手术质量达到国内领先、国际先进水平。目前全国小儿神经外科学术骨干，近一半出自北京天坛医院小儿神经外科的培养，马振宇教授对全国小儿神经外科的发展起到了巨大的推动作用。

参考文献

[1] 马振宇，刘庆良，张玉琪，等.经额胼胝体—穹窿间入路切除儿童松果体区肿瘤 [J]. 中华神经外科杂志，2003: 17(4): 273-276.

[2] 张玉琪，王忠诚，马振宇，等.儿童颅咽管瘤手术切除和防治下丘脑功能损害 [J]. 中华神经外科杂志，2001: 17(6): 340-343.

[3] 田永吉，李德岭，甲戈，等.53例儿童视路胶质瘤的临床特点及预后分析 [J]. 中华神经外科杂志，2012: 28(11): 1137-1140.

[4] 吕刚，赵继宗，马振宇，等.儿童髓母细胞瘤34例临床分析 [J]. 中华小儿外科杂志，1998: (06):16-19.

[5] 马振宇，姚红新，齐巍，等.分期不同入路切除儿童颅内巨大肿瘤（附50例报告）[J]. 中华神经外科杂志，2008: 24(6): 409-411.

[6] Dewan MC, Baticulon RE, Rattani A, et al. Pediatric neurosurgical workforce, access to care, equipment and training needs worldwide [J]. Neurosurg Focus, 2018, 45(4): E13.

[7] Zhu W, Li X, He J, et al. A reformed surgical treatment modality for children with giant cystic craniopharyngioma [J]. Childs Nerv Syst, 2017, 33(9): 1491–1500.

[8] Amelot A, Beccaria K, Blauwblomme T, et al. Microsurgical, endoscopic, and shunt management of pediatric temporosylvian arachnoid cysts: a comparative study [J]. J Neurosurg Pediatr, 2019, 23(6): 749–757.

[9] Levy M L, Wang M, Aryan H E, et al. Microsurgical keyhole approach for middle fossa arachnoid cyst fenestration [J]. Neurosurgery, 2003, 53(5): 1138–44; discussion 1144–1145.

相 关 图 书 推 荐

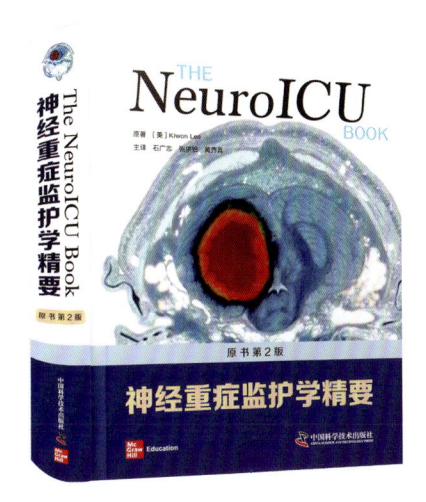

原　著　[美] Kiwon Lee
主　译　石广志　张洪钿　黄齐兵
定　价　280.00元

　　本书引进自世界知名的 McGraw-Hill 出版集团，由得克萨斯大学医学院著名神经重症医学专家 Kiwon Lee 教授倾力打造。本书为全新第 2 版，在 2012 年初版取得巨大成功的基础上修订而成。本书不仅对神经重症患者遇到的各种大脑及脊髓状况进行了介绍，而且还对神经疾病伴发各种器官功能不全和衰竭的处理进行了详细的阐述。本书保持了前一版以病例为基础的互动式风格，并对患者接受干预措施后可能发生的反应给出了实际建议，还特别向读者展示了遇到意外情况时的应对方案。

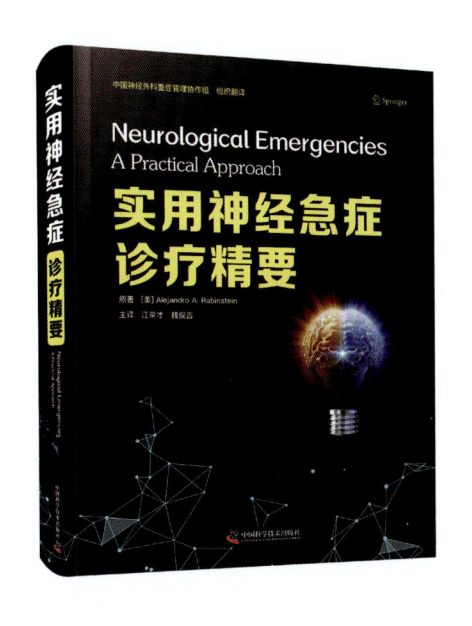

原　著　[美] Alejandro A. Rabinstein
主　译　江荣才　魏俊吉
定　价　198.00元

　　本书引进自世界知名的 Springer 出版社，是一部有关神经急症的实用诊疗著作。全书共 20 章，涵盖了急诊遇到的大多数神经急症，包括急性昏迷、头痛急症、癫痫发作及持续状态、各种急性脑血管疾病、大脑和脊髓创伤、肿瘤、中枢神经系统重症感染，以及药物引起的神经急症等，同时纳入了急诊神经眼科和急诊神经耳科这两个对非专科医师具有挑战性的领域，重点聚焦于神经急症的诊疗方法，同时提供诊断要点、治疗重点、预后概览、要点总结等关键内容，可帮助急诊医师迅速掌握神经急症诊断和治疗的相关知识及技能。本书内容系统、图文并茂，对神经急症的诊断治疗有很强的指导作用，适合广大神经内科、神经外科及急诊科相关医师阅读参考。

相 关 图 书 推 荐

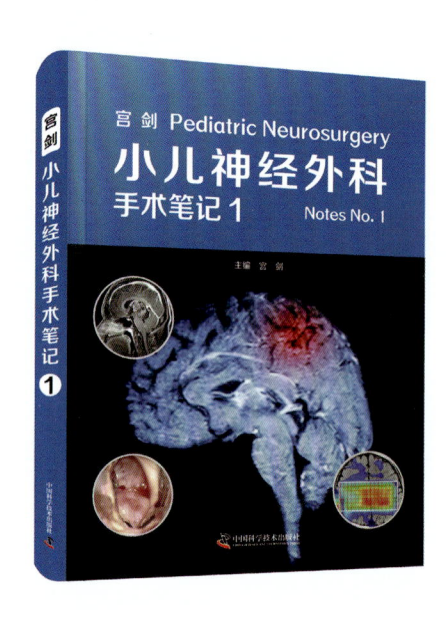

主 编 宫 剑

定 价 118.00元

宫剑教授专注于儿童颅内肿瘤及各类先天性疾病外科治疗近20年，带领团队每年完成手术千余例，无论数量及质量均达到国际先进水平。本书上篇从每年千余临床病例中精心挑选出50例典型病例，详细介绍了患儿的主诉、临床症状和体征、术前术后影像学特点、手术操作要点、术后病理及蛋白基因检测结果、术后转归等，结合国内外最新研究进展，总结出该病种的治疗经验与手术体会；下篇则汇总了宫剑教授自2020年6月以来接受神外新媒体的多次访谈，就小儿神经外科常见疾病天坛诊疗规范进行了详细解读。本书是第一手临床资料的总结，实用性强，适合作为日常临床诊疗工作的参考资料，也适合广大患儿家长参考阅读。

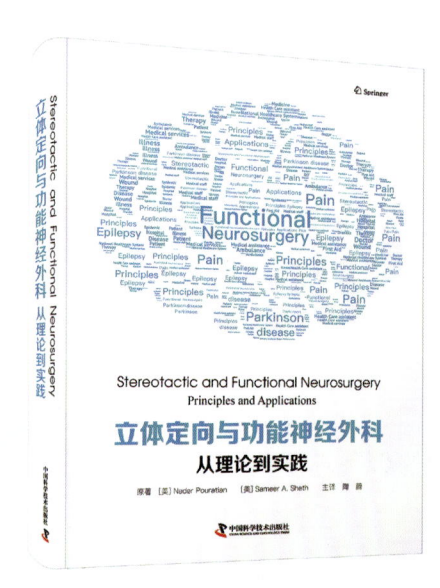

原 著 [美] Nader Pouratian　　[美] Sameer A. Sheth

主 译 陶 蔚

定 价 280.00元

本书引进自世界知名的Springer出版社，由美国加州大学洛杉矶分校大卫·格芬医学院神经外科的Nader Pouratian教授和美国休斯敦贝勒医学院神经外科的Sameer A. Sheth教授，结合最新技术进展与多年临床实践经验精心打造，是一部细致全面、专注系统的立体定向与功能神经外科实用参考书。相较于其他神经外科著作，本书著者将理论与实践相结合，系统描述了立体定向基础理论、路径和靶点生理学基础、功能性脑疾病机制和手术操作技巧，以及功能神经外科的新进展、未来研究方向和发展蓝图，可以帮助读者更好地理解相关技术及疾病，临床实用性强。全书共五篇38章，编排简洁，阐释明晰，图文并茂，非常适合神经外科医师临床实践时参考，是一部不可多得的参考工具书。